FORSCHUNGEN ZUR PÄDAGOGIK UND ANTHROPOLOGIE

HERAUSGEGEBEN VON

OTTO FRIEDRICH BOLLNOW, WILHELM FLITNER
UND ALFRED NITSCHKE

4. BAND

HERBERT PLÜGGE

WOHLBEFINDEN UND MISSBEFINDEN

BEITRÄGE ZU EINER MEDIZINISCHEN ANTHROPOLOGIE

WOHLBEFINDEN UND MISSBEFINDEN

BEITRÄGE ZU EINER MEDIZINISCHEN ANTHROPOLOGIE

VON

HERBERT PLÜGGE

MAX NIEMEYER VERLAG / TÜBINGEN 1962

PRINTED IN GERMANY
W. BÜXENSTEIN GMBH, BERLIN SW 61

INHALTSVERZEICHNIS

Seite

Vorwort ... VII

I Pascals Begriff des Ennui und seine Bedeutung für eine medizinische Anthropologie ... 1

II Über suizidale Kranke ... 17

III Über die Hoffnung ... 3

IV Über Herzschmerzen ... 51

V Der Allgemeinzustand des Schwerkranken ... 62

VI Das Befinden. Zur Phänomenologie des Leiberlebens besonders bei inneren Krankheiten ... 73

VII Wohlbefinden und Mißbefinden ... 91

VIII Hypochondrische Patienten in der Inneren Medizin ... 107

IX Über das Befinden von Kranken nach Herzinfarkt ... 123

X Befinden und Verhalten herzkranker Kinder und Erwachsener ... 136

XI Über das Leiden herzkranker Kinder ... 156

Quellennachweis ... 169

Die in diesem Band zusammengestellten Aufsätze sind durchwegs Versuche, sich mit einer phänomenologischen Methodik dem naturwissenschaftlich nicht definierbaren Sachverhalt des menschlichen Befindens und seiner unzähligen Modifikationen zu nähern. In immer wieder erneut ansetzenden Anläufen wird am einzelnen Krankheitsfall gezeigt, welchen Beitrag die Untersuchung der *Phänomene*, die in der Welt des Leiblichen zu entdecken sind, liefern kann.

Der Autor ist, als Internist und Kliniker, Autodidakt hinsichtlich des Methodischen, das das phänomenologische Untersuchen erfordert. Er hat sich deshalb immer wieder an den Arbeiten seiner Vorbilder, O. F. Bollnow, F. J. J. Buytendijk, V. E. v. Gebsattel, Merleau-Ponty, Jean-Paul Sartre und W. Szilasi orientieren müssen.

So erklärt es sich auch, daß ihm, dem Arzt, die in der Medizin ungewöhnliche und bisher weitgehend unbekannte Interpretation des Phänomenalen oft nur lückenhaft gelang. Obwohl die einzelnen hier gesammelten Aufsätze niemals in der Absicht geschrieben wurden, sie zu einem Band zu vereinigen, stellen sie in ihrer Gesamtheit doch einen grundsätzlich neuen Versuch zu einer anthropologisch orientierten *Theorie des Befindens und der Mißbefindensweisen* dar. Ebenso wichtig scheinen uns die in diesen Aufsätzen ständig mit einfließenden Versuche, die die gegenseitige Interpretation von Befinden und Verhalten zum Gegenstand haben.

Durch die sich über Jahre erstreckende, durch mannigfache Bedenken immer wieder verzögerte, schrittweise Entstehung der Arbeiten sind die gelegentlichen inhaltlichen Überschneidungen bedingt. Trotz aller Einsicht in diesen Mangel ließen sie sich jetzt, bei der vorliegenden Zusammenfassung, nicht nachträglich beseitigen, weil sich in ihnen, wie der Leser bemerken wird, zugleich eine gewisse fortschreitende gedankliche Klärung abzeichnet.

Das Buch wendet sich nicht nur an Ärzte, sondern ebensosehr an Philosophen, Psychologen und Pädagogen, kurz an alle die Disziplinen, die an einer über die Fachgrenzen hinausweisenden philosophischen Anthropologie interessiert sind. Darum ist die in den ursprünglichen Publikationen verwandte, nur dem Mediziner verständliche Fachsprache soweit wie möglich durch eine auch dem Laien verständliche Ausdrucksweise ersetzt worden. Dafür bittet der Verfasser den ärztlich und medizinisch gebildeten Leser um Verständnis.

Heidelberg, im Mai 1962

Herbert Plügge

I

Pascals Begriff des „Ennui“ und seine Bedeutung für eine medizinische Anthropologie

Es ist nicht mehr zu übersehen, daß in den letzten Jahren ein ganz auffälliges Interesse an *Pascal* erwacht ist. Oswalt *v. Nostitz* hat mit Recht von einer Wiederkehr Pascals[1] gesprochen. Ein paralleles Ereignis ist die Publikation von vielen neuen Pascal-Ausgaben. Schon eine oberflächliche Untersuchung dieser Erscheinung belehrt uns darüber, daß nicht etwa nur philologische Funde oder Manuskript-Entdeckungen diese Belebung zur Folge hatten. Die Ursache liegt tiefer. Es ist offensichtlich so, daß Pascal uns etwas anbietet, was wir unseren psychologischen und philosophischen Lehren und Theorien nicht entnehmen können; dies allein aber — dieses Anerbieten, die Möglichkeit — würde nicht zur Erklärung unserer Teilnahme genügen, weil ein einfaches Anerbieten auf der einen Seite, das lediglich einem literarischen Interesse auf der anderen Seite begegnete, nicht die geistige Erregung zur Folge hätte, die Pascal heute in uns wachruft. Denn wir sind bei der Lektüre Pascals nicht nur interessiert, sondern fasziniert. Weil Pascal uns etwas anbietet, das wir offenbar ernsthaft zu erfahren suchen. Dies soll an einem Beispiel erläutert werden.

Dies Unterfangen wäre leicht, wenn das, was Pascal hinterlassen hat, ein unserem Intellekt leicht zugängiges rationales System besäße. Sie wissen ja alle, daß wir in den Pensées[2], die das Hauptwerk Pascals bilden, nur eine große Zahl von Fragmenten, von Notizen und Einfällen anscheinend ganz heterogenen Charakters vor uns haben, und man könnte nun meinen, daß dieser fragmentarische Charakter des Werkes das Aufspüren des Systems erschwere oder gar unmöglich mache. Dies ist jedoch nicht der Grund. Denn drei Jahrhunderte philologischer und philosophisch-theologischer Arbeit haben in diese Zettelsammlung so viel Ordnung gebracht, daß wir heute mit großer Sicherheit sagen können: so und so müßte das

[1] O. v. *Nostitz*, Pascals Wiederkehr; in: Stimmen der Zeit, Bd. 141, S. 183ff.

[2] Im folgenden wird der französische Text nach der Anordnung und Numerierung von L. Brunschvicg zugrunde gelegt.

Werk, das aus diesen Zetteln entstehen sollte, aussehen. Und wir wissen heute: es sollte eine Apologie werden, eine Verteidigung des Glaubens, ein Beweis, daß ohne Glauben keine Erkenntnis der Wahrheit, kein endgültiges Wissen, aber auch keine Würde der menschlichen Existenz möglich sei.

Am fragmentarischen Charakter der Pensées liegt es also nicht, wenn wir das Systematische bei Pascal so schwer aufspüren können. Es liegt vielmehr daran, daß Pascal das Konkrete des menschlichen Daseins als Ausgangspunkt seiner Entwicklungen genommen hat. Daß Pascal alles auf die menschliche Natur abhebt, und zwar nicht auf ein Bild des Menschen, das am Ideal entwickelt wird, sondern auf die konkrete Struktur der menschlichen Existenz, die immer eine widersprüchliche ist. Das anscheinend Unsystematische des Pascal'schen Entwurfs stellt sich also als Notwendigkeit heraus, wenn die Konkretion des menschlichen Daseins und Wesens in ihrer Widersprüchlichkeit berücksichtigt werden soll. Das Unsystematische ergibt sich aus der Adaptation an den Charakter des behandelten Stoffes.

Damit ist nun auch unser Ansatzpunkt gefunden. Wir sagten, daß Pascal das menschliche Dasein untersucht, um von dort her seine Apologie aufzubauen. Das heißt aber nun nichts anderes, als daß in der Apologie Pascals eine Anthropologie verborgen ist, eine Lehre von der menschlichen Natur, von den letzten nicht mehr auflösbaren Strukturelementen der menschlichen Existenz, von — wie Pascal sagt — der „Condition de l'Homme". Das ist es, was wir heute unbewußt oder bewußt suchen.

Ich bin überzeugt, daß diese Anthropologie es ist, die die Wiederkehr Pascals in unsere Zeit eingeleitet hat. Sie werden sagen: nun gut, es ist also eine Psychologie, die Pascal seiner Apologie zugrunde legt. Und man könnte dies annehmen, wenn man die Pensées aufschlägt und die dort, besonders in den ersten Partien, behandelten Themen entdeckt. Sie finden dort Notizen über die Einbildung, die Eitelkeit, den Dünkel, die Eigenliebe, über Furcht und Angst, Freude und Ärger, über Triebhaftes, Gewohnheiten, Versuchungen und das Laster, über die Melancholie und das Glück, über Haß, Liebe und Leidenschaft, über Irrtum und Lüge, eine Kritik der Sinneswahrnehmungen, Einfälle zur Rechtspsychologie und Sprachpsychologisches — Elemente also, die zwanglos in einer Psychologie untergebracht werden könnten und dort einen wohldefinierbaren Platz beanspruchen dürften. Ich gestehe gerne, daß ich das zuerst auch geglaubt habe, ehe ich mich davon überzeugt habe, daß dies ein Irrtum war. Es ist keine Psychologie, sondern eine Anthropologie, nicht eine Lehre von den Vorgängen und Motivationen im Seelischen, sondern eine Darstellung der letzten nur mehr evidenten Strukturelemente der menschlichen Substanz. Man hat anderen Orts auch gemeint, die Pensées enthielten eine Existenzphilosophie; aber auch dies ist schief. Es ist eine Schilderung der letzten die menschliche Existenz konstituierenden Elemente. Natürlich gibt es Überschneidungen mit der Psychologie; aber nur weil unsere psychologischen Systeme Elemente einer Anthropologie in sich aufgenommen haben und diese Fakten in ihrem Bezug auf das Seelische betrachten. Die anthropologischen Daten haben ja auch ihre Funktion im Psychologischen, aber sie sind nicht primär Elemente des Psychologischen.

Aber ich will über das Thema dieser Unterscheidung nicht länger theoretisieren. Ich glaube, daß es für Sie interessanter ist, diesen Sachverhalt in unserem Beispiel zu sehen.

Das Beispiel, das ich Ihnen vortragen möchte, handelt von einigen dialektisch gegeneinander geordneten Elementen der Pascal'schen Anthropologie. Wir nennen zunächst die Stichworte: Ennui, Divertissement, Désespoir, Agitation und Imagination. Diese Begriffe stehen bei Pascal in einem bestimmten inneren Zusammenhang wie etwa verschiedene Sterne in einem Sternbild; d. h. sie gehören zueinander wie die Elemente einer Gestalt, die Töne einer Melodie. Sie tragen sich gegenseitig, sie erklären und interpretieren sich untereinander; aber sie sind dagegen, wie Sie bemerken werden, nicht rational-logisch voneinander her ableitbar. Insofern bilden sie auch ein Beispiel für das, was ich vorhin das anscheinend Unsystematische bei Pascal genannt habe.

In Fr. 139 sagt Pascal:

„Das ganze Unglück des Menschen kommt einzig daher, daß er nicht mehr in Ruhe in einem Zimmer bleiben kann." Eine anscheinend wenig sagende Feststellung, fast banal, bei der wir in der Schwebe zwischen Zustimmung und Widerspruch bleiben, da wir noch nicht wissen, worauf Pascal hinaus will.

Deutlicher wird dies uns, wenn wir Fr. 131 zu Hilfe nehmen. Es heißt dort:

„Nichts ist dem Menschen so unerträglich, als in völliger Untätigkeit, ohne Leidenschaften (passions), ohne Geschäftigkeit (affaire), ohne Zerstreuung (divertissement) und eifriges Sich-Bemühen (application) zu sein."

Und diesem Fragment ist nun ein Wort, gleichsam als Überschrift, vorangesetzt, das Wort Ennui. Und dahinter ein Gedankenstrich. Das Fragment soll also den Begriff Ennui interpretieren. Berücksichtigen wir diese Forderung, die diese Überschrift an unseren Interpretationsversuch stellt, so ergibt sich eine Gegenüberstellung der Begriffe Ennui und Divertissement, die recht einleuchtend ist.

Der Mensch sei also, sagt Pascal damit, nicht in der Lage, sich völlig untätig zu verhalten. Fehlen ihm Beschäftigungen, leidenschaftliche Betätigung, Beruf oder Vergnügen, so ist er unglücklich. Und dieses Unglücklichsein hat eine besondere Note: es ist die Langeweile. (Oder genauer: es ist Ennui, und es ist — wie wir sehen werden —, durchaus zu diskutieren, ob dieser Ennui Pascals tatsächlich mit Langeweile gut übersetzt ist.)

Und in Fr. 171 schließlich heißt es bestätigend: „Die einzige Sache, die uns in unserem Elend tröstet, ist die Zerstreuung. Jedoch ist gerade sie unser größtes Elend."

Wir sehen also zwei kontrastierende menschliche Situationen vor uns: Ennui und Divertissement. Das Unglücklichsein in der Langeweile, und das Vermeiden dieses Zustandes durch die Zerstreuung, das Beschäftigtsein, das uns vor dem Unglück der Langeweile rettet.

Berücksichtigen wir unsere Psychologie, so könnte man auf den Gedanken kommen, daß mit dem Begriff der Langeweile einfach ein Gestimmtsein bezeichnet sei. Dies trifft aber für das von Pascal Gemeinte nur zu, wenn wir das Wort „Stimmung" im Sinne *Bollnows*[3] gebrauchen, d. h. so, daß eine Grundverfassung des Menschen mit diesem Begriff „Ennui" beschrieben werden soll. Es handelt sich also nicht um ein oberflächliches Gestimmtsein, sondern um etwas sehr tief Reichendes. Pascal fiel nämlich auf, daß die Langeweile des untätigen, unbeschäftigten Menschen sehr rasch zum Unglücklichsein und schließlich zur Verzweiflung führt.

Langeweile, Unglücklichsein und Verzweiflung haben offenbar eine gemeinsame Wurzel. Verzweiflung ist für ihn unverdeckte Langeweile. Denken wir vom Zustand der Verzweiflung aus weiter, so sind wir ja rasch bei der Depression und beim Selbstmord. Mit dieser Überlegung gewinnt der Stimmungswert der Langeweile eine unheimliche Bedeutung, die in unserer Redensart von der „tödlichen Langeweile" unbewußt oder halb bewußt sehr treffend bezeichnet ist. D. h. wir können bereits vermuten, daß diese Verflochtenheit von Ennui, Désespoir und Divertissement etwas ganz Spezielles über die Struktur des Menschen aussagt.

[3] vgl. O. F. *Bollnow*, Das Wesen der Stimmungen; 3. Aufl. Frankfurt/M. 1956.

Dies wird uns bestätigt in einem Fragment (127) Pascals, das sehr apostrophierend einfach heißt:

Condition de l'homme: inconstance, ennui, inquiétude.

Die Langeweile, der Ennui, gehört also zur Condition, d. h. sie ist nach Pascal ein Element der Struktur des Menschen. Und wir dürfen dies um so mehr annehmen, wenn wir uns daran erinnern, daß Langeweile ja ein spezifisch menschlicher Zustand ist; denn das Tier hat keine Langeweile.

Wenn wir hinter diesen Sachverhalt kommen wollen, so müssen wir zunächst den Begriff des Divertissement näher untersuchen. Die Übersetzung mit „Zerstreuung" ist zu dürftig. Pascal sagt selbst einmal (137): „Ohne alle einzelnen Beschäftigungen unter die Lupe zu nehmen, genügt es, sie unter dem Begriff ‚Divertissement' zu verstehen."

Alle Arten von Beschäftigung sind offenbar mit dem Begriff des Divertissement gemeint, alles, was den Menschen von sich selbst abzieht. Divertir ist also ganz wörtlich zu nehmen: als „Auseinanderstreben", als ein extrovertiertes oder expansives Sich-von-sich-selbst-Abwenden.

Dieses Divertir ist nun aber nichts Zufälliges, Kontingentes, von Fall zu Fall Eintretendes, sondern es geschieht gesetzmäßig, und zwar triebhaft (139):

„Sie glauben aufrichtig, die Ruhe zu suchen, und suchen in Wirklichkeit nichts als Geschäftigkeit. Sie haben einen geheimen Trieb, der sie treibt . . ."

Divertir (in seiner Eigenschaft als dialektischer Gegenbegriff zu „Ennui") meint also, daß der Mensch triebhaft in der Arbeit, in jeder Beschäftigung etwas flieht, was er, gesammelt und auf sich selbst gerichtet, in sich vorfindet, und das sich unter der Stimmung des Ennui versteckt und ihn schreckt. In dem schon mehrfach zitierten Fr. 139 heißt es:

„Auch die Menschen, für die das Wissen um ihre Situation selbstverständlich ist, vermeiden nichts so sehr, wie die Ruhe."

Das, worauf der Mensch in der Ruhe, in der Sammlung, der Begegnung mit sich selbst, stößt, ist nach Pascal also ein Element seiner „Condition", d. h. seiner Natur oder, wie wir sagen würden, seiner elementaren Struktur, seiner Existenz. Das, was in der Ruhe auf ihn eindringt, ist etwas, das ihn konstituiert. Und das, was er triebhaft flieht, ist die im Zustand des Ennui sich vollziehende Selbstbegegnung; eine Selbstbegegnung, die den wahren Charakter dieses Selbst, seiner Condition, unverdeckt zutage treten läßt.

Fragen wir nun aber den Menschen, was er sucht, was er sich wünscht, so wird er meist sagen: die Ruhe, die Muße. Sieht man dagegen seinem Leben und Treiben zu, so entdeckt man, daß das Gegenteil der Fall ist. Woher stammt diese Diskrepanz zwischen Aussage und faktischem Verhalten? Pascal sagt uns dazu erklärend (139): „Sie haben außerdem einen geheimen Trieb, der ihnen von der Größe unserer ersten Natur geblieben ist, und der sie erkennen läßt, daß das Glück in Wirklichkeit nur in der Ruhe und nicht in der Betriebsamkeit zu finden ist. Und von diesen beiden sich entgegen wirkenden Trieben bilden sie sich einen verworrenen Plan, der sich ihrer Einsicht im Grunde ihrer Seele verbirgt, und der sie dazu treibt, die Ruhe auf dem Wege der Betriebsamkeit zu suchen."

Wir stoßen hier also auf ein Element der Widersprüchlichkeit der menschlichen Natur, auf das wir heute nicht näher eingehen können, das sich nach Pascal (der dies von *Augustin* und *Malebranche* übernommen hat) einordnen und erklären läßt aus der Lehre von den zwei Naturen des Menschen, der première nature des Menschen vor dem Sündenfall und der seconde nature des Menschen, der durch den Sündenfall zum Fragment geworden ist und sich ein hilfloses Kompromiß, eben die seconde nature, geschaffen hat[4].

Es ist also eine Selbstbegegnung, die sich im Zustand des Ennui vollzieht, die uns schreckt, und die wir fliehen. Der sich dabei ergebende Aspekt des Selbst, der im Zustand des Ennui offenbar wird, ist ein negativer; und zwar so negativ, daß er den Menschen triebhaft zwingt, ihn zu verdecken oder zu fliehen. Dieser Aspekt des Selbst ist also nicht nur unbequem oder lästig, sondern angsterregend. Jedes Mittel ist recht, um ihn ungesehen und unwirksam zu machen.

Fragen wir genauer nach diesem negativen Charakter der Selbstbegegnung, so antwortet Pascal in Fr. 164 darauf:

„Aber wenn ihr ihnen ihre Zerstreuungen nehmt, so werdet ihr sehen, daß sie vor Langeweile (Ennui) verdorren. Dann erfahren sie ihre Nichtigkeit, ohne sie eigentlich zu erkennen."

Oder an anderer Stelle:

„Dann erfährt er seine Nichtigkeit, seine Verlassenheit, ... seine Abhängigkeit, seine Ohnmacht, seine Leere. Er wird der Langeweile (Ennui), der Düsternis, der Trauer, dem Kummer, der Verdrießlichkeit und der Verzweiflung haltlos ausgeliefert sein." (Fr. 131)

Es ist das Nichts, der Abgrund, die Leere des Selbst, die im En-

---

[4] vgl. H. *Plügge*, Zwischen Engel und Tier; in: Zeitwende, 20. Jg. 1948, Heft 2.

nui, der Trauer, der Verzweiflung aus dem Grund des Selbst aufsteigt und sich zum Wort meldet. Da ist wieder die unheimliche Verwandtschaft von Ennui, Melancholie und Verzweiflung. Der ganz auf sich selbst bezogene und auf sich allein angewiesene Mensch (sans divertissement) entdeckt also sein Selbst eigenartigerweise nicht unter positivem, sondern negativem Aspekt. Und nicht offen und durchsichtig vollzieht sich dies, sondern gleichsam in der Verkleidung des Ennui.

Der Ennui ist also der Schleier, hinter dem versteckt das Nichts, der Abgrund, in und aus der Selbstbegegnung aufsteigt. Nun verstehen wir auch *Kierkegaard* besser, der in seinem „Begriff der Angst" die Langeweile das subjektive Korrelat des Nichts genannt hat[5]. Zerreißt dieser Schleier, so ist der Mensch mit dem unverhüllten Nichts konfrontiert. Daher dann auch die nackte Verzweiflung, die ihn dann überfällt.

Aber wir dürfen uns mit diesen Andeutungen nicht zufrieden geben. Was ist dieses Néant, dieses Negativum in der Erscheinung des Seins? Was ist le Vide? Wirklich plastisch sind diese Aspekte ja noch nicht geworden. Wir stimmen gefühlsmäßig zu, können aber diesem Néant noch keinen präzisen Inhalt abgewinnen. Was ist also le Néant?

Wir haben vorhin vorsichtig von einem Aspekt des Selbst in der Selbstbegegnung gesprochen. Der Mensch gewinnt also — meinen wir — eine bestimmte Sicht auf sein eigenes Selbst, die ihm eine negative, Angst und Verzweiflung einflößende Seite seines Selbst zeigt. Es tritt in dieser Selbstbegegnung ein Element dieses Selbst zutage, das den Charakter des Vernichtenden hat, obwohl es zu diesem Selbst dazugehört. Denn gerade, weil es in diesem Selbst enthalten ist, zu seinem Wesen gehört, ist es so angsteinflößend. Es ist nicht nur etwas, das dieses Selbst bedroht, sondern das Selbst mitkonstituiert. Das meint Pascal, wenn er sagt, die Langeweile ‚wurzle in der menschlichen Natur' (Fr. 139). Ohne dies Element des Néant wäre das Selbst offenbar nicht das Selbst.

Das Néant ist die eine Konstituierende der menschlichen Natur: die dem menschlichen Sein immanente Möglichkeit der Begrenzung, der Charakter des Zeitlich-Seins, des Irdisch-Seins, des Todes. Hans *Kunz* hat es in seiner großartigen Anthropologie der Phantasie[6] den „potentiellen Tod" genannt. Theologisch würde man sagen: es ist

---

[5] vgl. S. *Kierkegaard*, Der Begriff der Angst, 4. Kap. § 2.

[6] H. *Kunz*, Die anthropologische Bedeutung der Phantasie; 2 Bde. Basel 1946.

die Endlichkeit der menschlichen Existenz. Pascal drückt das schlicht auf seine Weise aus (139):

„Als ich das des näheren bedacht und den Grund unseres Unglücks erkannt hatte, wollte ich seine Ursache finden ... Sie liegt in dem natürlichen Elend unserer schwachen und sterblichen Existenz (condition) ... (qui consiste dans le malheur naturel de notre condition faible et mortelle ...)."

Dieses Néant gewinnt für uns an Kontur, wenn wir uns noch weiter in Pascals Pensées umsehen. In seinen anthropologischen Überlegungen finden wir immer wieder die Bemerkung, daß der Mensch zwischen das Unendliche und das Nichts gestellt, und in dieser Mittelstellung umherirrend, ohne feste Position, verloren sei: „hin und her gerissen zwischen dem Unendlichen (Infini) und dem Nichts (Néant)." Der Wortlaut dieser Positionsbestimmung bietet dem Verständnis manche Gefahren. Sie legt dem Leser nämlich nahe, das Infini und das Néant gleichsam als unerreichbar ferne geistige Horizonte des Menschen aufzufassen, zwischen denen der Mensch verloren sei. Oberflächliche Interpretationen sprachen deshalb analog von einer Stellung des Menschen zwischen Gott und dem Teufel, die dem Menschen gegenübergestellt seien, so daß beide Mächte je nach der Blickwendung als schicksalbestimmende Mächte in Sicht kommen. Diese Auffassung hat lediglich den Vorteil der leichten Erfaßbarkeit, wird aber weder dem Gedankengang Pascals, noch den wesentlichen Erkenntnissen der Kirchenväter, aus deren Tradition Pascal hervorgegangen ist, noch — wenn Sie so wollen — den realen Fakten gerecht.

Infini und Néant sind keine unerreichbaren Horizonte, keine Sichtpunkte einer theologischen Spekulation, keine Grenzen im Geistigen, sondern Mächte, die zwar infolge ihres grundsätzlichen essentiellen Anders-Seins dem Menschen letztlich unbegreiflich sind, die jedoch bis in den Menschen hinein reichen, ihn gleichsam infiltrieren, seine Existenz durchwalten, bestimmen, ja einfachhin begründen und definieren. Menschliches Sein ist geradezu das Sein, das vom Infini und vom Néant als den bestimmenden Mächten konstituiert ist. Das Nichts ist zwar ein Abgrund, aber es ist gefährlich, diese Aussage allzu bildlich zu nehmen. Es käme sonst dabei zu leicht ein Bild von einem Nichts heraus, von dem sich der Mensch distanzieren könnte. Auch die Charakterisierung des Nichts als drohender Abgrund verführt zu der Folgerung, daß diese Drohung als die Einwirkung einer dem Menschen heterogenen Macht abgewendet werden könnte. Infini und Néant sind entscheidende Charakteristika des Seins, nicht

Positionen von Mächten, die dem Menschen gegenüberstehen. Es sind Mächte, aber der Mensch hat an ihnen teil, so wie der Geist eine Macht ist, der Mensch aber an ihm auch teilhat.

Unbegreiflich sind sie als Mächte, weil sie als solche dem menschlichen Erfassungsvermögen, der Raison, heterogen sind. Das schließt nicht aus, daß sie als Macht das menschliche Sein konstituieren. Weil sie aber unbegreiflich sind, sind sie dem Menschen auf eine ganz bestimmte Weise verborgen. Und zwar verborgen hinter dem Schleier, der das Göttliche auf dieser Welt zu verbergen pflegt; hinter dem Schleier des Natürlichen: „Alle Dinge verbergen Geheimnisse; alle Dinge sind Schleier, die Gott verbergen (Toutes choses couvrent quelques mystères, toutes choses sont des voiles qui couvrent Dieu)", sagt Pascal in einem Brief aus dem Jahre 1656 an Mlle. de Roannez[7]. Der Schleier, der das Nichts vor dem Menschen verbirgt, ist der Schleier des Ennui. „Incapable de voir le Néant", unfähig, das Nichts zu sehen, nennt Pascal (72) den Menschen. D. h. er ist unfähig, das Nichts als solches zu begreifen, aber er ist fähig, die Einwirkung, den Charakter des Nichts, den spezifischen Charakter des Endlichen, des Begrenzten, das das menschliche Sein als „potentieller Tod" beherrscht, zu erkennen. Das Endlich-Sein, die Grenze, die Fähigkeit des Sterbens und das Sterben-müssen — das also ist es, das hier als Nichts, als le Néant unter dem Schleier des Ennui, zu entdecken ist. Ohne Zweifel ist damit schon viel Verständnis gewonnen, aber das ganze Ausmaß seiner Bedeutung erschließt sich uns erst, wenn wir noch weiter nach der Rolle dieses Endlichseins im menschlichen Leben fragen. Es handelt sich nicht nur darum, daß alles Leben einmal ein Ende hat, daß allem eine Grenze gesetzt sei. Dieses Endlichsein wirkt sich ja nicht nur am Ende des Lebens aus, ist ja nicht einfach ein Schluß und nur ein Schluß, sondern es ist im konkretesten Sinne der Tod, der dem Leben immanent ist. Das Sich-Entwickeln, das Voranschreiten, Im-Fluß-Sein des Lebens ist nicht denkbar, ohne daß irgend etwas dieses Lebens vergeht. Die Fülle des Daseins wird nur dadurch gewonnen, daß Leben immer wieder absterbend, im und durch das Absterben, sich erneuert. Bis in den einfachsten Alltag hinein deklariert sich dieser dem Leben immanente, das Leben erst ermöglichende und neu schaffende Tod als schlichtes Erledigen.

Wir schreiten in Raum und Zeit nur fort, indem wir in jeder Stunde uns und das von uns gelebte Leben sterbend neu gewinnen, d. h. immer uns zu etwas Neuem entschließend, etwas anderes erledigen

[7] Lettres de Pascal à Mlle. de Roannez; Brief 4, Ende Oktober 1956. Oeuvres complètes, Paris 1954, S. 510.

und hinter uns bringen müssen, um neuem Raum und neuem Inhalt uns zuwenden zu können. Erst dieser Tod verbürgt das Werden, das Voranleben. Ohne diesen Tod verfällt das Leben der Stagnation. *v. Gebsattel* hat auf überzeugende Weise diese Stagnation als ein wesentliches Element der Depression und der Zwangsneurose isoliert[8]. Hier bemächtigt sich die Leere, als ein Auf-der-Stelle-Treten, des menschlichen Daseins und Werdens. Nun erst wird deutlich, was schon gesagt wurde: daß im Ennui eine Selbstbegegnung geschieht. Wir gewinnen einen Aspekt auf uns selbst, auf das, was wir sind, auf ein Wesentliches unserer menschlichen Existenz, allerdings einen negativen Aspekt. Wir sehen das Nichts, den potentiellen Tod, den dem Leben immanenten Tod, der zwar das Leben als Werden erst schafft, aber eben auch Tod, Grenze, Ende, Abgrund ist.

Trotz allem würde ich Ihnen diese Überlegungen nicht vorgetragen haben, wenn es sich nur darum handeln würde, Pascal zu verstehen, zu interpretieren und in die Sprache unserer Zeit zu übersetzen. Erkenntnis nur um der Erkenntnis willen wäre mir zu wenig und würde — wenn ich mich so trivial ausdrücken darf — ganz und gar nicht nach dem Herzen Pascals sein. Erkenntnis wird erst wirkliche Realität, wenn sie in die eigene Existenz hineingenommen wird. Damit hat niemand mehr Ernst gemacht als Pascal. Dann aber, wenn dies gewährleistet ist, wird Pascal bis in jede einzelne Sprechstunde hinein plötzlich wichtig. Das heißt aber für unser Thema, daß es so etwas wie eine „Klinik des Ennui" geben müsse. Und die gibt es auch.

Der diesem Referat vorgegebene Rahmen erlaubt es leider nicht, den ganzen Bereich zu durchlaufen, in dem sich der als Ennui verstehbare Zustand in seinen mannigfaltigen Verkleidungen verbirgt. Ich muß mich auch hier mit einem Beispiel begnügen.

Ich glaube, Sie kennen alle diese Fälle, an die ich da denke: Oberflächlich betrachtet, sind es Menschen mit wenig einprägsamen, unbestimmten „nervösen" Störungen, die z. T. auch als vasomotorische oder vegetative Störungen wirken. Wir hören Klagen über Müdigkeit, Mattigkeit, Konzentrationsschwäche, Interesselosigkeit. Auffällig ist bei einer relativ großen Anzahl von ihnen ein abnormes Schlafbedürfnis. Sie „müssen" oft zwölf bis dreizehn Stunden schlafen, um überhaupt den Tag beginnen zu können, und wachen dann doch noch nicht erfrischt auf. Kurz: alles Patienten, die nach der

[8] V. E. v. *Gebsattel*, Zur Frage der Depersonalisation (1937); in: Prolegomena zu einer medizinischen Anthropologie; Berlin, Göttingen, Heidelberg 1954, S. 18—46.

üblichen Nomenklatur am ehesten als Neurastheniker erscheinen. Jedenfalls aber sind es keine Neurosen im engeren Sinne. Sie sind regelmäßig psychologisch auch erstaunlich unergiebig.

Kommt man mit ihnen ins Gespräch, so stößt man auf ein ihnen allen gemeinsames Moment: eine gewisse Interesselosigkeit an allem. Es gibt offenbar für sie nichts Fesselndes oder Liebenswertes mehr. Alles läßt sie gleichgültig. Nichts bedeutet mehr für sie einen Inhalt. Sie sind ganz allmählich in diesen Zustand hineingeraten. Dabei verbringen sie keineswegs tatenlos ihre Zeit. Im Gegenteil sind sie oft außerordentlich beschäftigt. Sie verdienen sich ihr Brot oft in langer harter Tagesarbeit. Aber weder diese Arbeit noch die Themen ihrer oft kärglichen Freizeit beanspruchen sie innerlich. Sie fühlen sich nicht eigentlich gequält oder etwa besonders krank. Aber sie glauben nervös, abgearbeitet, erschöpft, überanstrengt, erholungsbedürftig zu sein, wollen Zulagen, eine Badekur, einen Erholungsaufenthalt, eine Rente, ein coffeinhaltiges Medikament.

Irgendwann im Gespräch aber wird deutlich, daß diese Patienten auf etwas „warten". Sie warten nun im fünften oder sechsten Jahr auf den seit Stalingrad vermißten Mann, oder sie sind als Flüchtlinge über die Grenze gekommen und warten seit Jahren auf eine Chance, die ihnen eine Tätigkeit in ihrem eigentlichen Beruf ermöglicht, oder auf eine Entschädigung, die sie wieder auf ihr früheres soziales Niveau heben könnte, auf die Pension, die ihnen seit Jahren zusteht. Fragt man sie, ob sie tatsächlich auch von der Erfüllung ihres Hoffens überzeugt sind, so werden sie verlegen und weichen aus. Offenbar glauben sie nicht recht an das Erhoffte. Das Ziel ist in einem bestimmten, später noch näher zu definierenden Sinn ihr Motiv, aber nicht geglaubter Inhalt. Lange haben sie gehadert und gekämpft und gehofft, aber nun warten sie bloß noch. Allmählich verliert auch ihr vermeintlich erwartetes Ziel an Farbe und Kontur, es wird blaß, unwirklich und verschwindet schließlich oft sogar aus ihrem Bewußtsein. Und übrig bleibt nur das Warten, das Warten gleichsam ins Leere hinein.

Wollen wir diesen Zustand richtig erkennen, so müssen wir ihn gegen ein ganz bestimmtes Warten abgrenzen, das fundamental von dem unserer Patienten verschieden ist. Der entscheidende Unterschied ist darin zu sehen, wie sehr das Ziel wirklich inhaltsbildendes Ziel und nicht nur Motiv ist, und sich als Inhalt dem allzeit Gegenwärtigen mitteilt und es erfüllt. Eine Braut, die auf die Hochzeit wartet, das jüdische Volk, das auf den Messias wartet — dies sind Existenzformen, die offenbar ganz anders zu bewerten sind. Hier erfüllt das mit Sehnsucht erwartete Ziel das Leben, bildet einen Inhalt, der als Reichtum erlebt wird. Das Ziel wird mit einer echten Sehnsucht erwartet, die das Herz erfüllt. Das dahinfließende Leben ist nicht nur am Ziel „orientiert", sondern das — obwohl im Zukünftigen liegende — Ziel trägt und bereichert die Gegenwart, ist die Fülle des gegenwärtigen Erlebens. Das Ziel wird eher als Last oder als Beschwerendes oder als Gegenstand einer Qual erlebt. Erscheint eines Tages das Ziel unerreichbar, so brechen sie zusammen. Denn es wird ihnen dann der Sinn, das ihr Leben Erfüllende genommen.

Ganz anders bei unseren „Neurasthenikern": nichts von Fülle, nichts von Inhalt, nichts von echtem Glauben an die Erfüllung. Wir spüren weder eine echte Sehnsucht noch überhaupt eine Regung, die von einem mit dem Herzen getragenen und das Herz erfüllenden Wunsch zeugen könnte. Es fehlt jede Wärme. Ein wirklich die Gegenwart erfüllendes Zukünftiges ist gar nicht vorhanden; ohne Zweifel kann der Patient auf unsere Frage, worauf er warte, ein vermeintliches Ziel nennen, doch ist dies in diesen Fällen nur hypothetisch, ein Motiv, das in vielen Fällen leichten Herzens rasch gegen ein anderes ausgetauscht wird. Die Zukunft ist im eigentlichen Sinne leer und somit auch nicht als in das Gegenwärtige strömende Fülle potent. Der Zustand dieser Patienten hat eine verzweifelte Ähnlichkeit mit der Langeweile. Während bei dem echt Hoffenden die auf die Erfüllung gerichtete Intention als Schwung, Belebtsein, als dem Ziel Zufließendes sofort gespürt werden kann, vermitteln unsere Kranken den Eindruck leerer, unbewegter und monotoner Menschen. Sie brechen keineswegs zusammen; sie verzweifeln auch nicht bewußt. Sie sind und sie wirken eigentlich nur langweilig. Wir haben hier in diesen Fällen ein ganz spezifisches Verhältnis zur erlebten Zeit, zum temps vécu, vor uns, das durch seine besondere Dünne und Dürftigkeit des Zeitinhalts repräsentiert wird. Dieser Mangel an Fülle und Inhalt ist ein Mangel an das Gegenwärtige füllender, spendender Zukunft, der durch die Antizipation eines nur hypothetisch Zukünftigen kompensiert werden soll. Und dieser Kompensationsversuch tritt zutage unter dem Phänomen des Wartens ins Leere hinein.

Diese Patienten leiden also ganz offenbar an dem, was Pascal Ennui nennt. Ennui: das ist hier die Intention ins Leere hinein, inhaltlose Dauer ohne Werden, das Warten ohne echtes Ziel, ohne Zukunft. Bei ihnen wird auch deutlich, daß vom Ennui zur Verzweiflung nur ein ganz kleiner Schritt ist, zu einer Verzweiflung, die fast unbewußt ist, von der uns *Kierkegaard* gelehrt hat, daß sie die tiefste

Art der Verzweiflung sei[9]. Und auch der Suicidversuch fällt diesen Kranken leicht. Sie werfen das Leben ohne Kampf, mit leichter Hand, von sich. Ich könnte Ihnen von zwanzig Fällen aus den letzten Jahren berichten, die nach einem Suicidversuch, der sie in die Klinik brachte, nur eine geradezu erschreckend banale Motivierung vorbrachten: ein belangloser Ärger, eine lächerliche Eifersuchtsszene, eine Kränkung, die keine war; Sachverhalte, die geeignet sein sollten, höchstens den gegenwärtigen Tag zu trüben, aber nicht mehr. Sie überlassen sich, da ihr Leben der Fülle ermangelt, willig dem Abgrund, der nach ihnen greift. Das Nichts, dieser negative Aspekt in der Selbstbegegnung, findet sie ohne Resistenz. So kommt es zum Suicid, ohne daß es sie einen Kampf, ja kaum eine echte Entscheidung kostet.

Wir müssen uns an dieser Stelle darüber Rechenschaft geben, daß es sich bei unseren Fällen, in denen das Warten ins Leere hinein dem Erscheinungsbild des Menschen das Gepräge gibt, nicht um einen au fond pathologischen Zustand handelt, sondern das Krankhafte besteht darin, daß ein eigentlich normaler Zustand, der beim Gesunden nur verdeckt ist, offen hervortritt. Denn es gehört ja zum Wesen des Menschen, daß er in der Selbstbegegnung einen Aspekt auf sein Selbst gewinnt, der sich als negativ erweist, den Aspekt auf das Endliche, den potentiellen Tod. Krankhaft ist hier lediglich ein fast quantitatives Moment, die Dominanz dieses negativen Aspekts, die Tatsache, daß dieser das Leben allein oder vorwiegend bestimmt.

Dieser Vorgang ist es, den *Freud* als unter dem Gesetz des Todestriebes stehend beschrieben hat. Es wird, macht man sich unseren, d. h. Pascals Ausgangspunkt zu eigen, deutlich, wie unglücklich dieser Terminus ist. Denn es handelt sich ja nicht so sehr um einen Trieb, sondern vielmehr um einen Zugriff des Nichts, dem diese Menschen, die der Fülle des Daseins und damit der Widerstandsmöglichkeit ermangeln, ausgeliefert sind. Das, was hier wirksam wird, ist nichts Individuell-Psychologisches, sondern ein kollektives Moment, der isolierte Tod, der zwar das Leben erst konstituiert — also ein anthropologisch letztes, nicht mehr ableitbares, nicht mehr motivierbares Strukturelement des menschlichen Seins und Wesens ist —, der aber, eben in der Isolation, ohne den das Gegengewicht ausmachenden Widerpart, das Infini, zum Abgrund wird. In diesem Sachverhalt ist das Individuell-Biographisch-Psychologische, die Motivation, z. B. ein Konflikt, nur die erste Kulisse auf dem Schau-

[9] vgl. S. *Kierkegaard,* Die Krankheit zum Tode.

platz des Daseins. die den Sachverhalt des anthropologisch Entscheidenden, das Elementare im Grunde des menschlichen Daseins verdeckt.

Um dies deutlich zu machen, greifen wir noch einmal zu Pascal zurück und betrachten abschließend noch einmal die Verhaltensweisen des Menschen, der dem Status des Ennui ausweichen will. Pascal sagt, so haben wir bisher erfahren, der Mensch wende sich dem Divertissement, dem expansiven Tun — so übersetzen wir —, zu. An anderen Stellen spricht Pascal auch von der Agitation, dem Umtrieb, einem vordergründigen Handeln, pem sich der Mensch, um dem Ennui zu entgehen, verschreibe. Das bedarf keiner weiteren Erklärung. Anders steht es mit einem Ausweichmodus, dem Pascal eine große Bedeutung zumißt, der Imagination.

In Fr. 183 sagt er: „Sorglos gehen wir auf den Abgrund zu, nachdem wir etwas vor uns aufgebaut haben, das uns hindert, ihn sehen zu können." Diesen Vorgang nennt Pascal Imagination. Ehe wir dies voreilig mit „Einbildung" übersetzen oder gar mit „Phantasie", wollen wir uns das, was geschieht, noch plastischer vorstellen. Der Mensch, in der Gegenüberstellung mit dem im Ennui verkleideten Nichts, in der Begegnung mit der vernichtenden Macht, die seine Existenz durchwaltet, stellt sich etwas, wie Pascal sagt, vor sich hin, das das Nichts seinem Blick verdecken soll. Es wäre m. E. ungenügend, wie ich sagte, hier nur so etwas wie Einbildung oder Vorspiegelung zu sehen. Das trifft den Sachverhalt nur halb und schief. Wir werden dem faktischen Vorgang gerechter, wenn wir im Wörtlichen bleiben und das Wort „Vorstellung" wählen. Wenn der Mensch sich den Blick auf die nichtende Macht verstellt, so gewinnt er eine „Vorstellung". Das klingt harmlos und täuscht in seiner Harmlosigkeit über die Bedeutung hinweg, die wir diesem Prozeß beimessen. Denn dieses „Sich-Vorstellen" bedeutet nicht mehr und nicht weniger als die Geburt der Motivation, die Geburt eines individuellpsychologischen Substrats. — Psychologisches entsteht hier durch Vorstellung, um der vernichtenden Selbstbegegnung, dem Griff des Abgrunds nach uns, zu entgehen. Die Geburt der Motivation ist also belastet mit der Tatsache, daß sie (die Vor-Stellung) der Ausflucht, der Flucht vor sich selbst, vor dem Griff des Néant, dient. Motivation entsteht also, formuliert man dies rigoros, in einem Prozeß der Verdunklung, der Verfälschung. Und zwar der Verfälschung einer existentiellen Begegnung, einer Konfrontierung mit dem Nichts in uns. Dieser Prozeß wird illustriert durch unser eigenes Beispiel: das vom Neurastheniker gemeinte erhoffte Ziel, das vorgesehen Zukünftige, ist sein Motiv, darunter, im Existentiellen ist als letzter Grund die Wirkung des Néant erkennbar, die durch den Vorgang der Motivation verschleiert wird. Pascal hat dies Wesen des Vordergründig-Psychologischen sehr konkret gesehen; er rechnet die Imagination unter die puissances trompeuses, spricht von ihr als von einer erreur: cette faculté trompeuse qui semble nous être donnée exprès pour nous induire à une erreur nécessaire (Fr. 83).

Eine täuschende Macht, — aber auch, wie er sagt, nécessaire, notwendig. Denn dieser Vorgang, die Bildung von Vorstellungen und Motivationen, ist kein vermeidbarer oder gar willkürlicher Vorgang. Er wurzelt in der Existenz; er gehört, wie Pascal sagt, zur Condition de l'homme. Der Mensch kann ohne ihn nicht bestehen, ihm nicht ausweichen; er kommt aus dem Grunde seines Mensch-Seins, soweit der Mensch Seelisches ist und hat. Die Motivation ist, vom Existentiellen her gesehen, eine erste vorgestellte Kulisse mit dem Charakter der Verfälschung einer entscheidenden existentiellen Begegnung, aber diese Kulisse ist zugleich das Produkt dieser existentiellen Begegnung, sie hat ihre Wurzel in der elementaren Struktur des Menschen.

Einer der tiefsten Denker unserer Zeit, Franz *Kafka*, hat diesen Sachverhalt in einer Notiz beschrieben, die erst dann verständlich wird, wenn man sich den Gedankengängen Pascals nicht verschließt; er sagt da, daß der Mensch seit dem und durch den Sündenfall in der Lage sei, das Gute und das Böse zu erkennen. Aber mit der Erkenntnis sei es nicht getan. Sie erfordere, daß er auch danach handle. Da dies seine Selbstzerstörung bedingen könne, fürchte er sich davor. *Kafka* fährt fort: „. . . lieber will er die Erkenntnis des Guten und Bösen rückgängig machen . . ., aber das Geschehene kann nicht rückgängig gemacht werden, sondern nur getrübt werden. Zu diesem Zweck entstehen die Motivationen. Die ganze Welt ist ihrer voll, ja die ganze sichtbare Welt ist vielleicht nichts anderes als eine Motivation des einen Augenblick lang ruhenwollenden Menschen. Ein Versuch, die Tatsache der Erkenntnis zu fälschen, die Erkenntnis erst zum Ziel zu machen."[10]

Hier haben wir die gleiche Idee: die Geburt der Imagination, der Vor-Stellung, der Motivation aus der Flucht vor der Selbstbegegnung, die zur Erkenntnis führt: die Entstehung des Motivs in der verzweifelten Not, das in der Selbsterkenntnis Erfahrene fälschen,

[10] F. *Kafka*, Betrachtungen über Sünde, Leid, Hoffnung und den wahren Weg; in: Beim Bau der Chinesischen Mauer; hrsg. v. M. Brod u. H. J. Schoeps, Berlin 1948, S. 230.

trüben zu müssen. Erst wenn dieser Gedanke gedacht worden ist, verstehen wir das Schillernde, Verschwimmende, Doppeldeutige und Schemenhafte aller Motivation, den Charakter der puissance trompeuse, den jedes psychologische Motiv wesentlich besitzt. Und wir verstehen nicht zuletzt auch, meine ich, das Gleichnishafte dieses psychologischen Materials (das immer kulissenhaft zu denken ist), indem es im Kleide des Natürlichen einen Vorgang oder einen Sachverhalt im Grunde der Existenz verbirgt.

II
Über suizidale Kranke

1

Bei der Untersuchung und Behandlung der in den Jahren 1949 und 1950 in unsere Klinik aufgenommenen Patienten mit Suizidversuchen haben wir einige Beobachtungen machen können, über die wir hier berichten möchten. Ausgewählt wurden etwa 50 Patienten aus diesem Zeitraum; eine Auswahl, die im wesentlichen durch Aussortierung von in strengerem Sinn psychiatrisch Kranken und durch Weglassen der durch den Suizid Gestorbenen zustande kommt. Nicht berücksichtigt sind weiter einige wenige Patienten, bei denen die entstandenen Unterlagen für unsere Zwecke so ungenügend waren, daß sie für die hier angeschnittenen Themen zu unergiebig waren.

Zuvor sei betont, daß alles Gesagte zunächst die Verhältnisse von *1949 bis 1950* betrifft. Wenn wir diese Einschränkung machen, so soll das zunächst weiter nichts besagen, als daß wir eben nur Fälle aus den Jahren 1949 und 1950 untersucht haben. Wie weit diese Ergebnisse unserer Untersuchungen *allgemeinverbindlich* sind, sei vorläufig dahingestellt. Wie sehr auf der einen Seite die Struktur eines Suizidversuches doch von der historischen und politischen Konstellation abhängig sein kann, zeigt ein Blick auf *Goethes* Werther oder auf *Fontanes* Effi Briest. Andererseits aber haben uns unsere Fälle gelehrt, daß allen Suizidversuchen bestimmte Gemeinsamkeiten eigentümlich sind. Doch lassen wir diese Fragen vorläufig beiseite.

Um das, was uns auffiel, flüchtig zu charakterisieren, seien zunächst einige *summarische Daten* referiert, die an sich schon auffällig sein dürften und auf bestimmte Deutungsmöglichkeiten hinweisen, die dann noch ausführlicher belegt werden sollen.

1. Zunächst das *Alter der Patienten:*

Es zeigte sich, daß 50 Prozent aller unserer Suizidpatienten noch nicht das 30. Lebensjahr erreicht hatten. Und 80 Prozent aller Patienten waren noch nicht 45 Jahre alt. Schon von daher liegt der Schluß nahe, daß weniger das Alter, die Sorgen des Alters, die Mühsal des Alters, der Verfall, die Not des Alters es sind, die unsere Patienten zum Suizidversuch trieben. Es läßt sich eher behaupten, daß die Häufigkeitskurve des Suizidversuchs, vom 16. Lebensjahr an gerechnet, mit einer hohen statistischen Prozentzahl beginnt, die meisten Suizidversuche also im Alter von 16 bis 25 Jahren unternommen werden, und daß diese Häufigkeitskurve dann eine im ganzen absinkende Tendenz zeigt, die nur noch von einem späteren weniger hohen Kurvengipfel um das 40. bis 50. Lebensjahr unterbrochen wird.

2. Es ist — überprüfen wir die soziale Situation unserer Kranken — auch nicht (oder jedenfalls nicht entschieden) die *soziale Not*, die zum Suizidversuch treibt. Fast alle der untersuchten Patienten waren in materiellen Verhältnissen, die — vergleichsweise — jedenfalls nicht katastrophal waren, wenn man von ganz wenigen Ausnahmen absieht. Auch wenn man die Frage untersucht, wer von diesen Kranken etwa im Beruf stand und wer arbeitslos war, kann man erkennen, daß jedenfalls nicht die Arbeitslosigkeit das entscheidende Motiv bildete. Den gleichen Eindruck erhält man, wenn man etwa fragt, wieviel Flüchtlinge unter unseren Fällen waren: Es waren 5 unter 47! Also ein Prozentsatz, der weit unter dem allgemeinen Flüchtlingsanteil liegt!

An dieser Stelle sei auf eine seit Jahrzehnten verbindliche Statistik hingewiesen, die die Häufigkeit des Suizidversuches in den europäischen Ländern, verglichen mit der Einwohnerzahl, untersucht. Seit Jahrzehnten liegen in Europa die Schweiz und Schweden an der Spitze; Länder also, die den relativ höchsten allgemeinen Wohlstand, die vollkommenste soziale Ordnung, die längsten Friedenszeiten, die organisiertesten und wirksamsten Fürsorgeeinrichtungen aufweisen! Auch dieser Sachverhalt deutet darauf hin, daß die materielle Not wenig entscheidend ist.

3. Weiter soll darauf hingewiesen werden, daß nach aller ärztlichen Erfahrung *Schwerkranke*, unheilbar Kranke, chronisch Kranke auffällig wenig unter den Suizidalen zu finden sind. So handelt es sich bei unserer Klientel fast ausschließlich um primär gesunde, meist jugendliche Patienten (wenn man von den Kranken absieht, die psychotisch waren). Es ist also auch nicht so sehr die *Not der Krankheit*, die im allgemeinen zum Suizid treibt, nicht das Siechtum, nicht die Qual und der Schmerz der Krankheit, nicht die Hinfälligkeit und nicht die Angst vor dem bösen Ausgang des Leidens.

Der Notstand, der zum Suizid verführt, betrifft also, schon von diesen statistischen Daten her gesehen, ganz offenbar selten das Alter, wenig die sozialen Verhältnisse, und ebenso wenig das körperliche Leiden. Er muß also an anderer Stelle aufgesucht werden.

Man könnte es sich leichtmachen und auf die bekannte Tatsache hinweisen, daß unter den Suizidalen immer nur ein kleiner Prozentsatz von Menschen katholischer *Konfession* zu finden sind. Das ist auch bei uns der Fall. In Prozenten ausgerechnet finden sich in unserer Gesamtzahl 75 Prozent evangelischer Konfession, 20 Prozent, die „gottgläubig", „dissident", „ohne Konfession", „aus der Kirche ausgetreten" und so weiter angaben, und nur 5 Prozent Katholiken. Natürlich ist das nicht zufällig so, aber es wäre voreilig, zu sagen, daß es einfach daran läge, daß der Katholizismus in irgendeiner Weise den Menschen vor dem Suizid bewahre. Es ist besser, wenn dieser Schluß unterbleibt, bis andere Momente genauer untersucht sind.

2

Fragen wir also die einzelnen Patienten selbst, suchen wir zunächst einmal nach dem *Motiv*, dem geäußerten, oder dem verschwiegenen, oder auch dem unbewußten oder halbbewußten Motiv. Tut man das, so stößt man auf die verschiedensten Schwierigkeiten. Zunächst ist es oft von vornherein nicht möglich, bei dem einzelnen Patienten *ein* Motiv als einzigen Grund zum Suizid zu finden. Jeder einzelne Fall ist so konstruiert, daß sich leicht mehrere Motive, mehrere wesentliche oder weniger wesentliche Züge herausdestillieren lassen. Weitere, fast unüberwindbare Schwierigkeiten tauchen auf, wenn man es unternimmt, die einzelnen psychologischen Daten, die in einem engeren Zusammenhang mit dem Suizidversuch stehen, daraufhin zu untersuchen, was man als *Ursache*, als *Anlaß*, als *auslösendes Moment*, was als mitbedingenden *Charakterzug*, was als *Stimmungsfaktor*, der wesentlich geworden ist, bezeichnen müßte. Dabei ist noch gar nicht die Frage tangiert, ob etwa in diesem oder jenem Fall die Struktur des Geschehens eine neurotische oder hysterische sei, oder ob endogen-depressive Züge etwa eine Rolle spielen. Je mehr Gesichtspunkte man überlegt, desto eher kommt man zu der Einsicht, daß eigentlich jeder Fall nur im einzelnen als geschichtlicher Prozeß darstellbar ist und unvergleichbar liegt. Natürlich ist auch zu bedenken, daß viele der hier ausgewerteten Fälle bei weitem nicht so untersucht sind, wie das wünschenswert wäre. Denn in der ersten Phase des schweren Zustandes ist eine genauere Unterhaltung mit dem Patienten ja nicht möglich; später aber verschließt sich oft der Patient, er geniert sich, strebt aus dem Krankenhaus nach Hause. Eine nicht geringe Zahl unserer Patienten verließ schon nach ein, zwei oder drei Tagen die Klinik. Trotz all dieser Schwierigkeiten aber summieren sich die Erfahrungen doch zu einem Bild, in dem ganz bestimmte Elemente immer wiederkehren, sich bestätigen und sich nicht wegdiskutieren lassen. Um diese Momente möglichst klarwerden zu lassen, stellen wir zunächst — weiter per exclusionem vorgehend und zunächst an der Oberfläche bleibend — fest, daß der in früheren Statistiken soviel zitierte eigentliche *Bilanzselbstmord* in unserer Klientel eine große Seltenheit ist. Es ist höchst selten der auf eine sorgfältig gezogene Lebensbilanz gegründete Entschluß die verbindliche Erklärung für den Suizid. Unsere Fälle gehören in ihrer größten Mehrzahl viel eher in den Bereich der sogenannten „*Kurzschlußhandlungen*". Aber damit ist wenig gesagt.

3

Die Mehrzahl der Patienten 1949 bis 1950 sind, wie wir schon sagten, junge Menschen. Von diesen sei zuerst gesprochen, da sie das Moment aufweisen, auf das wir hier primo loco eingehen möchten. Ihre entscheidenden Eindrücke in Kindheit und Jugend waren Krieg, eine vaterlose Familie, Bombennächte, RAD, Flak-Hilfsdienst, HJ, Schwarzhandel, Illegalität und Trümmer. Sie sind alle — das fällt zuerst auf — auffallend skeptisch geworden; alles, was die Erwachsenen sagten, ist in ihren Augen Lüge, und alles, was sie jetzt — nach 1945 — sagen, ist auch fragwürdig. Sie haben — bezeichnenderweise — keine echten Freundschaften, keine Liebesgeschichten, keine ernsthaften Verhältnisse, sondern erleben alles nur als flüchtige Affären. Sie haben keinen *Freund*, sondern nur *Kumpane.* Sie haben den Eindruck gewonnen: das Böse ist nur halb so schlimm, aber alles Gute ist auch nur ein Viertel so gut, wie die Erwachsenen sagen. Das Resultat aus ihren Erfahrungen und Erlebnissen ist eine Mischung aus abgrundtiefer Skepsis und extremer Unbedenklichkeit. So schließen sie vorzeitig Ehen, gehen ohne große Überlegungen in Berufe, kriegen unüberlegt Kinder, treiben ebenso leicht Schwangerschaften ab; und wie sie mit dem Leben umgehen, so gehen sie auch mit dem Tode um. Sie sind eigentlich nie recht verzweifelt, nie unglücklich, nie wirklich tief gekränkt, halten nicht zu den Eltern und Geschwistern, haben keine übertriebenen Erwartungen, keine hohen Hoffnungen, aber auch keine tiefen Enttäuschungen, sind keine unglücklich Liebenden, keine verlassenen Mädchen, haben keine „Weltanschauung", wechseln öfter Wohnung, Beruf und Umgebung als das Hemd. Das heißt aber: sie sind *einsam*, ohne es recht zu merken. Das heißt aber auch, daß sie ohne echte Beziehungen und ohne verbindliche Bezüge sind. Und das erklärt, daß tiefere psychologische Verwicklungen, „Pannen", Sackgassen, schwere Konflikte, spannungsreiche Situationen, Tragödien in ihrem Leben einfach fehlen oder nur eine seltene Rolle spielen. Wenn ich ohne Bindung an Heimat, Beruf, Freund, Eltern, Gemeinschaft, ohne Ideal, gänzlich unfanatisch und leidenschaftslos lebe, wird in meiner Biographie nur wenig enthalten sein, was zum Konflikt, zum Engpaß, zur Verwicklung führen könnte. So erklärt sich die *Dürftigkeit des psychologischen Substrats* in allen diesen Anamnesen. Wir stoßen in den Gesprächen mit diesen Menschen immer rasch durch eine relativ dürftige psychologische Schicht hindurch und stoßen auf Einsamkeit, Ironie, Skepsis, auf Langeweile, auf Leere. Das psychologische Substrat besteht bei unseren Patienten im wesentlichen in einem *Defizit* an Bezügen: die nicht funktionierende, weil ärmliche Ehe, die ewigen häuslichen und familiären Schwierigkeiten, die alle darauf hinauslaufen, daß eben keine Bindung da ist, kein Verhältnis zum Partner, kein Vertrauen, kein sogenanntes „Verständnis", kein Eintreten für den anderen. Die Leere durchdringt alle biographischen Substrate, die ohne dramatische Verwicklungen sind.

Es ist die *Langeweile*, der *Ennui*, worauf wir stoßen; und daneben auf die *Süchte* und die *Perversionen* und manche andere Verkleidungen des Ennui. Wir finden nicht so sehr den individuellen psychologischen Konflikt, die biographische Sackgasse, das Nicht-mehr-aus-noch-ein-Wissen, das uns den Suizidversuch erklären könnte, sondern wir finden eine von allem Individuellen fast leere Anamnese — die unendlich vielen Maskierungen der Leere —, nachdem wir das relative Vakuum im psychologischen Bereich durchstoßen haben.

Wenn wir aber formulieren, daß das individuelle Moment des psychologischen Konflikts, die Verwicklung und Zuspitzung einer Situation nur eine geringe Rolle spielt, jedenfalls nicht den Suizidversuch erklärt, sondern ein überindividueller elementarer, anthropologischer Sachverhalt, der Ennui, wesentlich und verbindlich zu sein scheint, so erhebt sich sofort die Frage: Wie kommt es, daß dieser Ennui, der nur eine Maskierung des Nichts ist, nicht jeden Menschen heute ergreift? Warum nur die vereinzelten? Woher die Anfälligkeit, die Hörigkeit des einzelnen Individuums gegenüber dem Nichts? Wirken bei allen, die dem Sog des Nichts auf diese katastrophale Weise nicht verfallen, Gegenkräfte, die das Individuum halten? Welches wäre die Gegenkraft im Anthropologischen? *Pascal*, der — wie bei allen ähnlichen Fragestellungen — auch hier ergiebig und überzeugend ist, sagt dazu: das Infini. Was ist das Infini? *Pascal* sagt: wir können es nicht selbst erkennen, aber wir können seine Auswirkung feststellen. So wie der Mensch einen Bezug zum Néant (Nichts) hat, der ihn einerseits konstituiert, andererseits aber auch vernichten kann, hält ihn auch der Bezug zum Infini, der ebenfalls ihn als Menschen konstituiert. Und so wie wir das Nichts nicht als solches erkennen können (da es eben Nichts ist), aber seine Mächtigkeit erfahren müssen, so ist es uns auch nicht möglich, das Infini als solches zu fassen. Nur seine Auswirkung können wir feststellen. Diese Auswirkungen sowohl des Néant wie auch des Infini vollziehen sich maskiert, unter einem Schleier. Der Ennui ist solch ein verschleierter Ausdruck der Einwirkung des Nichts.

4

Wir fragen also nach den *Maskierungen*, unter denen das *Infini* sich zu erkennen gibt. Sicher gibt es nicht nur eine Figur, hinter der sich die Macht des Infini in seiner Einflußnahme auf den Menschen versteckt. Eine dieser Figuren aber ist die *Hoffnung*. Wir sind uns der Gefahr des Mißverständnisses bewußt, das wir heraufbeschwören, wenn wir einen Begriff wie den der Hoffnung in unsere Betrachtung einführen. Schon die Tatsache, daß wohl keine unserer psychologischen Systeme und Lehren einen Platz für die Hoffnung übrig hat, sollte uns vorsichtig stimmen. Kommen wir doch bereits in große Schwierigkeiten, wenn wir diese Hoffnung rubrizieren wollten. Ist Hoffnung ein Gefühl? Eine Intention? Eine Illusion? Hat sie etwas mit unserer Phantasie, mit der Imagination zu tun? Um hier aus diesem Dilemma herauszufinden, wollen wir uns gleich dahin erklären, daß das, was wir mit Hoffnung meinen, mit dem, was ganz allgemein mit Hoffnung bezeichnet wird, nichts zu tun hat. Es handelt sich hier überhaupt nicht um eine Art von Hoffnung, die irgend in den Dienst unseres psycho-physischen Daseins gestellt ist. Das, was wir meinen, ist Hoffnung als ein unsere Existenz Transzendierendes, der Ausdruck eines unsere Existenz transzendierenden Bezugs. Das, was wir gemeinhin als Hoffnung bezeichnen, hat durchaus auswechselbare Gehalte. Die gemeine Hoffnung enthält eine Antizipation von welthaft Zukünftigem; sie geht auf Nicht-Notwendiges, durchaus Kontingentes aus, das als Ereignis, als exogen auf uns Zukommendes gewünscht wird. Die fundamentale Hoffnung dagegen birgt einen unauswechselbaren Gehalt, der ihr immanent ist; sie ist ein Akt der personhaften Existenz, ein personaler Grundakt, eine Tugend; sie ist der verbindlichste Ausdruck der Selbstbejahung, die das Sein konstituiert. Die Zukunft dieser Hoffnung ist die Zukunft der Verwirklichung der eigenen Person; insofern transzendiert sie die Vitalsphäre des Subjekts. Dagegen ist die Zukunft, auf die die gemeinen Hoffnungen zugehen, die Zukunft der Welt, in der Ereignisse, Geschehnisse erwartet werden. Die gemeinen Hoffnungen setzen die Zeitlichkeit der Welt mit Zufall und Kontingenz voraus, die fundamentale Hoffnung dagegen die Zeitlichkeit, die der Person angehört, in der sich Person verwirklicht. Sie strebt zur fortschreitenden Aktualisierung der Person, tendiert zur Wahrheit, während die gemeinen Hoffnungen zur Illusion tendieren. Darum verbirgt die gemeine Hoffnung immer einen Zweifel; das ihr charakteristische Warten geschieht in Ungeduld, während zur fundamentalen Hoffnung die Geduld gehört.

Dort, wo die gemeine Hoffnung sich als nichtig, unerfüllbar erweist, sehen wir Enttäuschung; während der Zusammenbruch der fundamentalen Hoffnung zur Verzweiflung führt, die der Person den Boden unter den Füßen wegzieht. Die Enttäuschung, die dem Zusammenbruch der gemeinen Hoffnungen folgt, birgt in sich jedoch — das gehört zur paradoxen Struktur dieser Verhältnisse — eine besondere Möglichkeit zur Reinigung von aller illusionärer Hoffnung. Hier im Zusammenbruch der gemeinen Hoffnung kann die fundamentale Hoffnung aufleuchten, die das Welthafte und das Subjekt transzendiert.

Diese fundamentale Hoffnung läßt sich nicht psychologisch rubrizieren, weil sie kein psychologisches, sondern ein anthropologisches Faktum ist. Sie ist im strengen Sinn nur erfahrbar; und — wie wir sagten — am überzeugendsten erfahrbar im Zustand der gemeinen Hoffnungslosigkeit. Wir bedienen uns mit vollem Bewußtsein dieser Paradoxie, weil wir sagen wollen, daß es sich hier um einen echt paradoxen Sachverhalt handelt. Die Paradoxie besteht darin, daß mit dem Verlust der gemeinen Hoffnung, mit der Erfahrung der Absurdität, der Frustration, der Erfahrung des Untergangs, der existentiellen Bedrohung, die fundamentale Hoffnung erkennbar und wirksam werden kann.

Die Erklärung dafür, daß wir nach der Erfahrung der völligen Absurdität dieses Daseins, nach der Erfahrung der Frustration als Charakter unserer innerweltlichen Existenz, in der extremen Bedrohung unserer Leiblichkeit, in der Gewißheit unseres Untergangs oder auch des Untergangs eines unser Dasein beherrschenden Wertes, nicht Suizid begehen, ist der Beweis für einen uns haltenden, unsere innerweltliche Existenz transzendierenden Bezug. Ein Ausdruck dieses Bezugs ist das, was ich fundamentale Hoffnung nenne. Wie sehr diese fundamentale Hoffnung nicht eine Feigheit, nicht ein Angstprodukt, sondern ein anthropologisches Faktum, eine geistige Realität ist, die den Menschen als Menschen konstituiert, haben in jüngster Zeit *Péguy* und vor allem Franz *Kafka* gesagt. Das ganze Werk *Kafkas* läßt sich ohne Zwang als eine große Konfession betrachten mit dem Inhalt, daß nur in der Erfahrung des Absurden, in der letzten Frustration, die fundamentale Hoffnung erfahrbar werden kann.

Daraus aber geht schon hervor, daß Hoffnung nicht etwas ist, das uns bewußt zu sein braucht. Es gibt also eine Hoffnung, die fundamentale Hoffnung, die uns auf lange Strecken unbewußt sein kann. *Kafka* hat dies in seiner bildhaften Sprache großartig formuliert: „Es ist keine Widerlegung der Vorahnung einer endgültigen Befreiung, wenn am nächsten Tag die Gefangenschaft noch unverändert bleibt oder gar sich verschärft oder selbst, wenn ausdrücklich erklärt wird, daß sie niemals aufhören wird. Alles das kann vielmehr notwendige Voraussetzung der endgültigen Befreiung sein." Oder: „Der Mensch kann nicht leben, ohne ein dauerndes Vertrauen zu etwas Unzerstörbarem in sich, wobei sowohl das Unzerstörbare als auch das Vertrauen ihm dauernd verborgen bleiben können . . ."[1].

Um in diesen Sachverhalt tiefer einzudringen, überlegen wir folgendes: Unsere Existenz ist zugleich unsere Heimat und unser Gefängnis. Unser Leib ist, als conditio sine qua non der Inkarnation, erst die Möglichkeit zum wahren Menschsein, aber auch Gefangenschaft, Gefängnis. Auf eine einfache Formel gebracht, kann man sagen: Wir sind Leib (als Inkarnation) und haben einen Körper (als Käfig).

Dieser Zusammenhang von Inkarnation und Existenz aber bedeutet, daß wir, existierend, im Gefängnis unseres Leibes leben, bedeutet aber auch, daß mit der Existenz ein über die Existenz Hinausweisendes gegeben ist. Oder auch: daß ein von außen auf uns Einströmendes, uns Beanspruchendes, uns Anforderndes, Aufrufendes da ist. Der Ausdruck der bewußten und unbewußten Gewißheit, daß das so ist, ist die Hoffnung. Ob wir uns dieses Angefordert-Seins nun bewußt sind oder nicht. Die Hoffnung als der Ausdruck, daß wir nicht nur Leib-Gefängnis sind, sondern auch, daß Leib Inkarnation des Geistes, Zwang des Geistes in die Zeitlichkeit der Existenz ist. Corpus elongatura spiritus intra tempus (ins Zeitlich-Sein).

Von daher gesehen ist der Sisyphos-Mythos *Camus*[2] einseitig gesehen, weil er nur das Gefängnis sieht, nur die Frustration. Es fehlt bei *Camus* das Paradoxon des Sachverhaltes, daß wir im Gefängnis leben und doch die Hoffnung als Ausdruck unseres Person-Seins da ist. *Kafka* gebraucht dafür das Bild, der Mensch sitze in einem Käfig, dessen Gitterstäbe so weit auseinanderstehen, daß sein eigenes wahres Leben durch das Gitter aus- und einströmen könne. Ja, fügt er hinzu, er selbst könne ja durch die Gitter den Käfig verlassen; nicht einmal gefangen sei er (vgl. S. 203).

Und noch eine andere Stelle aus *Kafkas* Tagebuch sei zitiert: „Ein erstes Zeichen beginnender Erkenntnis ist der Wunsch zu sterben. Dieses Leben scheint unerträglich, ein anderes unerreichbar. Man

[1] F. *Kafka*, a. a. O. 222.
[2] A. *Camus*, Le Mythe de Sisyphe, Paris 1942.

schämt sich nicht mehr, sterben zu wollen. Man bittet, aus der alten Zelle, die man haßt, in eine neue gebracht zu werden, die man erst hassenlernen wird. Ein Rest von Glauben wirkt dabei mit, während des Transports werde zufällig der Herr durch den Gang kommen, den Gefangenen ansehen und sagen: „Diesen sollt ihr nicht wieder einsperren. Er kommt zu mir.“ (215)

Der Mensch sitzt im Käfig seiner Existenz, aber sein Leib, der sein Käfig ist, ist gleichzeitig das Substrat der Inkarnation des Geistes; das heißt kraft dieses Leibes, der seine Teilhabe am Geiste sichert, transzendiert er auch wieder seine innerweltliche Existenz. Einer der Grundakte, mit denen dieser Überschritt vollzogen wird, ist die Hoffnung.

Diese Hoffnung kann im Menschen nun offenbar gleichsam schrumpfen; wahrscheinlich nie ganz, wie wir glauben möchten, aber weitgehend. Das geschieht — wie wir schon sagten — weniger im Zustand einer vermeintlichen Hoffnungslosigkeit. Nicht, wenn der Mensch sagt: ich habe keine Hoffnung mehr, ist er von der fundamentalen Hoffnung entblößt. Es ist wie mit der Verzweiflung: die tiefste Verzweiflung ist nicht als subjektive Verzweiflung spürbar. So deklariert sich die tiefste Hoffnungslosigkeit auch nicht als subjektive Hoffnungslosigkeit, sondern durch einen Zustand der Leere, des stagnierenden Wartens, als Schwermut, als Ennui.

Dieses Warten ist die säkularisierte Hoffnung. Hoffnung wird — säkularisiert — nicht zur Geduld, sondern zum Warten ohne Ziel, zur Stagnation, in der die Zeit aufgehoben ist und das Werden verkümmert. Im Grunde genommen wird hier der Schöpfungsprozeß, der ein in der Zeit immer währender, die Zeit durchsetzender Vorgang ist, rückgängig gemacht. Ich denke dabei an den schönen Satz *Pascals* in Fr. 72, der den Schöpfungsprozeß beschreibt: „Alle Dinge sind aus dem Nichts hervorgegangen und reichen bis ins Unendliche.“ Die Schöpfung ist also immer auf dem Weg: vom Néant durch die Existenz zum Infini. In der Langeweile, im Verlust der fundamentalen Hoffnung, dem Warten in das Leere hinein, löst sich Existenz gleichsam auf, rückwärts ins Nichts hinein.

Anthropologisch vollzieht sich das in dem Bild des unwiderstehlichen Dranges zur Zerstörung oder im Bild des Verlusts der Bipersonalität, des Verlusts der Fähigkeit zur Begegnung. Darauf kommen wir noch zurück.

Wir sind uns bewußt, daß damit die Frage, warum dieser Mensch hier und heute dem Sog des Néant hörig wird, jener aber nicht, nur vertagt, jedenfalls nicht beantwortet ist. Statt Suizid haben wir in unseren Überlegungen Langeweile, und dafür wieder die Hörigkeit gegenüber dem Nichts eingeführt und dafür wieder den Verlust der die Existenz transzendierenden Hoffnung. Und nach wie vor stehen wir vor der gleichen Frage: warum verfällt dieser Mensch heute dem Néant, jener nicht.

5

Versuchen wir einen weiteren Denkansatz, der uns nahegelegt wird, wenn wir uns vergegenwärtigen, daß der Suizidversuch ja jedenfalls auch ein Versuch ist, sich seiner Existenz zu entledigen, sich zu entäußern, sein Ich aufzugeben. Dieser Sachverhalt, isoliert betrachtet, erinnert in seiner Irrationalität, und — wenn man so will — in seiner Unbedenklichkeit, seiner Großzügigkeit und Rasanz, an den Vorgang des *Opfers.* Wir riskieren es also, zu fragen, was der Suizidversuch mit dem Opfer gemeinsam hat.

Das Wesen des Menschen ist es, daß er ein Angeforderter, ein in der Antwort Stehender ist. Angefordert aber ist die Metanoia, die Wandlung im Ich. Historisch gesehen findet sich zuerst bei den Propheten die Auffassung, daß es sich bei dieser Anforderung des Menschen um eine Forderung geistiger Art handelt. Angefordert ist die Metanoia. Diese Forderung ist durchaus zwanghafter Natur. Der Mensch kann sich ihr nicht entziehen. Er weiß — als Person in seiner letzten Schicht —, daß er angefordert ist. Er kann es leugnen, kann die Schuld leugnen, die vielleicht der letzte Grund allen Opfers ist, er kann sich in das Abenteuer des experimentum suae medietatis begeben, kann versuchen, aus Schuld „Schuldgefühl" und „Neurose" werden zu lassen, kann vor die Erkenntnis der Schuld die verstehende Psychologie setzen — aber er kann die Forderung nicht leugnen und ist gezwungen, ihr zu folgen. Es macht sein Wesen aus, daß er angefordert ist, und es macht sein Wesen aus, daß er sich dieser Forderung nicht entziehen kann. Ohne dies wäre er nicht Person. Da er nun dieser Anforderung und diesem Zwang gegenüber sich blind verhält, sich zur Tatsache der Schuld und zur Tatsache der Hoffnung blind verhält, kann er, blind wie er ist, nicht den Sinn der Forderung (die auf die Metanoia abzielt) erkennen, sondern bloß blind sich der Forderung zur Selbstaufgabe fügen. Dem Zwanghaften des Angefordertseins entspräche die Bedenkenlosigkeit so vieler Suizidversuche. Der Blindheit in der Erkenntnis der Schuld entspräche die vordergründig verfälschende Motivation. Der Gewißheit, das Opfer wenigstens angeboten zu haben, entspricht die oft so überzeugende Ausgeglichenheit, die durchaus der Unschuld ähnlich sieht, die man bei Patienten beobachten kann, denen der Suizidversuch nicht geglückt ist. Mit dem Suizidversuch forderten sie ein Gottesurteil an, das ihnen die Existenz beließ und sie damit freisprach.

Aber nicht einmal die völlige Schrumpfung der fundamentalen Hoffnung als Vorbedingung des Suizidversuchs brauchen wir vorauszusetzen, um den Vergleich des Suizidversuchs mit dem Opfer zu legitimieren. Das illustriert der Ausspruch einer Patientin, die wir nach der „Stimmung" fragten, in der sie zum Selbstmordversuch schritt. Wir glaubten ihr eine Aussage zu erleichtern, indem wir ihr nahelegten, daß sie vielleicht „verzweifelt" gewesen sei, oder „deprimiert". Nein, meinte sie, das sei es nicht gewesen. Sie habe unter einem Zwang gestanden, der unentrinnbar gewesen sei. Sie sagte wörtlich: „Ich mußte einfach alles kaputt machen, auch mich selbst, um zu sehen, was dann Wirkliches übrigbleibt."

In dieser unerhörten und umfassenden Aussage sind unseres Erachtens alle Inhalte verborgen, die wir dem Suizidversuch zuschreiben: der Zerstörungsdrang, der nur ein Aspekt der tiefen Vereinzelung ist; die Paradoxie, daß trotz der Selbstzerstörung noch die Hoffnung als Ausdruck der die Person konstituierenden Intention nach Selbstverwirklichung sinnvoll bestehen bleibt; das Moment des Opfers des eigenen Ichs, das nötig werden kann, um einmal erfahren zu dürfen, was „Wirkliches", das heißt letztlich verbindlicher Wert übrigbleibt; und schließlich das Wissen, daß im Untergang sich die ersehnte Metanoia anbieten wird.

Auch eine weitere Parallele drängt sich da uns auf: Wie oft ist doch im Vorgang eines Opferns das Moment enthalten: ich treffe dich, für den ich mich opfere, am besten und am sichersten, wenn ich dir dadurch, daß ich mich opfere, zum Bewußtsein bringe, daß du dich eigentlich hättest opfern müssen, daß du der Verantwortliche bist. Banal: es geschieht meinem Vater schon recht, wenn ich mir die Hände erfriere; warum kauft er mir keine Handschuhe! Auch diese geheime Infamie ist oft im Suizidversuch anzutreffen: wie bestürzt und wie vernichtet wird der sein, den ich für schuldig halte an meinem Suizidversuch!

Wir fragen uns also, ob im Suizidversuch vielleicht etwas von dem Opfer des Menschen ist, der die Anforderung fühlt, den Sinn aber leugnet, oder sich ihm verschließt; der dadurch, daß er den Sinn der Anforderung, der in der Metanoia beschlossen ist, leugnet, ins Nichts entgleist.

Aber selbst wenn dies richtig ist, müssen wir nach wie vor feststellen: Es findet sich so keine Antwort auf die Frage nach dem hic et nunc des einzelnen Suizidversuchs. Wir können zwar nun einzelne vielleicht wesentliche Elemente verstehen, die sehr vielen Suizidversuchen gemeinsam sind, glauben zu ahnen, daß die Elemente der Schrumpfung der Hoffnung, des Ennui, des Opfers wesentlich im Suizidversuch enthalten sein können — aber, warum dieser Mensch heute zu dieser Stunde sich zum Suizid entschließt (oder: ihm verfällt), können wir aus dem Gesagten nicht entnehmen.

6

Wir müssen vermuten, daß die Beantwortung dieser Frage uns doch die Betrachtung der Biographie leistet. Und dies in einem ganz bestimmten Sinn, den ich schon einmal im Zusammenhang mit der Interpretation des *Pascal*schen Begriffs der Imagination anschnitt[3].

Um die Rolle der Imagination in unseren Suizidfällen deutlich zu machen, greifen wir einige Fälle heraus.

Vorher wollen wir unsere Arbeitshypothese noch einmal wiederholen: wir finden, daß in der Mehrzahl der Fälle für das Zustandekommen des Suizidversuchs entscheidend ist der Ennui, als Wirkungsmodus des Néant. Der Zustand des Ennui erklärt unseres Erachtens die Tatsache des Suizids, aber nicht das hic et nunc des individuellen Falles. Wir vermuten die causa des hic et nunc im biographischen Substrat, fanden aber andererseits eine auffällige Dürftigkeit in der individuellen Biographie, einen Mangel an Erleben, eine leere Anamnese.

Wir haben also zwei Teilantworten vor uns, aber keine verbindliche Antwort. Die beiden Teilantworten heißen:

1. Verbindlich für eine große Zahl der von uns beobachteten Suizidversuche ist die Dürftigkeit des psychologischen Substrats, ein Manko hinsichtlich der Konflikte, ein Defizit an Verwicklungen.

2. Bestimmend für das Zustandekommen des Suizidversuchs ist bei unseren Fällen der Ennui als Ausdruck der Wirkung des Néant, die Hörigkeit gegenüber dem Nichts, der Vorgang der Schrumpfung der Hoffnung.

Die erste Teilantwort betrifft das individuell-psychologische Substrat; es wird geantwortet auf psychologischer Ebene. Die zweite

[3] vgl. o. S. 14f.

Teilantwort betrifft Vorgänge im anthropologischen Bereich; es wird etwas ausgesagt über den Menschen als Person.

Eine beide Sachverhalte umfassende Antwort wäre also nötig; sie setzt aber voraus, daß wir uns über das Verhältnis klar wären, das beide Bereiche verbindet. Die Sachverhalte, die wir auf psychologischer Ebene beobachten können, sind die Fakten und Prozesse, die sich im Zuge der Auseinandersetzung des Menschen mit der Welt, mit seinen Aufgaben, seinem Beruf, mit dem andeien Menschen, mit den Normen, mit dem Kollektiv, das heißt im Zuge seiner Selbstverwirklichung ereignen, soweit sie psychologisch begleitbar und durchschaubar sind.

Die Sachverhalte aus anthropologischem Bereich betreffen das Werden der Person, beziehungsweise seine Werdensstörung; hier wird ausgesagt über seine Begegnungsfähigkeit, seine Möglichkeit zur Bipersonalität. Der Mensch ist hier zuerst ein Du, ein Angeforderter, und damit ein sein innerweltliches Dasein Transzendierender, konstituiert durch geistige Mächte, die selbst außerhalb seiner psychologischen Individualität liegen, deren Auswirkungen aber ihn als Person bestimmen.

Und nun nochmals die Frage, die uns die entscheidende zu sein scheint: Wie stehen die beiden Antwortbereiche, der psychologische und der personale, zueinander? Welches Verhältnis verknüpft psychologische und anthropologische Daten? Was ist hier der vorgängige Prozeß? Diktiert der Vorgang im personalen Bereich den psychologischen Sachverhalt oder ist es umgekehrt? Oder für unser konkretes Thema: ist die auffällige Dürftigkeit im psychologischen Erleben des Individuums das primum movens oder die Schrumpfung der personalen Bezüge, die Wirkung des Néant, die sich ausdrückt im Ennui und in der Verkümmerung der Hoffnung?

Wir sind davon überzeugt, daß eine Betrachtung, die impliziert, daß es überhaupt hier im Sinne der Kausalität ein primum und ein secundum geben müsse, von einer falschen Voraussetzung ausgeht. Das Verhältnis der Vorgänge auf psychologischer Stufe zu denen auf der personalen ist ein dialektisches. Das Verhältnis beider zueinander ist ein *Entsprechen.* Das muß unseres Erachtens so sein, da beide Fragestellungen im Grunde nicht zwei verschiedene Aktuositäten behandeln, sondern lediglich zwei Aspekte ansprechen. Es gibt im strengen Sinn keine psychologischen Fakten und auch keine Fakten, die lediglich dem personalen Bereich angehören, sondern es gibt den psychologischen Aspekt und den personalen Aspekt. Beobachtungen aus diesen beiden Bereichen müssen also, wenn sie wahrscheinlich sein wollen, sich entsprechen.

Doch nun erst einige Krankengeschichten:

Im ersten Fall (M. W.) handelt es sich um den Mitinhaber eines großen Werkes, der seit 18 Jahren an einer sehr schweren Arthritis leidet, seit 10 Jahren infolge dieser Erkrankung sich nur mit äußerster Energie bewegen kann und seit Jahr und Tag keine Stunde ohne Schmerzen ist. Seit 8 Jahren ist er mäßiger Eukodalist. Er versucht noch immer, seine Aufgaben im Werk zu erfüllen, läßt sich früh in die Fabrik fahren, kann aber wohl bei ernsteren Ansprüchen nicht mehr als arbeitsfähig gelten. Eines Tages nimmt er nachts, ohne daß die Angehörigen irgend etwas derartiges vermutet hatten, Luminal in einer Dosis, die einen schweren Intoxikationszustand bewirkte, in suizidaler Absicht.

Er hatte in den letzten Jahren die schwersten persönlichen Krisen überstanden, war im Dritten Reich politischen Anfeindungen ausgesetzt, wurde 1945 aus dem Werk unter deprimierenden Umständen entlassen, verlor durch Bombenwurf sein Haus, ist dann unter Verwicklungen wieder in seine alte Position hineingekommen, wirtschaftlich gesundet, hat ein zweites Mal geheiratet, und bekommt jetzt eines Tages von dem Apotheker, bei dem er laufend gegen Rezept sein Eukodal bezieht, gesagt, er schulde ihm noch zehn Rezepte. Er verliert den Kopf, da er nicht recht weiß, wie er diese auftreiben soll, und nimmt Luminal. Er gesteht, mit dem Hintergedanken: „Entweder ist Schluß, oder es findet sich ein Schlupfloch.“ Angst, Verzweiflung, ein wenig Demonstration, eine gewisse Spielerei mit dem Ernstfall, die Folgen des Eukodal-Mißbrauchs (nicht sehr hoch?) — alles dies ist hier zu erkennen. Und dies bei einem Patienten, dessen schweres Leiden seit 18 Jahren einen viel plausibleren Grund für einen Suizid abgegeben hätte, dessen politische Schwierigkeiten mit der Gestapo, oder dessen Verlust der Teilhaberschaft im Werk stets eher ein achtbarer Grund für den Suizidversuch gewesen wäre. Keiner der schweren Schicksalsschläge hat ihn umgeworfen. Gerade im Stadium der persönlichen Rehabilitierung und wirtschaftlichen Konsolidierung fällt er um.

Auch sein Mißbrauch bringt nicht die Erklärung für das Hier und Jetzt. (Natürlich ist er wesentlich in diesem Fall, weil er als Ennui-Äquivalent gelten muß.) Schließlich aber benutzt er seit 8 Jahren im wesentlichen täglich die gleiche Menge Eukodal! Und dann kommt eine Kleinigkeit, ein Ärger, eine peinliche Situation, die ohne große Schwierigkeit zu lösen wäre, und diese veranlaßt ihn zum Suizidversuch.

Alle Schwierigkeiten, Konflikte, Kämpfe hatte er in 18 Jahren hinter sich gebracht, hatte Anfeindung, Verfolgung, Entlassung, Verluste überstanden. Sein Eukodal-Mißbrauch besteht seit 8 Jahren, seine Arthritis seit 18 Jahren; alles hatte er ertragen — und nun stolpert er über eine — vergleichsweise — Banalität, verliert den Kopf und versucht, sich zu vergiften.

In den Gesprächen, die dieser Tat folgten, äußerte der Patient einmal auf die Frage, wobei ihm das erstemal der Gedanke des Suizid aufgetaucht sei, daß er seit 1 bis 2 Jahren, nachdem er die größten Existenzsorgen hinter sich gebracht habe, immer mehr Zweifel bekommen habe, ob sich sein Leben lohne. Irgendwie ist es also das Nachdenken, mit dem es angefangen hatte. Und — um es gleich zu sagen — die im Zuge des Nachdenkens geschehene Existenzerhellung. Und darauf dann das Geständnis; das Leben lohnt sich nicht mehr.

Mir scheint, daß diese Abfolge: Nachdenken, Erhellung der Existenz, Erkenntnis der Absurdität dieses Daseins, ein häufiger Befund bei Suizidalen von einigem geistigen Rang ist. In dieser Phase bereitet sich in der Stille die Absicht vor, aus dem Leben zu fliehen — lange Zeit unbewußt: und etwas ganz Geringfügiges, eine Bagatelle, löst dann das kritische Geschehen aus. In der gleichen Zeit verlor er jede Beziehung zu seiner Umwelt, er hing nicht mehr so wie früher an seiner Familie, das Leben war monoton geworden, er spürte die Leere bei sich und in der Welt, die in den Zeiten des Existenzkampfes in den Hintergrund getreten war. „Es gibt für mich nichts Gescheites mehr zu tun." „Ich habe keinen Spaß mehr an den Menschen." Er hing gleichsam nur noch aus Versehen im Rahmen der Familie; er fühlte sich überflüssig im Werk; er lebte ohne Konnex mit der Welt. Eine grausige Monotonie überschattete seine Tage. Die Schmerzen, die seine Arthritis verursachte, waren, das gab er zu, weder der Grund zum Suizid noch der eigentliche Grund zum Eukodalismus. Sondern das Eukodal machte die Monotonie erträglicher, die Stunden vergingen weniger träge, die Einsamkeit wurde weniger spürbar. Er erkannte keine Ziele mehr für sein berufliches oder persönliches Leben, anerkannte keine Werte mehr, für die es zu leben lohnen könnte. Die Normen, die früher für ihn verbindlich waren, waren schemenhaft geworden.

Doch ehe wir uns weiter in diese Struktur vertiefen, soll ein zweiter Fall geschildert werden:

Die Frau eines hohen Beamten und bekannten Schriftstellers (E. M.), eine Jüdin, hat sich auf die abenteuerlichste Weise durch die zwölf Jahre des Dritten Reichs gerettet, dauernd in Gefahr, dauernd auf der Flucht, in den letzten Jahren infolge einer schweren Erkrankung des Zentralnervensystems fast völlig gelähmt, ans Bett gefesselt. Der Ehemann wurde 1934 entlassen; beide kamen in Not. Zwölf Jahre trägt sie Gift in der Handtasche, die sie auch im Bett niemals aus den Händen ließ. 1945 wird der Ehemann wieder in sein hohes Amt eingesetzt, die Not ist behoben, die Verfolgung hört auf, alle Gefahr ist überstanden. Acht Wochen später begeht sie Selbstmord, während sie eines Nachmittags mit ihrem Mann beim Kaffeetrinken sitzt. Nichts deutete auf diesen Vorsatz hin. Alles was an Bedrohung, Engpässen, Sackgassen, Kulmination der Gefahr, Not sie bedrängt hatte, war lange überstanden. In diesem Vierteljahr, das zwischen 1945 und dem Suizid liegt, war die Frau ohne Zweifel unglücklich. Sie hatte — nicht ohne Grund — die Befürchtung, sie könne, gelähmt wie sie war, ihrem Manne eine Behinderung sein. Oder auch: sie könne an dem Glanz und dem Ruhm, der ihren Mann nun wieder umgab, nicht mehr den Anteil nehmen, den sie sich wünschte. Das war ohne Zweifel enttäuschend, auch ein Unglück; aber gegenüber dem, was sie hinter sich hatte, jedenfalls nicht entfernt so bedrohlich und belastend. Sie war in den Tagen, die dem Suizid vorhergingen, nörgelig, gelangweilt (ihr Mann war jetzt so viel außer Haus!), aber nichts ließ ahnen, daß sie sich mit Suizidabsichten trug.

Sie sehen schon, wie ähnlich dieser Fall dem ersten ist. Auch hier bricht die Leere, die Monotonie auf, nachdem die Gefahren und Bedrohungen vorüber sind. Auch hier fing es mit dem Nachdenken an, mit der Erkenntnis der Absurdität und der Frustration ging es weiter. Auch hier das Motiv: „Das Leben lohnt sich ja nicht." Und auch das Motiv: „Ich bin überflüssig." Dazu kam durch ihre Lähmung die Unmöglichkeit, an den wiedergeschenkten Schönheiten, den Freuden der restituierten Position ihres Mannes teilzunehmen (sie war früher immer gern zu offiziellen Ehrungen ihres Mannes erschienen!). Selbst geistig wenig beweglich und wenig interessiert, war sie nun ganz auf sich angewiesen. Die Tage wurden ihr langweilig, sie nahmen kein Ende; sie wurde gereizt, unleidlich, verstand sich nicht mehr so gut mit ihrem Mann. Die Welt erschien ihr jetzt, nachdem man aufgehört hatte, ihr nach dem Leben zu trachten, unerträglich. Ihre Krankheit trat, obwohl sie nun schon jahrelang gelähmt war, erst jetzt voll in ihr Bewußtsein. Als sie noch verfolgt wurde, war die Welt ihr noch verbunden; jetzt wurde sie ihr fremd. Die Gefahren und Bedrohungen hatten sie durch die Zeit getragen, sie waren die Fülle ihres Erlebens gewesen; jetzt war nichts mehr zu erleben; sie war konfrontiert nur mit sich selbst; jetzt hätte sie die Zeit erfüllen müssen. Nur die Monotonie, die Leere, blieb übrig.

Das heißt: solange das Leben dieser Patienten schwer war, auf dem Spiele stand, Gefahr, Verfolgung, extreme Not alltäglich waren, haben sie durchgehalten und oft bewunderungswürdige Leistungen vollbracht. Die Aufgabe, die Gefahr, der Kampf brachten einen Inhalt in ihr Dasein. Als alles überstanden war, verfielen sie der Leere. Eine relativ banale Widerwärtigkeit brachte sie zum Straucheln. Das heißt also: nicht die Not, der Konflikt, die Komplikation, nicht das Nicht-mehr-ein-noch-aus-Wissen in der Gefahr verführt sie zum Suizid, sondern eine causa deficiens, die Vakanz der bedrängenden Dinge des Lebens führt auf das hic et nunc des Suizids zu.

Es gehört offenbar zum Wesen des Menschen, daß er grade dann, wenn er nicht von außen bedroht ist, sich selbst, von sich selbst aus, in Gefahr bringen kann, ja unter Umständen sich selbst dann umbringen muß. Gerade wenn sein Leben auf der Vitalstufe von außen ermöglicht wird, fragt er, wie er eigentlich „leben könne". Dieser Sachverhalt erweist sich als für den Menschen spezifisch. Es gehört zu seinem geist-bestimmten Sein, sich selbst in Frage zu stellen; und es scheint dies besonders dringlich und evident zu werden, wenn die Gefährdung, die ihn aus der Welt heraus bedrängen kann, wenig oder gar nicht wirksam wird. Es mag dies in gesicherten Zeiten ein seltener Fall gewesen sein, heute ist er uns auf eine erschreckende Weise geläufig geworden. Es zeigt sich hier ein Schisma, das das faktische biologische Leben, das durchaus „möglich", ja gesichert sein kann, von einem von seinem Träger gesondert behandelten, gesondert gelebten „eigentlichen" Leben, das ihm „unmöglich", nicht mehr vollziehbar erscheint, und das er vernichten muß, trennt. Offenbar ist der Mensch — was sein „eigentliches" Leben betrifft — bedürftiger, verlassener, gefährdeter als je — im Gegensatz zu der Machtfülle, die Naturwissenschaft und Technik seinem faktischen biologischen Leben gegeben haben. Der extremen Beherrschung der biologischen Gegebenheiten des menschlichen Daseins entspricht die extreme Ohnmacht des Menschen, sich selbst zu verstehen, seine tiefe Ratlosigkeit, und die kurzschlüssige Art, mit der er sich in Frage stellt.

7

Aber versuchen wir noch einmal, die Symptomatik dieser Fälle zu sichten und diese auf ihren Inhalt zu prüfen.

Bei allen diesen Patienten fängt es mit dem Nachdenken an. Nachdem die Konflikte, Gefahren, Bedrohungen aufgehört haben, sind sie auf sich selbst zurückgeworfen, mit sich konfrontiert, auf sich angewiesen, und dann fangen sie an zu denken. Auch dieser Sachverhalt ist in einer bestimmten Art geeignet, das so oft zitierte Wort *Descartes:* „cogito ergo sum" mit Inhalt zu erfüllen.

Das, was dann in diesem Prozeß der Existenzerhellung erkannt wird, ist die Absurdität des Daseins, die Frustration alles Handelns. Es wird erkannt: das Leben lohnt nicht mehr. Die menschlichen Bindungen erweisen sich als unzuverlässig oder gar als nicht wirklich vorhanden. Neue Bindungen werden nicht mehr eingegangen; ja, sie werden auch nicht mehr erstrebt. Sie sehen keine Aufgaben mehr vor sich. Die Werte und Normen, die früher die Maßstäbe und den Inhalt ihres Lebens geliefert hatten, erscheinen trügerisch oder nicht mehr potent.

Charakteristisch ist das Verhältnis aller dieser Patienten zur Zeit, zum temps vécu: früher hatte die Zeit, das heißt die im Zuge der Ereignisse und Geschehnisse heranflutende Zeit sie getragen; jetzt müßten sie selbst die Zeit tragen, das heißt mit Inhalt erfüllen.

Und charakteristisch auch ihr Verhältnis zur Welt: die Welt wird monoton, fremd: sie sind nicht mehr eingehüllt, geborgen in der Welt (die paradoxerweise sie verfolgte und bedrohte!), nicht mehr zu Hause in der Welt. Die Welt wird „dicht", undurchdringlich, schließlich feindlich (obwohl sie sie jetzt in Ruhe läßt!). Ihr früheres

Geborgensein in der Welt wird als Täuschung empfunden; auch in dieser Beziehung sind sie nun auf sich angewiesen.

Als besonders wesentlich möchte ich den Verlust der Bipersonalität, den Verlust der Fähigkeit zur Begegnung mit dem Anderen herausstellen. Diese Patienten sind unfähig zum Vertrauen, unfähig zur Hingabe. In dieser Beziehung wird ihre Einsamkeit am deutlichsten. Deshalb suchen wir auch vergeblich nach einem Konflikt, der ja nur aus der vollzogenen oder abgelehnten oder wenigstens ersehnten Bipersonalität entspringen könnte. Hier fehlt jede Bindung an einen Menschen, jeder Kampf mit dem Du. Dieser Sachverhalt besonders ist es, der das psychologisch-individuelle Material so dürftig erscheinen läßt.

Statt dessen sehen wir Langeweile, Vereinzelung, Monotonie, Stagnation; das heißt die Maskierungen des Nichts; und das heißt wieder: anthropologische, nicht-individuelle, nicht-psychologische Strukturelemente.

Wenn das biographische Material am dürftigsten ist, wenn die Langeweile die Dünne des individuellen Erlebens durchdringt, verfallen sie dem Nichts. Die Armut des Erlebens, die die Wirksamkeit des Néant am ehesten hervortreten läßt, leitet auf die Katastrophe zu. Das hic et nunc des Suizids wird aus der Biographie nur so erklärlich, daß das Defizit an Erleben das Entscheidende ist.

Das ist bei den zitierten Fällen so, und auch genau so bei den vielen jungen suizidalen Menschen, von denen wir sprachen. Auch hier ist es nicht die Verwicklung des Erlebten, der Konflikt der die Seele bedrängenden Dinge, die Spannung zwischen Triebhaftem und Gefordertem, kurz: nicht die Fülle, der Einbruch, die Gewalt einer Bedrängnis der Bezüge des menschlichen Daseins, sondern das Manko an Erleben. Je dünner und flacher das Erlebte, desto penetranter wird das Néant sich des Menschen bemächtigen, und desto dürftiger wird sich alles in ihnen, was wir Biographie nennen, dokumentieren. Dann tritt das psychologische Material in der Anamnese zurück gegenüber dem — wenn ich so sagen darf — anthropologischen Befund des Ennui.

In dieser Beschreibung unserer Fälle finden sich noch ungeordnet nebeneinander psychologische Daten und anthropologische Elemente. Einzelne unserer Symptome haben ihre Wurzel in der individuellen biologisch-psychologischen Vitalsphäre, das heißt sie gehören dem Individuum, und nur diesem an. Hier wären zu rubrizieren: die Störungen der Einordnung in die Welt, in das Kollektiv, in die Familie; der Verlust des Kontaktes in der beruflichen Sphäre, die Insuffizienz im Beruf; die Veränderung ihres Verhältnisses zum temps vécu; die Entfremdung der Welt, die Isolierung gegenüber der fremdwerdenden Welt; das Schemenhaft-Werden der Normen, die resultierende Skepsis; die rationalen Vorgänge des Nachdenkens mit den Ergebnissen: die Welt ist absurd, und die daraus abgeleiteten Fatalismen und ideologischen Überbauungen — das heißt also: Symptome der Störung der „Individuation", des individuellen Werdens der Persönlichkeit. Und als gemeinsames Merkmal aller dieser Symptomatik: die Dürftigkeit, das Manko, das Defizit.

Aber wir sehen schon, daß eine Beschreibung, die sich auf diese individuelle Vitalsphäre beschränkt, nicht alles erklärt. Schon der Verlust der Bipersonalität, der als Befund bei allen unseren Suizidalen so im Vordergrund steht, ist zwar natürlich auch eine Störung des Werdens des Individuums, eine Störung der Individuation im Sinne *C. G. Jungs*, ist aber im wesentlichen eine Verarmung der transzendentalen Bezüge des Menschen, das heißt aber eine Störung des Werdens der Person. Unsere Fälle werden nicht allein verständlich durch Klärung des psychologischen Substrats, sondern erst wenn die Auswirkungen anthropologischer Sachverhalte in die Betrachtung mit einbezogen werden, wird der Suizidversuch in seiner Struktur deutlich. Hierher gehört in erster Linie der Ennui, die Monotonie, die Vereinzelung als Ausdruck einer übermächtigen Wirkung des Néant, die Schrumpfung des Bezugs zum Infini, das heißt der Fähigkeit, als Du, als Angeforderter zu leben und zu wirken, die sich in der Verarmung der Bipersonalität kundtut. Erklärt werden letztlich alle diese Fälle erst durch die Analyse der Störung auf der personalen Stufe, das heißt, wenn der anthropologische Charakter der Erkrankung aufgezeigt wird. Erkrankt ist die Person, das heißt der Mensch in seinen personalen Bezügen.

Das soll nun nicht bedeuten, daß die Vorgänge auf der biologisch-psychologischen Vitalstufe als zweitrangig und unwesentlich angesehen werden dürfen. Denn der Vorgang der Zerreißung der Werdenskontinuität der Person ergreift notwendig auch den Prozeß der Individuation, das Individuum in der Vitalsphäre mit seiner Einordnung in die Welt, in das Kollektiv, in den Alltag, in die Welt der Solidarität. Mit ergriffen ist der Mensch in seinem Verhältnis zu den Normen und Werten der menschlichen Gesellschaft. In dieser Schicht baut sich dann auch alles auf, was wir an ideologischen Systembildungen von derartigen Patienten erfahren können: zum Beispiel eine fatalistische Weltanschauung, ein amoralischer Weltaspekt. Hier ist meines Erachtens auch die moralische Anästhesie zu

Hause, von der *v. Weizsäcker* spricht, und hier auch die pathologische Skepsis, die alle diese Menschen beherrscht. Die Störungen in der Vitalsphäre, die als Verarmung und Dürftigkeit, als Manko und Defizit imponieren, entsprechen also der Störung auf der Personstufe, die besonders in der Grundstörung des Ennui zutage tritt. Mit diesem Ausdruck „Entsprechen" soll das dialektische Verhältnis des Substrats in der Vitalsphäre und des Personsubstrates gekennzeichnet werden. Die Leere und Armut der psychologischen Bezüge entspricht dem Ennui und dem Verlust der Bipersonalität der Person. Die Schrumpfung des personalen Seins entspricht der Störung der Individuation, das heißt der Störung der Verwirklichung des Individuums auf der Stufe der Auseinandersetzung des Menschen mit der Welt, der Gesellschaft, der Aufgabe im Beruf, mit Normen und Werten im soziologischen Bereich. Dem Verlust der Bipersonalität entspricht die Schrumpfung der Kontaktmöglichkeiten, die Verarmung in der Situation des Wirkens und Handelns in der Welt.

Wieweit einmal in diesem oder jenem Fall die Vorgänge in der Vitalsphäre eindeutig primäre Vorgänge sein können, die die Störung auf der Personstufe nach sich ziehen können, das heißt wieweit Störungen der Individuation mit Störungen der Person in kausalem Zusammenhang stehen können, so daß zuerst die Individuation in ihrem rein psychologischen Werdensbereich erkrankt und diese Erkrankung dann die Störung der personalen Bezüge nach sich zieht, vermögen wir nicht endgültig zu beurteilen. Nach unseren Erfahrungen neigen wir dazu, diese Möglichkeit als unwahrscheinlich zu bezeichnen. Und zwar prinzipiell: handelt es sich doch im letzten Sinn bei beiden Bereichen nur um Bereiche, die wir nur deshalb getrennt betrachten können, weil sie zwei verschiedenen Aspekten entsprechen. Diesem Charakter, eben daß es nur Aspekte sind, werden wir nur gerecht, wenn wir ein Entsprechen beider Sphären, der biologisch-psychologischen und der personalen, als verbindliches Strukturprinzip annehmen. Wir dürfen das Verhältnis beider zueinander nur als ein dialektisches begreifen. Das schließt nicht aus, daß im aktuellen Fall bestimmte pathogene Vorgänge der Vitalsphäre einmal vorgängig sind, daß beispielsweise ein bestimmtes pathogenes Erlebnis von außen als vorgängiges in die Vitalsphäre einbricht und dann den Erkrankungsprozeß einleitet. Die Gesamtstruktur der Erkrankung aber kann grundsätzlich nicht als erkannt gelten, wenn nicht das Verhältnis der personalen Schicht des Erkrankten zu der Schicht seiner Individuation als dialektisches sichtbar wird.

Soweit sind wir in der Lage, die von uns gestellte Frage nach dem hic et nunc des einzelnen aktuellen Suizidversuchs zu beantworten. Wie sehr diese Antwort eine vorläufige ist, ist niemandem klarer als uns selbst. Wir können nur hoffen, daß diese unbefriedigende Vorläufigkeit der Darstellung den Vorteil hat, daß sie nichts vorweg nimmt, was weiteren Erfahrungen und Überlegungen im Wege stehen könnte.

III
Über die Hoffnung

Der Versuch, den Zustand der Langeweile sowie einige Krankheitsbilder zu untersuchen[1], deren Grundstruktur mit der des Ennui wesensverwandt zu sein schien, hatte uns zu einer „Erfahrung des Nichts" geführt, die sich dann bei weiteren Untersuchungen verschiedener Krankheitsverläufe immer wieder bestätigte. Darüber hinaus aber gelangten wir zu der Überzeugung, daß man mit dieser Erfahrung allein in Gefahr gerät, einen einseitigen anthropologischen Standpunkt zu gewinnen. Schon die einfache Tatsache, daß wir — jedermann — überhaupt von dieser zur nächsten Minute weiterleben, daß wir nicht jetzt, in jeder Minute, uns selbst vernichten, ist der Beweis für das Vorhandensein einer positiven Macht, deren Wirkung der des Nichts entgegengesetzt sein muß, deren Quelle ebenfalls außer uns liegt, die uns Menschen konstituiert, ohne die kein Leben, nicht einmal einfaches biologisches Leben möglich ist. Eine derartige Überlegung ist natürlich nicht originell und hat schon in den verschiedensten Ansätzen dazu geführt, ein positives rein biologisches Prinzip zu vermuten, das man u. a. mit „Lebenskraft", „Vitalität" usw. bezeichnet hat. Uns scheint aber, daß es von vornherein verfehlt sein dürfte, hier ein nur-biologisches Prinzip zu vermuten, obwohl es andererseits selbstverständlich ist, daß jenes positive Prinzip das biologische Leben überhaupt erst zuläßt und begründet, aber auch transzendiert.

In unseren früheren Untersuchungen hatten wir die alte Erfahrung bestätigen müssen, daß das Nichts als solches nicht greifbar ist, weil es eben *nichts* ist, das Vernichten, der Vorgang des Zerstörens selbst. Wie wir nun sehen werden, gilt etwas formal Ähnliches von der von uns zunächst postulierten, Leben konstituierenden, Leben erst begründenden, zulassenden und weiterführenden Macht. Sie ist nicht definierbar, aber sie ist erfahrbar; und beschreibbar und daher greifbar sind ihre Wirkungen. Und sie wird von vornherein schon sichtbar, da menschliches Leben überhaupt als ein sich vollziehendes, prozeßhaft voranschreitendes Leben begriffen werden kann.

[1] vgl. zu den beiden vorhergehenden Aufsätzen auch Plügge, Die Wirkung des Nichts; in: Psyche, 4. Bd. 1950, S. 321 ff.

Und ebenso wie wir die Wirkung des Nichts in einigen ihrer Verkleidungen und Maskierungen aufspüren konnten, suchten wir, auch diese Leben-ermöglichende-Macht in ihren spezifischen Verkleidungen zu entdecken. Und wir vermuteten, daß *eine* dieser Maskierungen, *eine* dieser Äußerungen die Hoffnung darstellt.

Die *Hoffnung*, die auf den ersten Blick so nebensächlich, fast banal, auch etwas nebelhaft wirkt, ist in Philosophie und Psychologie recht stiefmütterlich behandelt worden. Die Philosophen und Psychologen haben sich jahrhundertelang nicht viel um sie gekümmert. So kommen wir heute auch in Verlegenheit, wenn wir bestimmen sollen, was Hoffnung eigentlich ist. Wir finden an ihr etwas von einer Stimmung. *Camus* sagt, sie sei eine gefährliche Illusion[2], Paul *Valéry* spricht von einem Mißtrauen des Menschen in Anbetracht seiner geistigen Fähigkeiten zu präziser Voraussicht (méfiance de l'être à l'égard des prévisions précises de son esprit[3]), andere schreiben sie der Kraft der Phantasie zu, andere wieder entdecken in ihr einen Trieb. Lediglich bei *G. Marcel*[4] finden sich ernsthafte Bemühungen, das Wesen der Hoffnung zu ergründen.

Nun, dieser auf den ersten Blick unseres Erachtens geringe Ertrag ist keineswegs nur auf die Tatsache zurückzuführen, daß man das Phänomen Hoffnung so wenig oder zu nachlässig studiert hätte. Es gibt noch einen anderen Grund: das Phänomen Hoffnung entzieht sich tatsächlich weitgehend einer begrifflichen Definition. Erst die Effekte der Hoffnung in der Wirklichkeit, ihre Materialisierungen, lassen sich bestimmen. Das besagt nun wieder keineswegs, daß Hoffnung etwas Nebelhaftes sei. „Leben" und „Tod" sind ja auch nicht definierbar und trotzdem nichts Nebelhaftes. In diesem Dilemma ist es wohl das ratsamste, sich an die *Wirklichkeit* der Hoffnung zu halten. Wir fragen deshalb: wo wird Hoffnung ganz konkret, wo wird sie ganz evident, und wo entfaltet sie am augenscheinlichsten ihre ganze Macht?

Die Antwort muß lauten: in der Not, in der Verzweiflung. Und nach unserer Erfahrung schränken wir diese Antwort — zunächst anscheinend willkürlich — noch einmal ein und sagen: beispielsweise in der Not und in der Verzweiflung des kranken Menschen. Und um deutlich zu werden, wählen wir zwei Krankengeschichten.

Frau H. M., 44 Jahre alt, entdeckte 1949 einen Knoten an ihrer linken Brust, den der Arzt sofort als bösartig erkannte. Die Patientin ließ sich

[2] A. *Camus*, Le Mythe de Sisyphe; Paris 1942.
[3] P. *Valéry*, Variété; Paris 1924, S. 16.
[4] G. *Marcel*, Homo Viator; Paris. Dtsch. Düsseldorf 1949.

damals in St. die betroffene Brust amputieren, weigerte sich aber, trotz dringlichsten Rates des Arztes, sich nachbestrahlen zu lassen. Um die Bestrahlung doch noch vornehmen zu können, ließ der Arzt der Kranken gegenüber damals keinen Zweifel an dem bösartigen Charakter der Geschwulst, konnte aber den Widerstand der Patientin nicht überwinden, die fest an ihrer Überzeugung festhielt, die Röntgenbestrahlungen würden ihr über Gebühr schaden, sie seien etwas „Unnatürliches", Unbestimmtes, deren Wirkung nicht auf das Erstrebte begrenzbar sei. Sie bezog diese Skepsis aus einem tiefen Mißtrauen gegen die allopathische Medizin. Man machte sie damals in aller Deutlichkeit auf die Gefahr der Metastasierung aufmerksam, so daß kein Zweifel daran besteht, daß die Kranke in vollem Umfang den Tatsachenkomplex der Krebserkrankung überblickte.

So war es auch, als sie ein Jahr später an intensiven Wirbelsäulenschmerzen erkrankte, ihr erster Gedanke, daß diese Schmerzen Ausdruck einer Knochenmetastasierung sein könnten. In diesem Zustand, völlig verzweifelt, kam sie in unsere Behandlung. Frau M. war eine sehr kluge, belesene, hochsensitive und kultivierte Persönlichkeit, die der Arzt keineswegs mit banalen Ausflüchten abspeisen konnte. Es bestand dazu, wie oben schon gesagt, nicht der geringste Zweifel, daß die Patientin selbst von der Bösartigkeit der Knochenerkrankung überzeugt war. Trotzdem leugneten wir der Kranken gegenüber, auf ihre decidierte Frage nach dem Charakter der Knochenerkrankung, standhaft die Malignität und sprachen von einer Verarmung des Knochens an Mineralstoffen (Osteoporose), die zwar langwierig, aber prinzipiell gutartig und beeinflußbar sei und mit dem operierten Mamma-Carcinom nichts zu tun habe.

Die Kranke nahm zunächst zögernd, allmählich immer bereitwilliger diese Deutung an, wenn sie auch in der folgenden Zeit — sie war insgesamt fünf Monate in unserer klinischen Behandlung — sich immer wieder dieser unserer „Diagnose" versichern ließ. Dabei geriet sie in einen manchmal mehr, dann wieder weniger deutlichen Zustand, der sich durch eine eigenartige Irrationalität auszeichnete: während sie im Gespräch ohne jede Skepsis oder Kritik die Erklärungen des Arztes, die die Benignität ihres Krankheitsprozesses belegen sollten, annahm, ließ sie oft, ohne Übergang, im nächsten Satz erkennen, daß sie wußte, daß sie eine Krebskranke war und jede Hilfe zu spät kommen mußte. Sie lebte gleichsam in zwei verschiedenen Bewußtseinsebenen, die sie im Sprung wechseln konnte: einmal in der Ebene, in der sie hoffnungsvoll auf die Heilung ihrer vermeintlich gutartigen Osteoporose wartete und Pläne für die Zukunft machte, die sich auf viele Jahre erstreckten, dann wieder in der Ebene, in der ihr der Zusammenhang ihrer Knochenkrankheit mit dem Krebs gewiß war, in der sie Angst hatte, verzweifelt war und Hilfe brauchte. Jedoch — und das ist das Entscheidende — trotz ihres fluktuierend immer wieder auftauchenden Wissens um die Malignität und ihr dadurch vorbestimmtes Schicksal geriet die Patientin immer nur für Stunden in eine Verzweiflung: Sie hatte eine Hoffnung, die sie sich dadurch erhielt, daß sie — auf eine eindrucksvolle irrationale Weise — eine Ebene aufsuchte und diese sich immer wieder bestätigen ließ, in der sie hoffen konnte; und wenn es — vom Rationalen her gesehen — noch so „unsinnig" war. Und während die Patientin in den ersten Tagen ihres Aufenthaltes bei uns unruhig und von Angst getrieben sich mit dem Gedanken an ihr Schicksal abquälte, wurde sie, getragen von ihrer Hoffnung, ruhig und geduldig. Ihre Gesichtszüge glätteten sich, sie konnte sich wieder heiter im Gespräch ergehen und sich wieder all den Dingen zuwenden, die ihr früher wichtig und notwendig gewesen waren. Das Symptom ihrer Schmerzen, die keineswegs nennenswert gebessert werden konnten, beherrschte sie nicht mehr. Ihre Abhängigkeit von Schmerz machte einer Freiheit Platz, die ihr gestattete, wieder den Mitmenschen zu sehen und sich in die Welt zu projizieren. Während zuerst die Angst sie zur Verzweiflung getrieben hatte und sie ganz eine Gefangene der Angst gewesen war, gelang es ihr nun erneut, aus dieser Ichbezogenheit herauszutreten und ihr Leben neu zu entwerfen.

Dabei konnte im Gespräch mit der Kranken fast immer vermieden werden, das Ziel ihrer Hoffnung exakt zu bestimmen. Eigentlich ging ihre Hoffnung expressis verbis immer nur irgendwie darauf aus, nicht dem Krebstode verfallen zu sein. Das Ziel der Hoffnung ließ sich so im streng rationalen Sinn nur negativ bestimmen. Nie war von völliger Gesundung die Rede. Ihre Hoffnung ging im Grunde genommen ins Unbestimmte, hatte kein konturiertes Objekt, wenn auch dies Unbestimmte irgend etwas von einer irgendwie gearteten Erhaltung ihrer Person, jedenfalls von erhaltener Zukunft hatte. Ihre Hoffnung hatte mehr etwas von einem dynamischen Vorwärts als von einem Ziel.

Natürlich muß der Arzt in derartigen Situationen dem Patienten irgendeine Deutung des Zustandes an die Hand geben. In diesem Fall war es die Diagnose „Osteoporose" oder „Benignität"; aber es genügt durchaus, wenn dies eben den *aktuellen* Zustand *so* deutet, daß für den Kranken eine Hoffnung offenbleiben kann. Wir wissen jetzt aus der Erfahrung, die nicht nur die Kranke H. M., sondern viele Krebs- und sonstige unheilbare Kranke uns vermittelten, daß die Kranken unbewußt bestrebt sind, das Ziel der Hoffnung *nicht* zu präzisieren, sondern es offenzulassen, und daß der Arzt gut daran tut, sich danach zu richten. Zum augenblicklichen Zustand und seiner Bedeutung muß der Arzt etwas sagen („Osteoporose"), über das vermeintliche Ziel der von dem Patienten gefaßten Hoffnung soll er sich ausschweigen oder höchstens, in der Bedrängung durch eine direkte Frage, eine gleichsam „pythische" Antwort geben. Doch darauf kommen wir noch zurück.

Frau H. M. verließ uns — durch Hormontherapie in einem gering gebesserten, gerade erträglichen Zustand — nach vielen Monaten, und wir sahen sie erst nach einem weiteren Jahr in X im Krankenhaus, gelegentlich eines kurzen Besuches, wieder. Die Patientin war nun moribund. Die Metastasierung hatte ihr ganzes Knochensystem und so auch den Schädel ergriffen. Sie war oft für Stunden oder Minuten verwirrt, erkannte aber stets den Arzt wieder. Sie hielt sowohl in ihren Verwirrungszuständen wie auch in den klaren Momenten an ihrer Hoffnung fest: „Wenn Sie nur ganz kurze Zeit in X bleiben, werden Sie sehen, daß ich wieder aufstehen und nach Hause gehen kann. Es ist nur noch die Blutarmut zu bessern, die mich etwas schwach gemacht hat. Es kann sich nur um ganz kurze Zeit handeln."

Dieser Ausspruch konnte noch vieldeutig sein. Er konnte durchaus, wäre er der wichtigste Beleg, einen vermuteten illusionären Charakter der Hoffnung bezeugen. Dem widersprach aber der ganze Zustand der Patientin: es ging ihr gar nicht mehr um die Frage der Gesundung oder Nichtgesundung. Das Problem der Restitution war längst überwunden. Sie war sich einer Zukunft gewiß, die nicht mehr an die Möglichkeit der Restitution gebunden war. Das Inhaltliche dieser Zukunft lag nicht mehr auf der Ebene einer alltäglichen Wiederherstellung, so, wie wir es allgemein verstehen. Es ging von ihr eine Zuversicht aus, die nur von der erlebten Gewißheit eines bald erreichten Ziels rühren konnte. Mehr konnte der Arzt nicht erfahren. Aber er konnte an dieser Gewißheit teilnehmen. Es bestand für jeden unvoreingenommenen Beteiligten nicht der geringste Zweifel, daß es sich hier um eine echte Gewißheit eines nah bevorstehenden Ziels handelte, das der Kranken vielleicht schon sichtbar war und dessen Gehalt ihr als eine irgendwie geartete Zukunft ihrer Person deutlich wurde. Es war uns eine eindrucksvolle Erfahrung, zu sehen, wie sehr ein sogenannter „Verwirrungszustand" es einem Kranken gestattet, ganz Hoffnung zu sein. Der Verwirrungszustand ermöglicht es unter Umständen erst, die Bewußtseinsebene ganz zu verlassen, in der ein rationales Wissen und die intellektuelle Reflexion der Hoffnung im Wege stehen.

Wenige Tage später starb die Patientin.

Frau L. B., dem Krankenhaus überwiesen unter der Diagnose „Rippenfellentzündung", litt, wie sich sehr bald herausstellte, an einem malignen Hilusdrüsen-Tumor. Sie war eine empfindliche, von ihrem Ehemann unbeschreiblich verwöhnte Frau, oberflächlich, etwas infantil und etwas töricht. In ihrem engen Lebenskreis war alles so geordnet, wie sie es sich wünschte. Sie hatte immer nur erfahren, daß alles für Geld zu haben sei. So erwartete sie auch, daß ihre Krankheit in wenigen Wochen geheilt sein würde, da ihr Mann „ja auch das teuerste Medikament schließlich bezahlen könne".

Als nun aber der Krankheitsverlauf sich verzögerte, wurde sie zunächst nörgelig und schwierig und tyrannisierte ihre Umgebung. Sie verlor ihre Beherrschung und wurde ungeduldig. Schließlich, als sie spürte, wie es mit ihr allmählich abwärts ging, verzweifelte sie vollends. Bis dahin hatte sie sich im Gespräch mit dem Arzt jeder Nuance verschlossen, die darauf abzielte, ihr allmählich und vorsichtig begreiflich zu machen, daß diese ihre Krankheit länger dauere, nicht nur eine „einfache" Rippenfellentzündung sei, von der sie in wenigen Wochen genesen könne. Erst nach ihrem völligen Zusammenbruch wurde ein wirkliches Gespräch möglich. Sie war völlig außer sich vor Angst, nun aber bereit, überhaupt einmal zuzugeben, daß das Schicksal sich nicht nach ihren Wünschen richtete. Wir sagten ihr, daß ihre Krankheit ernst sei, daß sie noch einige Zeit dauern könne, daß es noch mehrmals auf und abgehen würde, daß es Komplikationen geben könne, daß wir ihr aber sicher helfen würden. Wir ließen uns auf keine festen zeitlichen Voraussagen ein, versicherten sie aber unseres Beistandes und eines erträglichen Verlaufes.

Damit aber gewann sie eine Hoffnung. Wir konnten uns des Eindrucks nicht erwehren, daß erst der völlige Zusammenbruch ihr eine selbständige Stellungnahme zu ihrem Kranksein ermöglichte. Sie war von da ab wie umgewandelt. Nichts mehr von Nörgelei und törichtem Um-sich-Schlagen. Sie schien die schauderhafte Atemnot, die laufend stärker wurde, nicht mehr zu spüren. Sie beachtete gar nicht mehr, daß sie wochenlang fast nichts anderes als etwas Obst zu sich nahm. Sie erhob sich über ihre Schmerzen, wurde geduldig, freundlich zu den Schwestern, einsichtig und tapfer. Ihr ganzes Wesen strahlte eine vorher nie beobachtete Liebenswürdigkeit aus. Sie bedachte Dinge, die ihr früher nie in den Kopf gekommen waren. Sie sah zum erstenmal die Menschen und die Welt mit dem Gefühl der Verpflichtung. In ihrem Urteil wurde sie bedächtig, sorgfältig und gewissenhaft. Hin und wieder kam die Angst noch einmal über sie; aber sie brach darunter nicht zusammen. Sie befreite sich, trotz aller Atemnot und aller Schmerzen, allmählich immer mehr von der Krankheit und von der Verzweiflung und starb fast heiter und in der Überzeugung, daß dies — wie wir ihr sagten — die letzte Krise sei, die sie nur noch überstehen müsse, um dann alles hinter sich zu haben.

Am vorletzten Tag vor ihrem Tode sagte sie dem Arzt abends bei der Visite: „Wie schön wird das, alles noch mal wieder anfangen zu können."

Auch in diesem Falle vermied es die Kranke, vom Arzt ein wohl definiertes Ziel ihrer Hoffnung zu verlangen. Es kam ihr offenbar gar nicht in den Sinn, danach zu fragen. Wir waren nur aufgefordert oder gezwungen, die Restitution versprechen zu müssen. Wahrscheinlich wissen diese Kranken besser als die Gesunden, daß es keine Restitution geben kann. Es geht ihnen um die Zukunft, um die Gewißheit, daß es irgendwie in eine Zukunft hineingeht, und daß nicht ein Ende bevorsteht, das einfach ein Loch, ein Nichts ist. Ihnen genügt die glaubhafte Versicherung, daß „es" weitergeht, daß nach der Krankheit noch mal ein Anfang kommen wird. Notwendig scheint dabei nur zu sein, daß der Arzt dies sicher weiß und dem Kranken dieses Wissen vermitteln kann. Und er muß ihnen helfen, dieses Wissen zu erwerben.

Diese beiden Krankengeschichten sollen zunächst genügen, um daran das Thema der Hoffnung aufzurollen. Wir sind zudem der Ansicht, daß jeder Arzt, der sich intensiv um seine unheilbaren und sterbenden Kranken kümmert, sich an eine große Anzahl ähnlich gelagerter Fälle erinnert. Im Prinzip ist das, was wir in unseren Krankengeschichten berichteten, in *jedem* gleichgelagerten Fall zu erleben. Es handelt sich keinesfalls um ausgesuchte Protokolle, sondern um zwei beliebige Beispiele für unzählige.

Was ist das also nun für eine Hoffnung, an der unsere unheilbaren und sterbenden Patienten so unverrückbar festhalten, daß sie ihre Vernunft ihr zum Opfer bringen? Handelt es sich dabei um die gleiche Hoffnung, die wir im Alltag im Hinblick auf das, was wir wünschen, wollen und fürchten, täglich haben, neu fassen, verlieren und wiedergewinnen?

Wir nehmen an, daß schon aus unseren Krankengeschichten einige Unterscheidungsmerkmale deutlich werden, die die Hoffnung der Unheilbaren von der Hoffnung unseres Alltags abheben. Die Hoffnung der Verlassenen ist ja offenbar eine Hoffnung, die in der „Hoffnungslosigkeit" entsteht, und die, je „hoffnungsloser" die Lage wird, immer mehr befestigt wird. Der Kranke stellt alle seine Kräfte in den Dienst dieser Hoffnung, je verzweifelter er wird; er opfert ihr seine Kritik, seine Skepsis, seine verstandesmäßigen Überlegungen. Ja, es läßt sich leicht zeigen, daß die Hoffnung der Unheilbaren *gerade dann* entsteht, wenn die Hoffnungen des gemeinen Alltags zuschanden werden. *Aus* dem Verlust der gemeinen Alltagshoffnung entsteht die echte Hoffnung.

Aber noch ein zweites Merkmal der Unterscheidung zeichnet sich ab: die Hoffnung unseres Alltags, unseres Geredes ist darauf gerichtet, daß dies oder jenes eintreten, dies oder jenes sich günstig für uns gestalten, dies oder jenes aus der Welt heraus uns zuteil werden möge. Sie ist Hoffnung auf Welthaftes, nicht Notwendiges, auf Ereignisse, exogen auf uns Zukommendes. Sie hat durchaus auswechselbare Ziele, aber jeweils immer *ein* Ziel, wohl konturiert und definierbar. Sie ist immer an das Objekt gebunden. Und gerade deshalb hat sie zwangsläufig immer etwas *Illusionäres:* es ist ja zweifelhaft, ob das oder das eintreten wird. Und so gehört — ebenso wie die Illusion — immer auch die *Enttäuschung* zu ihr. Denn sie zielt immer nur in die Welt, meist sogar nur in die Welt unserer Wünsche, der wesensgemäß Zufall und Kontingenz eigen ist.

Und gerade aus dieser Enttäuschung, je größer diese ist, um so eher, besonders aber aus der Enttäuschung des vollendeten Zusammenbruchs aller gemeinen illusionären Hoffnungen, entsteht auf eine geheimnisvolle Weise eine andere Hoffnung. Die Enttäuschung aller gemeinen Hoffnungen birgt offenbar in sich die Möglichkeit, sich von aller Illusion, die auf Welthaftes hin tendiert, zu befreien. Im völligen Zusammenbruch kann paradoxerweise eine Hoffnung erfahren werden, deren besonderes Merkmal es ist, daß sie — wie unsere Krankengeschichten zeigen sollen — in ein „Unbestimmtes", ins Nebelhafte, ins Konturlose führt. Aber dies „Unbestimmte" ist, wie ebenfalls unsere Berichte zeigen, zwar konturlos, ist nicht zu benennen, ist jedoch etwas, was mit der Person der Kranken zu tun hat. Dies Unbestimmte ist die Zukunft der Kranken, so unbestimmbar diese auch sein mag. Diese Hoffnung geht nicht auf etwas Welthaftes, auf ein der Welt zugehöriges Objekt, sondern hat den Sinn, dem Patienten, der sich verloren sieht, dessen Zusammenbruch offenbar ist, die Zukunft zu sichern; nicht diese oder jene so oder so geartete Zukunft, sondern Zukunft überhaupt. Wenn diese Hoffnung auch ins Unbestimmte geht, so hat sie doch einen Gehalt, einen ihr immanenten unauswechselbaren Gehalt: sie zielt auf einen irgendwie gearteten, doch sicheren Fortbestand der Person, auf eine Selbstverwirklichung in der Zukunft, auf eine unbestimmbare, doch irgendwie zu sichernde Erneuerung.

Es geht also bei dieser Hoffnung keineswegs einfach um das Ziel des Verschwindens des Krankseins, um Restitution, obwohl diese natürlich oft unter das eigentlich Gehoffte subsumiert wird. Es geht nicht um das Verlieren der Schmerzen, der Schwäche, des Symptoms. Das alles kann durchaus einmal geäußert werden, aber es wird tatsächlich bei diesen Kranken so auffällig wenig geäußert. Es geht um etwas Umfassenderes, das im Vorgang fast stets, unbewußt sorgfältig, konturlos gelassen wird, das man vielleicht mit *Bollnow*[5] mit Heil-Sein, oder: Wieder-Heil-werden bezeichnen könnte.

Wenn es in dieser Hoffnung nur um Gesundwerden, um Restauration, um Annullierung der Krankheit ginge, wäre diese Hoffnung einfach eine Illusion. Daß dies aber nicht zutrifft, erhellt aus der Wirkung dieser Hoffnung, die nicht einfach nur darin besteht, daß diese Menschen nun Kraft ihrer Illusion ihr Krankenlager und ihr Sterben ertragen und hinnehmen. Kraft dieser aus dem Zusammenbruch gewonnenen Hoffnung erfahren ja diese Kranken eine Verwandlung, die mit einer Rangerhöhung verknüpft ist. Diese Hoffnung hat eine aufbauende Wirkung, sie ermöglicht, aus der bisherigen ichbezogenen Haltung herauszutreten; sie stiftet neue Bezüge und Verpflichtungen; sie verschafft eine innere Selbständigkeit und eine Freiheit vom Symptom, eine Freiheit von der Gefangenschaft der Krankheit, die vor dem Zusammenbruch nicht erlangt werden konnte. Diese Rangerhöhung wird auch deutlich in der Geduld, die nur durch die Hoffnung ermöglicht werden kann, und die nun die Stelle der überwundenen Angst einnimmt.

Das Heil-Sein der Person ist also der Gehalt. Das gibt dieser Hoffnung das Merkmal einer formalen Offenheit, bezeugt aber andererseits ihren transzendentalen Charakter. Es handelt sich bei der Erfahrung dieser Hoffnung um die Erfahrung eines unsere Existenz transzendierenden Bezugs. Indem sie auf Fortbestand, Heil-Werden der Person ausgeht, ist diese Hoffnung ein personaler Akt, der verbindlichste Ausdruck dafür, daß sich unsere Existenz bejaht, sich verwirklichen und vervollkommnen will, und zwar, daß sie auf eine Vervollkommnung zustrebt, die in den Grenzen des Subjekts nicht zu erreichen ist, sondern diese Grenzen transzendieren muß, um entscheidende Bezüge unserer Person zu erfahren.

Diese Transzendenz in der Hoffnung der Verlorenen läßt sich

[5] O. F. *Bollnow*, Der Begriff des Heilen; in: Situation I. Beiträge zur phänomenologischen Psychologie und Psychopathologie; Utrecht/Antwerpen 1954, S. 15—25.

unseres Erachtens auch aus Gesprächen belegen, die wir mit Menschen nach ihrem mißglückten Suicidversuch hatten. Keineswegs selten hört man von derartigen Patienten Aussagen, die überzeugend darauf hinausgehen, daß mit dem Suicidversuch nicht einfach das Nichts, ein Auslöschen der Existenz erzwungen werden soll. So irrational derartige Aussagen scheinen, sie machen glaubhaft, daß diese Patienten in der Verzweiflung oder in der Erkenntnis der Absurdität dieses Daseins, in der letzten Not blind den Suicidversuch wählen, zwar als letztes Mittel, um sich aus einer innerweltlichen Verhaftung herauszulösen, aber durchaus mit dem Blick auf ein Etwas in einer Zukunft, auf eine Wirklichkeit, die dann vielleicht den Sinn zu erkennen gibt, der ihnen in ihrem Dasein gar nicht einsichtig wurde. Eine derartige Aussage eines solchen Patienten nach mißglücktem Suicidversuch lautete: „Ich wußte nicht mehr ein noch aus, die Sinnlosigkeit des Lebens brachte mich zur Verzweiflung. Ich wollte nun das letzte Mittel probieren und mal sehen, ob man nicht doch den Sinn noch erfahren kann, wenn man alles kaputt macht." Wenn ein derartiger Versuch auch im tiefsten als hybrid zu bezeichnen ist, so ist doch die Hoffnung darin unverkennbar, wenn auch eine perverse Hoffnung; aber doch die Hoffnung auf eine echte Wirklichkeit der Person, die jenseits der Grenzen des Subjekts liegt. Trotz des Suicidversuchs bleibt irgend etwas Zukünftiges offen; ja, dieses Zukünftige soll sogar mittels des Suicidversuchs erzwungen werden. Das gleiche klingt in einem Brief *Baudelaires* vom 30. 6. 1845, dem Vorabend eines Suicidversuchs, an, wenn er schreibt: „Ich töte mich, weil ich mich unsterblich glaube und weil ich hoffe."[6]

Auch so wird deutlich, daß die echte Hoffnung nicht illusionär werden und ebenso nicht zur Enttäuschung führen kann. Enttäuschung setzt ja den illusionären Charakter voraus. Und die Möglichkeit der Illusion ist ja an den innerweltlichen Bereich gebunden, der hier im Hoffen transzendiert wird. Wohl aber kann die Enttäuschung *gemeiner* Hoffnungen, wie wir sahen, im Umschlag der Paradoxie, zur Erfahrung der *echten* Hoffnung führen. Daß dem so ist, daß in der letzten Enttäuschung, in der letzten Erfahrung der Absurdität und der wesenhaften Vergeblichkeit unseres innerweltlichen Tuns, im Sprung der Paradoxie, die echte Hoffnung aufleuchten kann, zeigt schon die schlichte ubiquitäre Tatsache, daß wir uns gemeinhin in einer solchen Lage *nicht* vernichten. So ist es wohl auch zu verstehen, wenn Leon *Bloy* Gott an einer Stelle sprechen

[6] zit. nach P. L. *Landsberg,* Die Erfahrung des Todes; Luzern 1937, S. 122.

läßt: „Ich werde dich verzweifeln lassen, weil ich die Hoffnung bin."[7]

Diesen Antagonismus zwischen Verzweiflung und Hoffnung hat Gabriel *Marcel* seiner Erklärung des Phänomens Hoffnung zugrunde gelegt[8]. Er sagt u. a.: Hoffnung ist nichts anderes als ein aktiver Kampf gegen die Verzweiflung. Wir möchten annehmen, daß eine derartige Beschreibung der Hoffnung nicht gerecht wird. Hoffnung kann nicht von einer Negation her allein gedacht werden. Die *Marcel*sche Definition setzt die Tatsache der Verzweiflung voraus, gegen die dann die Hoffnung gleichsam eingesetzt würde. Hoffnung wäre dann nur der Kampf gegen das Übel der Verzweiflung. Das trifft unseres Erachtens nicht den Sachverhalt. Sondern: „Wir *sind* Hoffnung *vor* der Möglichkeit, Verzweiflung zu werden."[9]

Das heißt aber, daß die echte Hoffnung zum Fundament unserer Existenz gehört. Und wir stimmen G. *Marcel* vorbehaltlos zu, wenn er an anderer Stelle sagt: „Die Hoffnung ist wahrscheinlich der Stoff selbst, aus dem unsere Seele gemacht ist."[10]

Nachdem wir so, beschreibend, die gemeinen Alltagshoffnungen von der transzendierenden oder echten Hoffnung abgehoben und unterschieden haben, müssen wir diese scharfe Trennung doch noch wieder in Frage stellen. Denn, wenn, wie wir sagten, die echte Hoffnung ein integrierender Teil der Person ist, wenn *wir* Hoffnung *sind*, wäre ja auch die oberflächlichste banale Alltagshoffnung gar nicht möglich, ohne daß nicht irgendwo die echte Hoffnung diese letztere trüge oder ermöglichte. Und wir sind der Meinung, daß es sich tatsächlich auch so verhält. Die gemeinen Hoffnungen sind erst möglich, wo mit dem Person-Sein die echte Hoffnung überhaupt gegeben ist. Vielleicht beschreibt man den Unterschied besser, wenn man sagt: die gemeine Hoffnung wird erst ermöglicht auf dem Fundament der echten Hoffnung; aber die gemeine Hoffnung verkennt ihr eigenes Wesen, sie gibt sich mit falscher Münze ab, indem sie ins Welthafte entgleist, sie ist das Produkt einer falschen Anwendung der echten Hoffnung, die jedoch immer den Grundvorgang jedes Hoffens bildet.

Hoffnung ist also ein anthropologischer Sachverhalt, sie ist ein bestimmender Strukturanteil des Daseins überhaupt. Sucht man nach ihrer ontologischen Grundlage, so bestände diese zunächst

[7] zit. nach P. L. *Landsberg*, a. a. O. 122.

[8] G. *Marcel*, a. a. O.

[9] P. L. *Landsberg*, a. a. O. 76.

[10] G. *Marcel*, Être et avoir; Paris 1935, S. 117.

wohl darin, daß es dem Dasein wesensgemäß eigentümlich ist, daß immer noch „etwas aussteht", was als Sein-Können noch nicht wirklich geworden ist. Diese ständige Unabgeschlossenheit (*Heidegger*) gehört zur Grundverfassung des Daseins. Es ist immer noch etwas vor uns, immer noch etwas möglich. Zu diesem Möglichen verhält sich das Dasein im Erwarten (*Heidegger*). Erwarten ist jedoch noch nicht Hoffen. Jedes Hoffen ist zwar ein Erwarten, aber nicht jedes Erwarten ein Hoffen. Erwarten ist *noch nicht* Hoffen. Zum Hoffen gehört, geht man von Erwarten, einem umfassenderen Verhalten, aus, noch mehr dazu. Hoffen ist stets *Erwarten des Rettenden*, eines Rettenden, dessen Konturen notwendig unbestimmt sind. Nur soviel ist in diesem Vorgang bestimmt, daß man sagen kann, das erwartete Rettende müsse irgendwie rettend zur Ausgangslage *passen*. Es kann, wenn es ein Rettendes ist, nicht ein völlig beliebiges sein.

Es muß zur Notlage, zur Gefährdungssituation des Hoffenden passen. Und zwar so genau passen, wie der Schlüssel in sein vorgegebenes Schloß. Damit erhält das erhoffte Rettende also den Charakter einer Erfüllung, eines Offenbarten. Das bedeutet aber wiederum, daß von Hoffen erst gesprochen werden kann in einer Notlage oder wenigstens in der Lage einer Gefährdung. Der *Gefährdungs*-charakter der Ausgangslage gehört also zur Definition des Hoffnungsvorgangs. Und zwar in einem Maße, daß man sagen kann, man hoffe immer *trotz* einer Gefährdung.

Aber diese ontologische Grundlage der Hoffnung als Erwarten eines Rettenden trifft den Kern unseres Sachverhalts nicht ganz richtig. Es handelt sich beim Hoffen ja nicht nur um einen Bezug auf das Zukünftige. Natürlich ist dieser Bezug auf das Kommende, Zu-Erwartende da; aber wesentlicher ist ja wohl, wie auch unsere Krankengeschichten zeigen sollen, daß die Hoffnung als durchaus auch Gegenwärtiges den Menschen trägt. Das Zukünftige ist eigenartigerweise hier im Vorgang des Hoffens auch etwas, das in der Gegenwart schon da ist und im Gegenwärtigen seine Kräfte entfaltet. Jedenfalls liegt ontologisch der Hoffnung nicht nur die Gespanntheit auf das Künftige zugrunde, wie es im Erwarten dessen, was vom Dasein noch aussteht, der Fall ist.

Schließlich aber gehört zur Bestimmung der Hoffnung wesensgemäß die *Geduld*, in der man erwartend hofft. Denn da die Hoffnung zu unserem eigensten Wesen gehört, ist eine *Gewißheit* des Hoffens, die nicht aus der Spekulation kommen kann, sondern die eine essentielle, an den Stoff der Hoffnung gebundene ist, vorgegeben. Und aus dieser Sicherheit wieder resultiert die Geduld. Hoffnung vollzieht sich, wo sie echt ist, in Geduld. Hoffnung ist die Voraussetzung der Geduld. Hoffnung und Geduld stehen so in einem Wechselverhältnis[11].

Hoffnung ist nur von ihrem Ziel her verständlich; sie lebt vom Zukünftigen her, das allerdings auch ein Gegenwärtiges ist, das zwar in seinen Konturen unbestimmt und unbekannt, in seiner Substanz aber als Heil-Sein der Person gegeben ist. Es gibt also im menschlichen Dasein wesensgemäß ein „auf etwas zu", wobei dieses dynamische Moment das Werden der Person trägt[12].

In diesem Sinn ist Hoffnung eine seinsmäßige Grundbestimmung der Person. Sie ist ein konstituierender Bestandteil des Jedermann. Solange Jedermann lebt, lebt er kraft der Hoffnung. Wir sagen bewußt: Jedermann, also nicht nur der Christ. Das heißt die Hoffnung, so wie wir sie bisher abgehandelt haben, ist *noch nicht die christliche Tugend Hoffnung*. Aber sie ist *ihre natürliche Vorform*[13]. Der zu Unrecht so vergessene französische Philosoph des späten 18. Jahrhunderts *Maine de Biran* sagt in seinen Meditationen: „La nature qui nous a donné l'espérance dans nos maux les plus extrêmes, n'a pas voulu y mettre de bornes et nous l'a prolonguée même après le terme qui semble ne plus en permettre... La religion est venu confirmer l'espoir que donnait la nature"[14]

Die echte Hoffnung ist die in der menschlichen Natur vorgebildete, der menschlichen Natur von vornherein eigentümliche *Vorform* der christlichen Hoffnung. Gleichsam der *Rohstoff* dazu. So wie es auch eine natürliche Vorform des Glaubens gibt, die Jedermann eigentümlich ist, und die die antike Welt, die ja eine heidnische war, die *πιστις* nannte. Die natürliche Vorform Hoffnung schafft durch ihr Person-verheißendes Ziel eine Gewißheit unserer personalen Zu-

[11] O. F. *Bollnow*, Die Tugend der Geduld; in: Sammlung, 7. Jg. 1952, S. 296—304. Siehe auch dort die Unterscheidung der Geduld von Gleichgültigkeit und einer rein passiven Haltung und die Beziehung von Geduld zu Dulden und Dulden-Können.

[12] Diesem in die Zukunft vorgreifenden Strukturmerkmal der menschlichen Existenz entspricht ein ebenso grundlegendes „Zurück" in der Struktur des Daseins. Das Dasein verhält sich als Dasein zugleich erwartend-hoffend und erinnernd. Dasein ist erst Dasein in Erinnerung und Hoffnung. Wir existieren nur, indem wir erinnern und hoffen. Erst in dieser doppelten Bewegung des Daseins, vorgreifend-hoffend und zurückwieder-einholend-erinnernd, vollzieht sich das Werden der Zeit (vgl. dazu *Augustin*, Confessiones, Lib. XI).

[13] Zum Begriff der „natürlichen Vorform" vgl. auch: O. F. *Bollnow*, Von der Tugend des Getrostseins; in: Sammlung, 7. Jg. 1952, S. 174 u. Anm. 18.

kunft, unserer personalen Verwirklichung; aber diese Gewißheit ist und bleibt bedroht, da sie wesensgemäß der Fragwürdigkeit unserer Existenz angehört. Die Gewißheit der christlichen Tugend Hoffnung aber ist im Prinzip und im Idealfall unantastbar von der Verzweiflung — oder sie ist *nicht* vorhanden.

Wie sehr die Grundstrukturen der natürlichen Vorform der Hoffnung mit der christlichen Tugend Hoffnung übereinstimmen, läßt sich mit einer Stelle aus dem Römerbrief (8, 24—25) belegen. Es heißt dort: „Denn durch die Hoffnung werden wir gerettet. Die Hoffnung auf das Sichtbare ist nicht Hoffnung. Denn wie sollte das erhofft werden, was man sieht. Wenn wir aber das hoffen, was wir nicht sehen, warten wir in Geduld." Darin aber ist, wenn auch nur in einer Andeutung, das Ziel der christlichen Tugend Hoffnung genannt: christliche Hoffnung ist stets Auferstehungshoffnung. Was in der natürlichen Vorgegebenheit der Hoffnung als Heil-Sein der Person, Fortdauer, Werden oder Erneuerung aufgezeigt werden konnte, wird hier im christlichen Bereich präzisiert als Auferstehung.

---

[14] „Die Natur, die uns in unserem tiefsten Unglück die Hoffnung gegeben hat, wollte uns nicht in dieses Unglück einkerkern. Die Natur führt uns mit der Hoffnung über das anscheinend äußerste Ende hinaus... Der Glaube ist uns gegeben, um die irdische Hoffnung, die uns die Natur schenkte, in echte Hoffnung zu verwandeln." Maine de Biran, Méditations sur la mort près du lit funèbre de sa soeur Victoire; in: Oeuvres, Paris 1927, S. 41.

IV

Über Herzschmerzen

Ein 45jähriger Industrieller kommt in unsere Sprechstunde und klagt über Schmerzen in der linken Schulter, die ab und zu in den linken Arm, hier und da auch auf die linke Brustseite ziehen. Sie bestehen seit ein bis zwei Jahren. Er hat die Schmerzen immer bisher für rheumatisch gehalten; auch die bisher konsultierten Ärzte haben das gemeint. Es sind auch schon die verschiedensten antirheumatischen Kuren versucht worden, jedoch bisher ohne Erfolg.

Der Patient hat ein forsches, vielleicht etwas betont jugendliches Auftreten; er wirkt elastisch, will aber auch so wirken. Er ist der Typ des Erfolgreichen.

Der Kranke äußert zunächst keinen Zweifel an dem rheumatischen Charakter seiner Beschwerden; er entschuldigt sich, daß er „wegen dieser Kleinigkeit" zu einem Professor komme. Er sei ja im Grunde genommen gesund und leistungsfähig, treibe gern und viel Sport und führe das Leben eines vielbeschäftigten Geschäftsmannes. Es sei kein schlimmer Schmerz, er störe ihn nur, er sei ihm lästig; oft gerade, wenn er sein Vergnügen haben wolle, trete er auf und verderbe ihm den Spaß.

Im weiteren Gespräch fällt jedoch bald auf, daß der Kranke doch nicht so sicher in seiner Annahme einer rheumatischen Erkrankung ist: er blickt forschend auf den Arzt, während er berichtet. Schließlich formuliert er auch seinen Zweifel, der anscheinend in der letzten Zeit ihn überkommen hat: eigenartig sei, daß der Schmerz seit einigen Wochen auch bei Erregungen auftrete, in anstrengenden Sitzungen, bei schwierigen Verhandlungen; es werde ihm dann auch etwas eng in der linken Brustseite, und ein unbestimmtes ängstliches Gefühl trete auf.

Jedoch im ganzen bestätigt sich in der Unterhaltung, daß der Patient seine Beschwerden lange Zeit nicht eigentlich als Ausdruck einer Krankheit genommen hat. Er hatte lediglich eine Beschwerde, eine Störung seines Wohlbefindens; im Grunde geniert er sich auch heute noch, daß er mit solch einer Kleinigkeit zum Arzt geht. Erst seit ganz kurzer Zeit ist eine Unsicherheit über ihn gekommen. Nun will er sich vergewissern, daß seine primäre Auffassung stimmt.

Die Untersuchung ergibt, daß es sich nicht um rheumatische Schmerzen, sondern um eindeutig anginöse Symptome handelt. Es liegt eine sichere Angina pectoris vor. Der Patient hat ein feststellbar „organisch" geschädigtes Herz. Seine Schmerzen sind nicht harmlose rheumatische Schulterschmerzen, sondern stenokardische Symptome, die auf eine ernstere Herzmuskelschädigung hinweisen. Es bleibt dem Arzt nichts anderes übrig, als dem Kranken dies mit der gebotenen Vorsicht zu eröffnen. Dieser ist zunächst etwas ungläubig, dann betroffen, er erschrickt, faßt sich aber wieder und sucht seine Haltung zu bewahren. Aber nichts kann darüber hinwegtäuschen, daß da plötzlich ein *Kranker* vor dem Arzt sitzt. Von nun an sind es *Herz*schmerzen, die ihn bedrücken, und der Patient ist von Stund an „herzkrank". 14 Tage später wirkte er gealtert, sein Auftreten war gehemmter, ein Teil seiner Elastizität war dahin. Er lebt jetzt ökonomisch, „denkt an seine Gesundheit", gibt das Rauchen auf, läßt sich von seinem Chauffeur fahren. Er „merkt" jetzt sein Herz und ist deprimiert.

Was hat sich bei dem Patienten geändert? Woher diese Verwandlung? „Organisch" ist ja alles beim alten geblieben. Es besteht keine Veranlassung zur Annahme, daß anatomisch oder physiologisch eine grundlegende Verschlechterung des Krankheitsprozesses eingetreten sei. Nach der üblichen Auffassung wird für die Verwandlung des Kranken und seines Krankheitsbildes ein reaktives Geschehen verantwortlich gemacht: es sei etwas „Funktionelles" dazugekommen, eine „neurotische Überlagerung" habe das Bild verändert. Jetzt, nachdem der Kranke erfahren habe, daß er herzkrank sei, „verarbeite er seine Beschwerden neurotisch".

Ist das wirklich so? Versuchen wir einmal, jede Hypothese fortzulassen und uns nur an die zu beobachtenden Phänomene zu halten. Jede Deutung, ob und wieweit hier „Organisches" oder „Neurotisches" im Spiele sei, soll unterbleiben. Uns interessiert zunächst einfach das Phänomen, so wie es sich für den Kranken erlebnismäßig darstellt. Mit dieser Prämisse suchen wir also dem Vorgang der Veränderung des Kranken und der Veränderung der Krankheit auf den Grund zu gehen.

Lange Zeit *vor* der Untersuchung bestand für den Patienten eigentlich nur ein hier und da auftauchender Schulterschmerz. Es war für ihn eine Störung, eine lästige Beschwerde, „nur ein Rheumatismus". Es war kaum eine Krankheit zu nennen. Der Schmerz saß in der Schulter. Erlebnismäßig rechnete dieser Bereich für den Kranken zum Arm, zu einer Extremität, zur Peripherie. Aber dann sind ihm eines Tages Zweifel gekommen. Der Ort des Schmerzes ist zwar der gleiche geblieben: die Schulter und die dieser angrenzenden Partien. Aber das Auftreten des Schmerzes hatte sich anscheinend geändert: dieser kam mit der Erregung oder im Moment einer großen geistigen Anspannung. Und auch die Qualität schien sich (in Nuancen) gewandelt zu haben: es wurde ihm dabei innerlich etwas eng in der Brust, etwas unheimlich zumute, er wurde ängstlich, und dann kam ganz leise der Zweifel, ob das alles wirklich so harmlos sei. Er hat diesen Zweifel nie recht hochkommen lassen, aber er war da. Nachdem der Arzt ihm hat sagen müssen, daß es sich nicht um einen Rheumatismus, sonder um eine Herzerkrankung handle, fühlte sich der Patient plötzlich krank. Aber bestand diese Änderung des Krankheitsgefühls wirklich erst seit der Untersuchung, die die Deutung der Schmerzen als Herzschmerzen zur Folge hatte? Der eigentliche Umschlagspunkt im Erleben des Patienten liegt doch früher: er liegt damals, als der Schmerz für den Kranken erstmals eine gewisse Unbestimmtheit hatte, als er das erstemal erlebte, daß eine gewisse Engigkeit im Inneren mit dem Schmerz auftrat, ein unheimliches Gefühl, daß der Schmerz „aus dem Inneren" kommen könne. Das war nicht nur die eigentliche Geburtsstunde des Zweifels, sondern vor allem die Geburtsstunde eines anderen — neuen — Schmerzerlebnisses, das er zwar nicht wahrhaben wollte, das aber den eigentlichen Wandel bestimmte. Die Schulter war von da ab nicht mehr ein Teil des Arms, sondern hatte etwas mit dem Inneren zu tun; sie war etwas „Zentrales" geworden. Vorher war der Schmerz an einer für den Kranken nebensächlichen Stelle lokalisiert, die gleichsam nur ein unbedeutender Anhang an einen gesunden Körper war. Von einem „rheumatisch" schmerzenden Arm kann man weitgehend absehen, er berührt kaum oder gar nicht das Innere, das Wesentliche eines Körpers. Das Ganze des Körpers bleibt trotz eines schmerzenden Armes weitgehend intakt. Nun aber, da den — äußerlich gesehen: gleichlokalisierten — Schmerz ein unheimliches Gefühl begleitete, etwas Unbestimmtes dazutrat, der Schmerz in Momenten der Spannung und Erregung auftrat, fühlte sich der Patient richtig krank, im Inneren, in der Tiefe, an einer Stelle, die die Mitte des Menschen selbst war, an einer Stelle, von der man nicht mehr absehen kann.

Der Unterschied, den wir hier untersuchen, ist also zunächst ein Unterschied der erlebnismäßig verschieden gegebenen Körperteile. Die beiden Arten des Krankseins haben offenbar etwas mit einer je verschiedenen Lokalisation zu tun. Zwar nicht mit einer sogenannten objektiven Topik, so doch mit einem unterschiedlich lokalisierenden Akt des Kranken. Es zeigt sich bereits hier, daß Lokalisation nicht nur etwas „Objektives", Anatomisch-Topographisches ist. Lokalisation betrifft hier die Verschiedenheit des Verhältnisses, das ein Mensch einmal zu seinem Arm, das andere Mal zu seinem Herzen hat. Und es geht weiter aus unserer Schilderung hervor, daß eine Körperpartie, wie hier die Schulter, einmal zum Arm, das andere Mal zum Herzen, zum Inneren zählen kann. Diese Verschiebung hängt zwar ab von der „Qualität" der Schmerzen, von seinem primären Charakter, aber auch von einer je verschiedenen „Stellungnahme" des Kranken.

Dabei soll von vornherein davor gewarnt werden, unter „Stellungnahme" etwas nur Rationales oder etwas nur Psychologisches zu verstehen. Das würde nur einem Teil des Vorgangs gerecht werden. Der Patient ist jedenfalls ein anderer, die Krankheit eine andere geworden, noch ehe er *reflektierend* Stellung nehmen konnte. Die Verwandlung seines Krankseins ist, wie wir zeigen werden, nicht nur Folge einer Bedenklichkeit oder einer Überlegung oder einer „neurotischen" Verarbeitung. Die Änderung des Krankheitsgefühls hängt davon ab, welcher Körperteil als krank empfunden wird. Entscheidend scheint zu sein, wie der Kranke zu diesem oder jenem Körperteil steht, welche Bedeutung er ihm beimißt. Gemeint ist auch hier nicht der rationale Bewußtseinsvorgang, mit dem ich eine Bedeutung zuerkenne, weil ich weiß, welche objektive Bedeutung dies oder jenes Organ für mein Leben hat, sondern etwas viel Fundamentaleres: entscheidend ist, wie dieser oder jener Körperteil *im Leibe erlebt wird, d. h. wie er mir a priori gegeben* ist, *ohne* die mir kaum oder gar nicht bewußten, aber mitverwerteten *Erklärungen* oder *Vorstellungen*, die erworbenes Wissen dem ursprünglich reinen Phänomen beizugeben pflegt[1].

Mein Herz ist mir in einer ganz anderen Weise erlebnismäßig gegeben als mein Arm. Das Herz hat in dem Rahmen, in dem ich meinen Körper als den meinen erlebe, von vornherein eine andere Position und eine andere Wertigkeit als meine Hand oder mein Kopf. Noch ehe eine Reflexion oder eine neurotische oder hypochondrische Reaktion sich dieses Sachverhaltes bemächtigen kann, ist mir mit einem bestimmten Körperteil auch eine bestimmte Erlebnisweise dieses Körperteils gegeben. Ich *habe* meinen Fuß anders als meinen Rücken, meinen Bauch anders als meine Nase.

Was ist dies für ein *Haben?* Zunächst kann man fragen, ob dieses Haben nicht von Fall zu Fall sehr verschieden ausfallen kann. Ist die Position bzw. die Wertigkeit, die hier dem Herzen im Rahmen der von mir a priori erlebten Körperlichkeit zuerkannt werden soll, nicht ein individuell sehr variables Phänomen? Ja und nein. Zweifelsohne gibt es individuelle Verschiedenheiten; die ganz persönliche Lebensgeschichte formt sicher die Weise, in der der Mensch seinen Körper erlebt und hat. Das Haben des eigenen Leibes und seiner Teile ist u. a. auch das Produkt der eigenen Geschichte. Aber die so anzutreffende Variabilität bewegt sich nur im Rahmen eines anthropologisch Vorgegebenen. So verschieden die Art sein kann, in der einer sein Herz erlebt, sie hat etwas fundamental Gemeinsames mit

[1] vgl. A. *de Waelhens*, La Phénoménologie du corps; in: Rev. Philos. de Louvain, 48. Bd, Louvain 1950.

der Art, in der *jedermann* sein Herz erlebt. Was hier gemeint ist, vermittelt am ehesten der Hinweis auf das den Neurologen und Großhirnpathologen geläufige Phänomen des Körperschemas[2]. Das *Körperschema* handelt von der Weise, wie mir (und jedermann) Arm und Bein, Kopf und Herz gegeben sind; es handelt von der Weise, wie ich diese Körperteile erlebend *habe*.

In welcher Weise „habe" ich meine Hand?, meinen Fuß?, meinen Kopf?, mein Herz? Was bedeutet dieses „Haben"? Die mit diesen Fragen angerührte Problematik wird deutlicher, wenn wir uns die eigenartige Tatsache vor Augen halten, daß wir körperlich *sind*, denselben Körper aber auch *haben*. Der Mensch *ist* nicht nur Leib, er *hat* diesen selben Leib auch. Er kann, ähnlich wie über einen in seinem Besitz befindlichen Gegenstand, über seinen Körper verfügen, er kann sich von ihm distanzieren, er kann ihn — in Grenzen — objektivieren. Der Mensch *hat* seinen Körper, der er auch *ist*, immer in irgendeiner Weise auch *vor* sich, sich *gegenüber*. Ich bin zwar irgendwie auch mein Körper, gehe aber darin nicht auf, bin nicht mit ihm nur einfach identisch. All das ist gemeint, wenn wir hier von „Haben" sprechen[3].

In diesem Zusammenhang ist es fast überflüssig zu sagen, daß, wenn hier von Körper die Rede ist, dieser nichts mit dem reduzierten, anatomisch-physiologisch definierten Substrat Körper gemein hat. Gemeint ist der phänomenologisch gegebene beseelte Leib, der ich nicht nur als leibliches Lebewesen bin, sondern dem ich auch als Subjekt gegenüberstehe. Selbstverständlich gibt es das anatomisch physiologische Substrat, aber es spielt, betrachtet man die menschliche Realität, nur die Rolle einer *Bedingung (v. Weizsäcker)*; Anatomie und Physiologie belehren uns darüber, was *möglich* ist *(Buytendijk)*. Von daher wird auch verständlich, wenn *Sartre* und *Merleau-Ponty*[4] formulieren, Leibliches sei prinzipiell und immer nur *Situation*, etwas

[2] vgl. A. *Prinz Auersperg*, Körperbild und Körperschema; in: Der Nervenarzt, 31. Jg. 1960, S. 19—24.

[3] Dieses doppeldeutige Verhältnis zum eigenen Körper ist beschrieben bei H. *Plessner*, Lachen und Weinen, 2. Aufl. München/Bern 1950, S. 45 u. a.; G. *Marcel*, Sein und Haben, Paderborn 1954; F. J. J. *Buytendijk*, Das eigene Herz; in: Cardiologia, 16. Bd. 1950, S. 265ff. und: Das Menschliche. Wege zu seinem Verständnis, Stuttgart 1958, S. 159.

[4] vgl. J. P. *Sartre*, L'Être et le Neant, Paris 1943, S. 372. Das für uns wichtige Kapitel über den Leib ist übersetzt von H. u. A. Wagner: J. P. Sartre, Der Leib. Beitr. z. Sexualforschung, 9. Heft, Stuttgart 1956. Die in den folgenden Abhandlungen nicht mehr eigens belegten Begriffe und Wendungen Sartres sind diesem Kapitel entnommen. M. *Merleau-Ponty*, Phénoménologie de la perception. Paris 1945.

letzten Endes nur Vorgegebenes; Situation, in der sich der Gesunde wie auch der Kranke befindet, der er sich gegenüber sieht und der er eine *Bedeutung* gibt. Dieser Bedeutung zuerkennende Akt ist, wie wir schon sagten, nicht an die Reflexion gebunden, er vollzieht sich zunächst immer und grundsätzlich schon ohne reflektierendes Bewußtsein.

Natürlich kann, je nach Schwere des rein körperlichen Krankheitsgeschehens, dieses so zwingend sein, daß dem freiheitlichen Akt der primären „Stellungnahme", der Sinngebung, kaum ein Raum mehr bleibt. Aber grundsätzlich besteht ein Spielraum, den das Subjekt sich selbst, seinem Körper, auch seinem kranken Herzen gegenüber hat. So ist die körperliche Krankheit, das Kranksein also niemals nur ein Naturgeschehnis, sondern ein geschichtlicher Vorgang dadurch, daß Leibliches, die gesunde oder kranke Körperlichkeit, das kranke Organ, *im Leibe erlebt* wird, d. h. aber ein Objekt für das intentionale Bewußtsein ist *(Husserl, Buytendijk)*. Dieses Sich-selbst-Erleben, das Erleben seines Körpers, seines gesunden oder kranken Körperlichseins, ist der Grundvorgang, mit dem das Faktum des Körper-*Habens* in das Körper-*Sein* hineinkommt. Ich kann nur haben, was Objekt meines Bewußtseins ist (Bewußtsein als conscience engagée. *Merleau-Ponty)*.

Es ist rasch einzusehen, daß dieses Arm-Haben oder Herz-Haben ein besonderes Haben ist; schon dadurch, daß wir hier *haben*, was wir auch *sind*. Es ist also schon von daher zu vermuten, daß wir einen Körperteil anders haben als einen Gegenstand (eine Tasche, ein Haus). Wir haben in unserem Fall etwas, was wir auch sind, d. h., das Erleben des Habens ist untrennbar verbunden mit dem Erleben, daß das Gehabte etwas ist, was wir selbst auch sind. Ich erlebe *meine* Hand immer und unreduzierbar als *meine eigene*[5]. Ich erlebe meine Hand sowohl als Teil meiner situativen Körperlichkeit, aber im gleichen Vorgang auch als Teil meiner Existenz. Beide Erlebnisanteile, das Erleben des Habens und das des Eigen-Seins sind phänomenal untrennbar, nur in der Darstellung müssen wir sie voneinander ablösen. Sie sind so untrennbar, daß man sagen könnte, daß das Leib-Haben der menschliche Modus des Leib-Seins ist.

Sowohl die Beobachtung unseres Patienten wie auch unsere Überlegungen führen uns zu dem Schluß, daß die Beziehung, die den Kranken mit dem erkrankten Körperteil verknüpft, je nach der „Lokalisation" der Krankheit verschieden ist. Die Art und Weise, wie das kranke Organ zum Objekt meines Erlebens wird, ist je

[5] F. J. J. *Buytendijk*, Das Menschliche, S. 160.

nach Körperteil verschieden. Mit dem Ort der Erkrankung ändert sich die Qualität des Erlebens des kranken Körperteils. Meine Hand ist mir offenbar ganz anders gegeben als mein Kopf. Die Art des Habens meiner Hand ist bestimmt durch die Selbstbewegung des Greifens, des Berührens und Berührtwerdens. Indem ich mich bewege und etwas berühre, wird mir das spezifische Erleben des Habens meiner Hand vermittelt. Mein Gang vermittelt mir die besondere Weise des Habens meiner Beine. Unser Verhältnis zu den vegetativen inneren Organen aber ist ein ganz anderes: den Bauch z. B. haben wir erst, wenn wir ihn bemerken, d. h. im wesentlichen nur, wenn eine Störung seiner Tätigkeit oder eine Erkrankung da ist *(Buytendijk)*. Das Herz z. B. „haben" wir nur im Grenzfall: bei starker Erregung, bei Überanstrengung, wenn es schmerzt oder unregelmäßig schlägt. Sonst — unbemerkt — ist es für unser Erleben gar nicht vorhanden. Macht es sich aber — laut und hart klopfend oder unregelmäßig schlagend — bemerkbar, so ist für uns mit der Erfahrung des Vorhandenseins des Herzens auch die Erfahrung gegeben, daß es das eigene, das meinige ist. Aber diese Erfahrung, es sei das meinige, hat eine nicht übersehbare *Unbestimmtheit*, die im Grenzfall so weit gehen kann, daß ich den Schmerz gar nicht dem Herzen zuordne. Diese Unbestimmtheit betrifft nicht die Erfahrung des Eigen-Seins, sondern die Zuordnung zum Herzen. So war es auch nur möglich, daß unser Patient seinen Schmerz als rheumatischen Schulterschmerz deuten konnte.

Gerade aber diese relative Unbestimmtheit, die möglicherweise auf einer Unklarheit der Vorstellung, auf der Unmöglichkeit, sich das Innere unseres Leibes vorstellen zu können, beruht, übt einen kaum zu überschätzenden Zwang auf uns aus; einen Zwang, sich bewußt, halb bewußt oder auch wohl unbewußt mit dieser schmerzenden Stelle zu beschäftigen, einen Zwang, den Schmerz zuzuordnen, einen Zwang, seine Bedeutung zu erkennen. Wir können uns, im Falle des Herzens, diesem steten Zwang, zu fragen und Antwort zu verlangen, kaum entziehen. Dabei entsteht ein eigenartiges Verhältnis zwischen mir und meinem schmerzenden Herzen: auf der einen Seite erfahre ich es als ein *autonomes*, sich selbst bewegendes, von sich aus klopfendes, beinahe selbständiges Organ, das eine Art Eigenleben führt, kaum für mich erreichbar ist, andererseits aber gibt es sich — trotz seines bedrohlichen und objektartigen Charakters — mir als das *eigene* Herz zu erkennen. Obwohl es mir in seiner Unabhängigkeit „die kalte Schulter zeigt", besteht von mir zu ihm eine Spannung (*Marcel*, a. a. O. 174f.), ein Gefühl der Zugehörigkeit, ja eine Intimität (*Sartre*, a. a. O.

401), wie sie nur in Verhältnissen zustande kommen kann, in denen der eine — hier der Kranke — dem anderen ausgeliefert ist. Dieses „Ausgeliefert-Sein" charakterisiert, wie *G. Marcel* gezeigt hat, die besondere Art, die die Faktizität des Habens eines Körperteils annehmen kann. Sie bleibt unverständlich, wenn man sich nicht die Modalitäten der möglichen Beziehung vor Augen hält, die zwischen mir und dem Körper, den ich habe, bestehen können.

Dieses Verhältnis zwischen mir und dem Körper, den ich habe, kann vielfältig nuanciert sein. Es ist jedenfalls nie das Verhältnis einer äußerlichen Konjunktion, sondern zwischen mir und meinem Arm besteht eine Spannung, die darauf beruht, daß von mir zu ihm ein immer wieder aufgenommener Identifizierungsakt versucht wird, daß aber diese Identifizierung nie ganz gelingt. Diese Situation hat etwas von dem dialektischen Verhältnis, das zwischen dem Herrn und seinem Sklaven bestehen kann (*Marcel*, a.a.O. 176): es kann dazu kommen, daß mit der wachsenden Verbundenheit, die ich meinem Arm gegenüber eingehe, dieser schließlich eine Macht über mich bekommt. Dies Extrem ist vergleichbar der Tyrannei des „Gehabten" über mich, den Habenden. „Unser Besitz frißt uns unter Umständen auf." Das andere Extrem wäre der Fall, daß ich die absolute Verfügungsgewalt über das Gehabte erlangen will (die aber, auf den Körper angewandt, nicht vollziehbar ist: sie ist nur durch den Suicid erreichbar, der aber dann wieder die Verfügbarkeit über den Körper annulliert!). Zwischen dem Modus einer absoluten Verfügung, die ich meinem Körper gegenüber erstrebe, und der Tyrannei, die dieser auf mich ausübt, liegt der Spielraum meines Verhältnisses zu ihm. Das heißt aber: in dem Maße, wie ich meinen Körper habe, kann dieser auch mich haben. Die Beziehung, die von mir zu meinem Körper besteht, kann niemals nur die des allein Verfügenden, des nur Besitzenden sein. Die Gegenläufigkeit dieses Verhältnisses, die Macht, die der Körper auf mich ausübt, bedingt eine besondere Intimität, die zwischen mir und meinem Körper besteht. Die Art der Intimität kann wechseln: es kann die eines wohlwollenden Herrn sein, aber auch die eines Verhältnisses, wie es zwischen Mutter und Kind besteht. Oft ist es die Beziehung, wie wir sie zwischen einer zu besorgten und dadurch hilflosen Mutter und ihrem „bösen" unartigen Kind sehen. Die Intimität des Verhältnisses aber ist praktisch unentrinnbar. Intimität bedeutet hier aber nichts anderes, als daß das, was ich habe (nämlich mein Körper), auch *mein eigener* ist.

Diese besondere Struktur des Habens ist einzukalkulieren, wenn man begreifen will, was „Stellungnahme" zu meinem Körper, „Stellungnahme" zu diesem oder jenem Körperteil besagen will: „Stellungnahme" ist ein Akt, der im Vorgang des Habens schon enthalten ist. Das Zuerkennen einer Bedeutung vollzieht sich im Inneren des Habens. Ich kann meinen Körper nicht haben, ohne ihm zugleich diese oder jene Bedeutung zu geben. Das Haben ist in diesem Sinn ein Vorgang, der den Akt der Sinngebung a priori einbeschließt. Es ist derselbe Vorgang, den *v. Weizsäcker* meint, wenn er davon spricht, daß der Kranke seine Krankheit nicht nur hat, sondern auch „macht".

Wenn sich auch das Zuerkennen einer Bedeutung schon im Erleben des eigenen gesunden oder kranken Leibes a priori mitvollzieht, so erfährt doch dieses Erleben, besonders wenn es sich um ein krankes Herz handelt, unter Umständen einen Wandel. *Buytendijk* hat darauf aufmerksam gemacht, daß die *Wiederholung* des Herzschmerzes oder die immer wiederkehrende Empfindung eines unregelmäßigen Herzschlages zu einer charakteristischen Veränderung des Herz-Erlebens führt[6]. Sowohl das Erlebnis, das Herz sei das eigene, wird vertieft; gleichzeitig aber verstärkt sich auch das Erlebnis des Autonomen und damit der Unübersichtlichkeit des Geschehens, der Möglichkeit einer Überraschung durch das eigenwillige Herz, und damit der Möglichkeit der Gefahr. Nun wartet der Herzkranke darauf, daß „etwas passiert", daß „das" Herz ihm einen Streich spielt. Aber es ist unvermindert noch das *eigene* Herz, allerdings das eigene im Zustand des *Entfremdet-Seins (Buytendijk)*. Es herrscht eine clair-obscur-Stimmung, in der das Erlebnis der Entfremdung unauslösbar in das des Eigen-Seins verstrickt ist. Das führt zu einer immer tieferen Intimität des Verhältnisses, der die wachsende Angst, eine sekundäre Angst, entspricht. Das, was angstvoll erwartet wird, ist zugleich etwas, das als Autonomes mich unversehens überfallen kann, ist aber doch auch wieder nichts ganz Fremdes, sondern irgendwie etwas mir Zugehöriges, etwas von meiner Substanz.

Dieser Intimität der Beziehung zum eigenen kranken Herzen kann sich niemand entziehen. Gerade dieses unauflösbare Ineinander von erlebter Gefährdung durch die unübersehbare Selbständigkeit des Herzens und erlebter Zugehörigkeit des Organs zu mir führt zu einer Bindung, die dadurch charakterisiert ist, daß das kranke Herz *mich* genau so „hat", wie ich es *habe*. Diese Verstrickung kann so eng und so dicht werden, daß das kranke Herz zum Mittelpunkt der je eigenen Welt wird, ja die eigene Welt praktisch darstellt, ohne daß noch Raum für andere Inhalte bleibt.

Voraussetzung für die dargestellten Beziehungen zwischen dem

[6] F. J. J. *Buytendijk*, Das eigene Herz, a. a. O.

Subjekt und seinem kranken Herzen ist allerdings, daß der Kranke den Schmerz als *Herz*schmerz erlebt, den Schmerz dem Inneren zuordnet. Erlebt er, wie in unserem eingangs geschilderten Fall, den Schmerz als rheumatischen Schulterschmerz, so wird sich eine ganz andere Beziehung zwischen ihm und dem vermeintlichen Rheumatismus herstellen. Bestimmend ist dann die Weise, in der der Mensch seine Schulter oder seinen Arm hat. Die Wertigkeit, die einer *Extremität* im Erleben des eigenen Körpers zukommt, ist dann verantwortlich für die Bedeutung, die der Kranke seiner Störung zuerkennt. Das Verhältnis, das ich zu einer meiner Extremitäten habe, läßt mir ganz andere Freiheiten. Das Habens-Verhältnis hat in diesem Fall nicht entfernt die Intimität, die zwischen mir und meinem kranken Herzen besteht. Es ist zwar, ähnlich wie bei meinem Herzen, mein eigener Arm, aber das Verhältnis zu ihm ist übersichtlicher, da die durch die relative Autonomie des Herzens gegebene Unbestimmtheit im Erleben einer kranken Schulter bzw. eines kranken Armes fehlt. Das Erleben des Armes konstituiert sich grundsätzlich aus dem Erleben des Greifens und Berührens, der Berührung meiner eigenen Räumlichkeit mit der der Außendinge. Alles, was in diesem Bereich vor sich geht, vollzieht sich unter meinen Augen, unter der Kontrolle eines Wahrnehmungsaktes, der die Überschaubarkeit garantiert. Das bedingt eine kühlere Atmosphäre mit den größeren Möglichkeiten einer relativen Distanzierung in meinem Verhältnis zu meinem Arm.

Ganz anders liegt es aber im Erleben des kranken Herzens, das mir immer auch verborgen ist. So sehr ich es unter Umständen als das eigene spüren kann, so sehr bleibt es doch auch in mir verborgen. Und zwar verborgen als etwas weitgehend Autonomes, dessen Tun mir nie überschaubar werden kann, dessen augenblicklicher Zustand grundsätzlich weitgehend unerkennbar ist, und bei dem ich deshalb immer mit Überraschungen und Gefahren rechnen muß. Das Herz ist mir gegeben als das unerkennbare Innere meines Selbst, das zwar in besonders engem Verhältnis zu mir steht, dessen relativer Selbständigkeit aber ich in einem nie ganz bestimmbaren Maße ausgeliefert bin.

Es ist die Absicht dieser Studie, an Hand einer alltäglichen Krankengeschichte darzulegen, wie sehr das Erlebnis des eigenen Körpers das Krankheitsbild bestimmen, d. h. in die originale Struktur der Symptome mit eingehen kann und muß. Das menschliche Sein besteht — phänomenologisch — darin, Bedeutungen existieren zu lassen[7]. Einen Körper haben heißt, durch unser Leibliches hindurch, durch Verwandlung des Dinglichen des Körpers in Leibliches, Bedeutung und Sinn zu geben.

Nur wenn diese Struktur des menschlichen Leibes berücksichtigt wird, wird einleuchtend, wie sehr in jeder Wirklichkeit eines Kranken, wie sehr in jeder Symptomatologie die Weise des Erlebens der eigenen Körperlichkeit unreduzierbar enthalten ist. Und es wird auch – meinen wir – einleuchtend, daß Hilfsbegriffe wie „funktionell überlagert" oder „neurotisch" der Beschreibung der echten Phänomene aus dem *primären* Erlebnisbereich des Körperlichen nicht gerecht werden.

[7] F. J. J. *Buytendijk*, Das Menschliche, S. 154ff.

V

Der Allgemeinzustand des Schwerkranken

Der 52jährige Patient M. kam erstmals im Frühjahr 1953 in unsere Klinik. Er klagte über ein seit kurzer Zeit häufiger auftretendes Erschöpfungsgefühl, das mehr seiner Frau als ihm Sorgen bereitete. Er selbst fühlte sich nicht eigentlich krank. Er hätte weder Schmerzen, noch überhaupt lokalisierbare Beschwerden. Wahrscheinlich fehle ihm nur einmal ein Urlaub, den er sich seit Jahren nicht gegönnt hätte. Eigentlich kam er nur zum Arzt, um seine Familie zu beruhigen, die ihn nicht mehr so aktiv und so elastisch fand wie früher.

Es schien zunächst, daß der Kranke mit seiner Beurteilung recht hätte. Er wirkte noch durchaus „gesund", seinem Alter entsprechend frisch und lebendig. Er sprach und bewegte sich wie ein Gesunder, und nichts an seiner Erscheinung deutete auf ein ernsteres Leiden hin. Auch der physikalische Organbefund zeigte kein verdächtiges Symptom. Überraschend dagegen war eine extrem beschleunigte Senkungsgeschwindigkeit mit 106/122, die, zusammen mit einer auffällig hohen γ-Fraktion im Elektrophoresediagramm, den Verdacht auf ein Myelom rechtfertigte, obwohl Blutbild und Sternalpunktat noch uncharakteristisch ausfielen.

Erst nach einem Vierteljahr sahen wir den Kranken wieder. Er war völlig verändert. Jetzt wirkte er schwer krank. Er hielt sich gebeugt, seine Haut war ohne Glanz, seine Muskulatur schlaff. Er hatte erheblich an Gewicht verloren. Sein Blick war ohne Lebendigkeit, seine Ausdrucksbewegungen spärlich, jede Äußerung vollzog sich mühselig. Alles an ihm zeugte von einer erheblichen Einbuße an Spontaneität. Wir konnten ihn leicht zu einer klinischen Beobachtung überreden. Nach der Aufnahme lag er meist still zu Bett. Oft war er fast apathisch. Es blieb jedoch fraglich, wieweit all diese körperlichen Veränderungen ihm überhaupt bewußt wurden. Auch jetzt hatte er wenig Klagen vorzubringen: seine Schwäche habe erheblich zugenommen, er habe an nichts mehr Interesse, alles mache ihm große Mühe.

Die Diagnose war jetzt rasch gestellt: es handelte sich tatsächlich um ein Myelom. Blutbild, Sternalpunktat und Eiweißdiagramm ließen keinen Zweifel.

Doch nicht die Art dieser malignen Erkrankung, das Myelom, soll uns in dieser Studie beschäftigen, sondern der oben beschriebene *Allgemeinzustand*, den wir ebenso wie in unserem Falle, so auch bei Krebskranken, überhaupt bei Kranken mit unheilbaren schleichenden konsumierenden Prozessen, ganz allgemein mit „schwer krank" bezeichnen; dieser Zustand, den wir Ärzte auf den ersten Blick als solchen erkennen, und über den wir uns mit *einem* Wort verständigen, ohne daß wir ihn genau beschreiben müssen, weil er eben für unseren Blick evident ist. Weil wir aber kaum dazu gezwungen werden, diesen Zustand zu beschreiben, fällt es uns nicht auf, daß wir ihn auch nicht recht beschreiben können. Wir geben uns nie Rechenschaft darüber, an welchen Zeichen wir ihn erkennen. Versuchen wir dies, so sprechen wir etwa davon, daß wir z. B. aus der Haltung des Kranken, der Art seiner Bewegung und Gesten, aus der Art des Blickes, der Beschaffenheit der Haut, den Konturen der Muskulatur usw. schließen, daß hier ein Schwerkranker vor uns steht. Aber solch eine Beschreibung fällt, sind wir ehrlich, doch stets sehr unbefriedigend aus. Ganz abgesehen davon, daß es ähnliche Haltungen, den gleichen ausdruckslosen Blick, die gleiche Verarmung an Gesten, die gleiche schlaffe Muskulatur auch sonst, bei Gesunden oder akut Kranken, gibt, ohne daß wir dann dieser Symptomatik die Bedeutung „schwer krank" zuerkennen. Bezeichnend ist für diesen Sachverhalt auch, daß alle uns bekanntgewordenen bisherigen Versuche einer durch Photographien belegten Physiognomik Schwerkranker zutiefst unbefriedigend ausgefallen sind. Wir ahnen bereits von daher, daß die bildhafte oder durch das Wort versuchte Wiedergabe von morphologischen Verhältnissen, bei denen der Körper als Objekt behandelt wird, uns im Stich läßt, wenn wir allgemeine körperliche Leidenszustände erfassen wollen. Wir müssen vermuten, daß eine analytische Untersuchung morphologischer Erscheinungen nur unerlaubt reduzierte Phänomene zutage bringt.

Halten wir uns deshalb an unseren Fall: Zunächst läßt sich — ohne daß wir uns den Blick verbauen — nur sagen, daß hier, bei unserem Myelomkranken, in wenigen Monaten eine *Verwandlung* der *Leiblichkeit* stattgefunden hat, die so tiefgreifend ist, daß sie dem Blick des Arztes (ja hier — wie so oft — auch dem Blick des Laien) sofort offenbart, daß dieser Mensch vom Tode gezeichnet ist.

Welcher Art aber ist diese leibliche Verwandlung? Was hat sich an der Leiblichkeit dieses Kranken geändert, damit wir erkennen können: „schwer krank"?

Unser eigener Versuch der Beschreibung zeigt schon in seiner Dürftigkeit, daß unsere gewohnte Betrachtungsweise des Körperlichen uns nicht die Mittel an die Hand gibt, um die hier zur Diskussion stehende leibliche Verwandlung zum Zustand des Schwerkranken begrifflich zu erfassen. Daß wir hier so hilflos sind, liegt offenbar nicht an unserem Unvermögen, zu erkennen (denn wir erkennen ja auf den ersten Blick diesen Zustand sofort!), sondern an der Insuffizienz unserer geläufigen Begriffe. Es ist zu vermuten, daß unsere gewohnte wissenschaftliche Betrachtungsweise mit ihrem Begriff vom Körperlichen an derartig *allgemeinen* Veränderungen vorbeigeht, die wir hier betrachten. Unser ärztlicher Blick orientiert uns sofort, fast ohne Reflexion; versuchen wir aber, an dem Objekt „Körper" verbindliche Zeichen des „Schwerkrankseins" festzustellen, so versagen wir weitgehend. Wir sind auf unseren *Eindruck* und die globale Mitteilung dieser unserer Impression angewiesen. Wenn aber unser durch Erfahrung geschulter Blick soviel mehr vermag als unsere systematische Symptomatologie, so müssen ihre Voraussetzungen kritisch in Frage gestellt werden. Im wesentlichen aber scheint es *eine* Voraussetzung zu sein, die hier ins Blickfeld rückt: die unsere Wissenschaft beherrschende Hypothese, der *Körper* des Kranken sei ein *Objekt*, eine res extensa, ein kompliziertes Naturgeschehen, das durch eine morphologisch-funktionelle Analyse erklärt werden könne; die Voraussetzung, daß die Untersuchung von Haut, Muskulatur, Atmung, Kreislauf usw. als Teile eines Objektes uns über den Allgemeinzustand des Kranken befriedigend unterrichten könne.

Gewiß, der Körper wird Objekt und Naturgeschehen, sofern ich beispielsweise biochemische Untersuchungen seines Fettstoffwechsels anstellen, oder sofern ich durch Auskultation des Herzens mir ein Bild vom Zustand der Mitralklappe (eine der Herzklappen) verschaffen will. Wende ich mich aber dem körperlichen Phänomen „schwer krank" zu, so reicht die naturwissenschaftliche Analyse des Objekts „Körper" nicht mehr aus. „Schwer krank" bedeutet in diesem Zusammenhang, daß ein Mensch *in seinem Verhältnis zu seinem eigenen schwerkranken Körper* und zu seiner Welt erkennen läßt, daß er „schwer krank" ist.

Nun ist plötzlich noch mehr im Spiel als nur das Körperobjekt, nämlich ein Mensch, der einen schwerkranken Körper *hat*, und gleichzeitig ja irgendwie auch dieser Körper selbst *ist*. Ein Mensch, der von seinem kranken Leib nicht zu trennen, aber auch mit ihm nicht vollständig zu identifizieren ist. Denn auch dieser Kranke hat, wie der Gesunde, noch eine Freiheit, einen Spielraum seinem eigenen Körper gegenüber. Andererseits zwingt sein kranker Leib ihn wiederum zu einem Verhalten, das uns sofort erkennen läßt: „schwer krank". Man sieht: hier geht es nicht um ein Körper*objekt*, nicht um ein reines Naturgeschehen, nicht um ein System objektiver Korrelationen, sondern um ein höchst verwickeltes *Verhältnis des Kranken zu seinem eigenen kranken Leib*. Verhältnisse aber sind keine Objekte; sie lassen sich nur bestimmen durch die Dynamik ihrer Bezüge, ihrer Bedeutungen, ihrer Sinngefüge. Der Mensch, sein Körper und seine Welt bilden zusammen ein System von Bedeutungen, die er, der

Mensch, unbewußt oder halbbewußt entwirft, erlebt, ändert, bejaht oder verneint. Sein Körper und seine Außenwelt bilden zusammen *eine Situation*, in der das Subjekt — so auch der Kranke — sich befindet.

Krankheit ist erlebte Situation, in der die Faktizität der kranken Organe und der Störungen der funktionellen Beziehungen als Gegebenheiten der Situation grundsätzlich nur bestimmen, was dem Menschen *möglich* ist. Innerhalb dieser Grenzen dieses Möglichen verhalten wir uns zu unserer eigenen Leiblichkeit, zu unserer Welt, erkennen wir Bedeutungen und geben Bedeutung. Diese Bedeutungen sind das letzten Endes Bestimmende, wenn auch das durch den kranken Körper noch Mögliche und schon Unmögliche uns unter Umständen den Spielraum so beschneiden, daß man fast von einem Zwang sprechen muß, mit dem der kranke Körper unser Verhalten bestimmt. *Grundsätzlich* aber wird mein Verhalten in der Krankheit, mein Wahrnehmen, mein Tun und Leiden, von der Sinnstruktur der Situation bestimmt, in der mein kranker Körper nur ein Teil, ein vorgegebener Rahmen ist.

Das Verhältnis nun aber, das ich zu meinem Körper habe, läßt sich annäherungsweise wohl am ehesten in die Formel fassen, daß ich zwar nicht mit ihm völlig identifiziert werden kann, aber auch sicher nicht von ihm zu trennen bin. Nur indem ich leiblich bin, kann ich existieren. Insofern sind Ich und mein Körper dasselbe. Andererseits ist mein Körper immer auch der Mittler zwischen mir und meiner Welt. Mein Körper hat eine mediale Rolle: Ich bin wirklich nur durch meinen Leib, aber auch meine Welt existiert nur durch meinen Leib. So gehört mein Körper also untrennbar zugleich zu mir *und* zu meiner Welt.

In dieser Rolle ist der Körper uns nie als Instrument gegeben, denn es ist ja mein eigener Körper, den ich nicht nur *habe*, sondern der ich ja auch *bin*. *Merleau-Ponty*, *de Waelhens* und *Buytendijk* formulieren deshalb, daß ich existiere, handle, wahrnehme usw. nicht: *par* mon corps, sondern: *à travers* mon corps. A travers mon corps sei die verbindliche Formel für die mediale Rolle, die der Leib in meiner Existenz spiele[1].

---

[1] M. *Merleau-Ponty*, La Structure du Comportement; 3. Ed. Paris 1953, S. 225, 260 u. a. A. *de Waelhens* schrieb dazu das Vorwort „Une Philosophie de l'Ambiguité". F. J. J. *Buytendijk* a. a. O. Man erkennt in dieser Definition die noch heute in der französischen Philosophie wirksame Tradition, wenn man unterstellt, daß dies „à travers" als das zwischen der res cogitans und der res extensa Vermittelnde aufgefaßt werden kann.

Aber auch diese Formulierung, so zutreffend sie bildlich auch ist, bannt unseres Erachtens doch nicht völlig die Gefahr, den Körper noch als etwas objekthaft Räumliches im Sinne einer res extensa zu sehen und deshalb als etwas irgendwie anderes als das Ich, das Subjekt. Letzten Endes ist die Beziehung zwischen mir und meinem Körper rational nicht definierbar. Was sich aber hier einer abstrakten Formulierung versagt (und zwar absolut versagt, da letzten Endes die körperliche Existenz ein echtes Geheimnis ist), kann doch durch Beschreibung des konkreten Phänomens sichtbar werden. Versuchen wir deshalb, an einigen Beispielen die dauernde Verwandlung unseres Körpers und damit mein Verhältnis zu meinem Körper anschaulich zu machen.

„In voller Gesundheit lebend und wirkend erfahre ich meinen Körper als unbewußten *Vermittler* meines Daseins in der Situation"[2]. Das heißt, daß mein Körper in einer Situation, in der ich z. B. in größter Konzentration etwas tue oder wahrnehme, für mich gar nicht oder nur zu einem ganz reduzierten Teil „vorhanden" ist. Während ich dieses hier schreibe, ist mir, sofern ich mich ganz auf die Niederschrift konzentriere, höchstens meine schreibende Hand erlebnismäßig gegeben. Das also, was für mich von meinem Körper „vorhanden", „da" ist, wechselt von Tätigkeit zu Tätigkeit, von Situation zu Situation, in dauernder Verwandlung.

Anders liegen diese Verhältnisse, wenn ein *Schmerz* auftritt. Habe ich mir meine Hand verbrannt, so habe ich die schmerzende Hand „vor" mir; aber nicht als neutrales Objekt (denn sie ist ja *meine eigene*), sondern „in einem wehrlos Zurückgeworfen-Sein auf die schmerzende Region"[3]. Ich erfahre so im Schmerz eine eigenartige „Entzweiung von Ich und Leib"[4].

Noch unheimlicher, noch entzweiender und zugleich intimer wird das Verhältnis von mir zum Leibe, wenn mein Herz schmerzt. Das Erlebnis, daß das schmerzende Herz als das zugleich eigene, ganz mir zugehörige, aber zugleich auch autonome und sich so mir entziehende erfahren wird, führt zu der Angst, die so oft mit dem Herzschmerz verbunden ist.

Wieder anders ist mir mein Körper gegeben, wenn mich beispielsweise bei einer Leber- oder Gallenerkrankung ein anhaltendes Völlegefühl quält. Dann versinke ich gleichsam in meinem Bauch. Es ist die Erfahrung meiner Mitte, meiner selbst, in der ich tief in meinen

---

[2] W. *Szilasi*, nach der Aufzeichnung eines mündlichen Gesprächs.
[3] F. J. J. *Buytendijk*, Das Menschliche, S. 160.
[4] V. v. *Gebsattel*, Prolegomena... S. 172.

eigenen Bauch hineinversinke. Das Erlebnis, daß ich wie etwas Amorphes mich in meinem Bauch sammle, begleitet diese Erfahrung. In diesem Völlegefühl bin ich auf eine deprimierende Weise zwanghaft auf meine eigene Mitte hin versammelt und von der Welt abgewandt, vereinsamt. Die hypochondrische Note, die viele Bauchsensationen auszeichnet, erklärt sich aus der hier angedeuteten Modalität des Körpererlebens.

Diese Beispiele sollen genügen, um die phänomenologische Betrachtungsweise des Leiblichen anzudeuten, die wir hier anwenden, wenn wir die besondere Verwandlung des Leibes bei unserem Tumorkranken beschreiben wollen.

Wenden wir uns unserem Patienten zu, so muß uns als erstes eine gewisse Stille auffallen, die über seiner ganzen Erscheinung liegt. Versuchen wir, diese weiter zu charakterisieren, so kommen wir in Schwierigkeiten. Es ist weder die Ruhe des Beherrschten, die von einer Diszipliniertheit zeugen würde, noch die gespannte Regungslosigkeit dessen, der etwas erwartet oder fürchtet. Sein Verhalten drückt weder die Gehemmtheit mancher psychotischer Krankheitsbilder, noch Gelassenheit oder etwa eine überlegene Haltung aus. Es ist auch nicht die Ausdrucksverarmung eines stumpfgewordenen oder indolenten oder undifferenzierten Menschen. Alles dies geht an unserem Phänomen vorbei.

Vielmehr könnte man sagen, daß eine gewisse Trauer über dem körperlichen Bild dieses Kranken liegt. Doch wird eine derartige Charakterisierung leicht mißverständlich. Gemeint ist nicht, daß der Patient traurig wirkt wie ein melancholisch Verstimmter; seine Gesichtszüge und seine Haltung drücken nicht die Trauer dieses Menschen aus. Gemeint ist der Eindruck, den wir beispielsweise vom Bild einer Landschaft haben können, von einem Bild, das uns spontan in eine melancholische Stimmung versetzt. Wenn wir hier also das Wort Trauer verwenden, so nur im Sinne des geheimnisvollen Vorgangs, bei dem ein bestimmter Aspekt der uns umgebenden Landschaft (in dem besonders die Gestalt und die Bewegung der Elemente Luft, Wasser, Feuer oder Erde die entscheidende Rolle spielen[5]), als *Bild* uns gefangennimmt und in uns, ohne daß wir uns dagegen wehren können, ja ohne daß wir es überhaupt in der Helligkeit unseres Bewußtseins merken, eine Stimmung weckt, die wir in gleichem Vorgang in das Bild jener Landschaft wieder zurückver-

[5] Wir rühren hier an die eigenartige Beziehung von Bild und Stimmung, an die Macht der Bilder, die in den Arbeiten Gaston *Bachelards* in einmaliger Weise untersucht worden sind.

legen, und die uns dann als Stimmung dieses uns umhüllenden Außen erscheint.

Das Bild dieser Stille, das die Erscheinung des Todkranken in uns entstehen läßt, steht in besonderem Gegensatz zum Bild des tätigen Gesunden und auch des Leichtkranken, die, sofern sie handelnd oder wahrnehmend existieren, *nach außen*, auf ein Miteinander oder ein Gegeneinander, auf den anderen Menschen, auf ihre Welt orientiert sind. Selbst viele Schwerkranke leben noch ganz nach außen; sei es, daß sie ihre Klagen vorbringen und so bestrebt sind, ihrer Umgebung ihr Kranksein kundzutun, sei es, daß sie alles daransetzen, die Beziehungen zu ihrer gewohnten Welt aufrechtzuerhalten, in Kontakt mit ihren Mitmenschen zu bleiben. Diese selbstverständliche Hinwendung und Bewegung nach außen ist es, die hier fehlt, und aus deren Fehlen diese besondere Stille resultiert.

Wer viele dieser Kranken sieht, wird immer wieder beobachten können, daß etwa gleichzeitig mit dieser Verwandlung ihrer Leiblichkeit eine andere Veränderung mit ihnen vorgeht:

Diese Kranken fragen nicht mehr. Sie fragen auffällig wenig nach der Diagnose, nicht nach der Prognose, auch nicht nach der Dauer des Krankenhausaufenthaltes, ja oft nicht einmal nach ihrer Familie. Die Phänomene des Nicht-mehr-Fragens und des Nicht-mehr-Sorgens interpretieren jenes Bild der körperlichen Stille, das wir oben zu beschreiben versuchten. Wir meinen damit, daß die Verwandlung ihres Leibes aus einer bestimmten Verwandlung ihrer Welt verstanden werden muß. Diese Kranken verlassen ganz allmählich gleitend ihre alte Welt, so daß es für sie sinnlos wird, nach ihr zu fragen. Die alte Welt wird gegenstandslos, und damit erübrigt sich gleichzeitig das Bestreben, Kontakt zu halten, in Kommunikation zu bleiben, überhaupt sich nach außen zu wenden. Wir sehen in solchen Fällen eindrucksvoll, wie untrennbar der eigene Leib und die eigene Welt sind. Mit dem Schrumpfen der welthaften Beziehungen zieht sich der Kranke aus seinem eigenen Körper zurück. Das Schicksal der eigenen Welt ist immer das Schicksal des eigenen Körpers. Eines ist Ausdruck des anderen.

Wie sehr dies gültig ist, hat *A. Nitschke* an Säuglingen und älteren Kindern gezeigt[6]: Der Verlust der Geborgenheit, der „Heimat", führt zur schwersten Dystrophie und schließlich zum Tode. Kinder, die ohne Begegnung mit der Mutter (und d. h. ohne Heimat) in Waisenhäusern aufgezogen werden, verkümmern auch in hygienisch untadeligen Verhältnissen. Ihre Entwicklung stagniert so, daß in ex-

[6] A. *Nitschke*, Angst und Vertrauen; in: Sammlung, 7. Jg. 1952, S. 175ff.

tremen Fällen die elementarsten Lebensäußerungen wie Wachstum, das Erlangen der aufrechten Haltung, Sprache, geschädigt werden.

Hier bei unserem Patienten vollzieht sich in einem bestimmten Sinn das gleiche: Der Kranke verläßt allmählich, im Vollzuge kaum bemerkbar, seinen Körper *nach innen:* er zieht sich zurück. In diesem Vorgang verwandelt sich der Leib, indem er immer mehr zurückbleibt, zur *Hülle*. Da der Kranke sich anschickt, die alte Welt aufzugeben, gibt er *im gleichen Vorgang* auch die alte Wohnung Körper auf. Das bedingt die Irrelevanz des Ausdruckgebens, die Irrelevanz des Nach-der-Welt-Fragens und des Nach-dem-eigenen-Körper-Fragens.

Prononciert ausgedrückt: der *Leib* ist diesem Kranken zutiefst uninteressant geworden, weil die Welt nichts mehr für ihn bedeutet. Natürlich kann der Körper ihn noch plagen, ja er ist ihm fast immer eine Last. Und zwar in dem Sinne, wie eine Hülle, die zu verlassen ich mich anschicke, eine Last, ein Ärgernis, eine Qual werden kann. Wenn der Blick für diese Vorgänge geschärft ist, sieht man, daß der Leib eines Todkranken wie ein abgetragener schäbiger Anzug an ihm herunterhängt. Nun erst können wir die morphologischen und funktionellen Einzelheiten an diesem todkranken Körper im richtigen Rahmen sehen. Das Fehlen des Glanzes der Haut entspricht der allmählichen Verwandlung des lebendigen Leibes zur Hülle. Das Spannungslose der Muskulatur ist ein Zeichen dafür, daß hier der Mensch zunehmend davon Abstand nimmt, sich bewegend nach außen zu wenden. Der Verlust der Haltung zeugt davon, daß die Welt den Kranken immer weniger erreicht und beansprucht, immer weniger Haltung fordert und nötig macht. Das Verhaltene im Blick, das ein gewisses Unbeteiligtsein, eine Distanz bemerken läßt, ist verständlich nur im Rahmen des Neutralisierungsprozesses, der sich zwischen dem Kranken und seiner Welt abspielt.

Die hier beschriebene Verwandlung des Leibes sehen wir am eindrucksvollsten beim Krebskranken. Und es scheint uns bemerkenswert, daß viele Krebskranke nach einer „erfolgreichen" Operation, die ihnen unter Umständen noch Jahre begrenzten Wirkens und erträglichen Lebens schenkt, diesen todkranken Körper beibehalten. Dieser Zustand ist offenbar nur selten reversibel. Das weist auf den *allgemeinen* Krankheitscharakter der malignen Wucherungen hin. Auch die erfolgreichste Operation beseitigt ganz offenbar nicht die *ganze* Krankheit. Jedoch nicht nur in der schweren konsumierenden allgemeinen Erkrankung vollzieht sich die hier beschriebene Verwandlung des Körpers. Im hohen Alter, beim Greise, beobachten wir eine ähnliche Veränderung. Auch hier gilt, daß im gleichen Vorgang unsere Hinwendung zur Außenwelt aufgegeben und unser Körper zur Hülle wird. Auch der Greis wendet sich, wie der Todkranke, nach innen, verläßt den Leib nach innen[7]. Ähnliches findet sich im Zustand vollkommener Kontemplation, wieder Ähnliches bei Menschen, die in langer Gefangenschaft leben. Doch darauf soll hier nicht näher eingegangen werden. Unser Hinweis soll nur andeuten, daß es sich bei der Verwandlung des Leibes zur Hülle nicht grundsätzlich um eine nur im pathologischen Bereich sich vollziehende Wandlung handelt. Letzten Endes ist es nur die extreme Ausgestaltung des spezifisch menschlichen Vermögens, sich aus unserer Bewegung auf die Außenwelt zurücknehmen zu können, die Möglichkeit, die uns begegnenden Dinge aufs höchste distanziert, in ihrem eigenen Sein sehen und lassen zu können.

Unser Thema ist die phänomenologische Beschreibung der Verwandlung des Leibes beim Schwerkranken. Das entbindet uns von der Pflicht, die Pathogenese dieser Krankheitszustände zu behandeln. Es erspart uns unseres Erachtens aber nicht, unsere Darstellung wenigstens andeutend in *einer* Richtung zu ergänzen. Unsere Feststellung, daß die Verwandlung des Körpers unserer Kranken erst verständlich wird im Rahmen der Verwandlung ihrer Welt, daß sie dementsprechend sich anzeigt im Aufhören des Fragens und Sorgens, fordert die Überlegung heraus: Was bedeutet dieses Verstummen? Handelt es sich dabei nur um eine Verarmung? Einfach um ein Absterben? Um einen defizienten Daseinsmodus? Wir haben ja von *Verlust* der Spontaneität, von Spannungs*verlust*, *Verlust* der Welt usw. gesprochen. Können wir uns damit begnügen? Steht diesem Verlustphänomen nicht etwas anderes gegenüber? Haben diese Kranken nicht vielleicht einen Zustand erreicht, in dem das Fragen an die Welt (als repräsentativer Akt unserer Bewegung in Richtung auf die Welt hin) überflüssig geworden ist?

Wir vermuten, daß dies letztere der Fall ist. Denn wir können in dieser Phase ein anderes Phänomen wachsen sehen, das uns berechtigt, dies anzunehmen: die Verwandlung dessen, was wir die *Hoffnung* dieser Kranken nennen. Wir können immer wieder beobachten, daß diese Patienten gleichzeitig mit dem Aufhören des Fragens und Sorgens ihre illusionäre, auf die Welt gerichtete Hoffnung aufgeben, um so die echte Hoffnung zu gewinnen, die auf Selbstverwirklichung,

[7] Doch gibt es noch wichtige Unterschiede zwischen dem Greisenkörper und dem des Schwerkranken, die hier nicht behandelt werden sollen.

auf eine innere Existenz ausgeht. Man wende nicht ein, daß wir mit dem Rückgriff auf den Sachverhalt Hoffnung uns ins Psychologische begeben. Das ist nicht der Fall. Wir konnten in einer früheren Studie[8] manches Material dafür anführen, das belegt, daß Hoffnung nicht ein psychologisches Phänomen, sondern eine anthropologische Grundtatsache ist, etwas, das das Menschsein konstituiert, jedenfalls etwas, das jenseits aller Scheidung von Körper und Seele zu suchen ist. Diese echte Hoffnung begibt sich alles Illusionären, reinigt sich von allem Welthaften in den Erfahrungen der Verzweiflung, der tödlichen Erkrankung, in der Erfahrung der entschiedenen Bedrohung der eigenen Existenz. Diese Erfahrungen sind es auch, die das Fragen des Schwerkranken und Unheilbaren gegenstandslos machen. Diesen Erfahrungen gegenüber wird unsere tägliche Welt irrelevant.

Doch nun ist es an der Zeit, ausdrücklich zu sagen, daß wir hier nur die „reinen" Phänomene, das Grundsätzliche, beschrieben haben. Es kam uns darauf an, das anthropologisch Gemeinsame und Eigentümliche hervorzuheben; und, um es sichtbar zu machen, haben wir es über Gebühr aus dem Rahmen der Wirklichkeit hervortreten lassen. Wir wollen damit ausdrücken, daß wir das entscheidende Phänomen, die leibliche Verwandlung zur Hülle, *zu* „rein" dargestellt haben. Denn die Wirklichkeit zeigt, daß das körperliche Bild des Schwerkranken von Fall zu Fall anders, vielgestaltig ist und oft nicht unwesentlich von dem von uns entworfenen Bild abweicht. Denn wie oft kommt beispielsweise es vor, daß diese Kranken noch erstaunlich aktiv werden, anscheinend besonders weltzugewandt. Sie fragen dann zwar nicht mehr, aber sie handeln: sie machen ihr Testament, sorgen für dies und für jenes im Bereich der Familie, ihrer Berufes, machen „reinen Tisch". Oder in anderen Fällen sehen wir, daß sie an ihre Umgebung noch Fragen stellen auf eine gleichsam „konventionelle" Art, mit einer Art Höflichkeit, die bestrebt ist, es nicht merken zu lassen, daß sich ihre Beziehungen nach außen schon neutralisiert, erkältet haben. Es wird dann nur noch eine Weile so „gespielt", als ob alles noch wäre wie früher.

Um hier die Gültigkeit unserer Darstellung aufzuweisen und trotzdem der Konkretion gerecht zu werden, müssen wir uns vor Augen halten, daß die Verwandlung des Körpers beim Schwerkranken, beim Unheilbaren oder beim Greise auch wieder nur eine *Situation* schafft, in der und der gegenüber der einzelne sich so oder so verhalten kann, in die er ohne Widerstreben eingehen, oder gegen die er sich auflehnen kann, die er „verdrängen" oder „verarbeiten" oder über-

[8] vgl. o. S. 38ff.

spielen kann. Auch der Verlust der Beziehungen zur Welt und die Verwandlung des Körpers zur Hülle müssen nicht immer endgültige, nicht immer absolute Fakten sein. Auch sie sind letzten Endes nur *situativ*, nur eine Bedingung, eine Möglichkeit, zu der der Mensch noch sein letztes Wort zu sprechen hat. Wieweit sich die Verwandlung des Körpers zur Hülle im einzelnen Falle durchsetzt, wieweit sie in der Erscheinung des einzelnen dominiert oder zurücktritt, wird davon abhängen, welche Bedeutung der Mensch ihr gibt; wieweit er die Faktizität dieser Verwandlung als Verhängnis hinnimmt oder die grundsätzlich immer noch vorhandene Möglichkeit ergreift, seinen Körper in einem neuen „Engagement" noch einmal zu verwandeln. Denn Körperliches ist bis zum Tode nie etwas Statisches, kein Objekt, nichts endgültig Gefügtes, sondern etwas, das immer wieder vollzogen werden muß, das sich immer noch verwandeln läßt. „L'être humain unit en soi fatalité et élan. (Der Mensch vereinigt in sich Verhängnis und Freiheit)."[9]

[9] F. J. J. *Buytendijk*, Avant-propos; in: Situation I, a.a.O.7.

VI

Das Befinden

*Zur Phänomenologie des Leib-Erlebens besonders bei inneren Krankheiten**

Obwohl jede Konsultation damit beginnt, daß der Kranke dem Arzt von seinem Befinden berichtet, die Erscheinungsweisen des Leib-Erlebens also ein unabdingbares Moment in dieser Begegnung zwischen Arzt und Patient bilden, fehlt in der Medizin noch völlig eine Theorie des Befindens. Das Befinden des Kranken ist uns ein diagnostischer Wegweiser, es ist nicht zuletzt Gegenstand unserer Therapie; es steht eigentlich immer zwischen dem Arzt und dem objektiven Krankheitsbefund, als Vermittler, als Weg zum Patienten, oft auch als Störenfried in dieser Beziehung. Trotz dieser doch recht interessanten und, wie mir scheint, dominanten Rolle, die die Befindlichkeiten des Menschen spielen, ist alles das, was wir als Befinden, Wohlbefinden, Mißbefindensweisen antreffen, ein Stiefkind der Medizin geblieben. Wir Ärzte interessieren uns eigenartigerweise nicht für eine Theorie der Befindensweisen, die natürlich eine Theorie der Arten des Leib-Erlebens sein müßte. Das liegt an dem Charakter unserer heutigen Medizin: Wir pflegen uns nicht unnötig lange bei dem Befinden unserer Patienten aufzuhalten, weil wir hinter dem *Befinden* immer gleich schon den *Befund* suchen und im Auge haben. Extrem ausgedrückt: Wir halten den objektiven Befund für das „Eigentliche", das Wichtige, für das, dem wir uns verpflichtet fühlen. Der objektive Befund ist die vermeintliche „Wahrheit". Wir neigen zu der Ansicht, Befinden könne trügen, der Befund jedoch nicht. Die objektiven Befunde seien es, die unser Wissenschaftssubstrat ausmachen, der subjektiven Seite dagegen komme keine bestimmende Bedeutung zu; ja, im Idealfall sei sie entbehrlich.

Ganz so eindeutig liegen nun aber, auch wenn man sich unserer naturwissenschaftlichen Wissenschaftstheorie anschließt, die Dinge nicht! Die Medizin ist ja ohne stillschweigende Heranziehung von Wahrnehmungen, die aus dem Bereich des Leib-Erlebens stammen,

* Herrn Professor Dr. F. J. J. *Buytendijk* zu seinem 70. Geburtstag gewidmet.

gar nicht in der Lage, ihr physikalisches Arbeitsgebiet abzugrenzen. Das Befinden ist nicht nur der eigentliche Zugang zum Patienten, der daraufhin dann einer objektiven Untersuchung unterzogen wird, sondern darüber hinaus ist eine Definition der wissenschaftsverbindlichen Normen ohne Heranziehung des Befindens unmöglich. Wo fängt die Pathologie der Leberschrumpfung an und wo hört die „pathologisch bedeutungslose Variante" einer Leberveränderung auf? Wo sprechen wir noch von normalem Wirbelbefund und von wo ab von Osteochondrose? Im Niemandsland zwischen Noch-normal und Schon-pathologisch entscheidet sehr oft das Befinden des Patienten über die fällige Grenzziehung. Das heißt also: Die Berücksichtigung des Befindens des Kranken ermöglicht uns in vielen Fällen erst die Definition eines pathologischen Sachverhalts.

Aber diese medizinische Alltagsweisheit würde wohl kaum rechtfertigen, daß man sich in extenso um eine Theorie des Leib-Erlebens kümmere. Schwerer wiegt die Tatsache, daß unsere Bevorzugung des Objektiven nicht der einzige legitime Versuch ist, sich der „absoluten Wahrheit" anzunähern, sondern daß es sich hier bei der Bevorzugung des Objektiven um die Konsequenz eines bestimmten Aspektes handelt auf das, was Krankheit sei: nämlich eines ausschließlich naturwissenschaftlich ausgerichteten Aspektes. Es liegt mir gänzlich fern, die Fruchtbarkeit dieses Aspektes zu leugnen, oder ihren Wert zu schmälern. Aber es liegt mir ebenso ernsthaft daran, die Berechtigung anderer Aspekte zu verteidigen. Ein solch anderer Aspekt ergibt sich, wenn man sich einem Vorgang in der Medizin verpflichtet weiß, den v. *Weizsäcker* als „Einführung des Subjekts in die Pathologie" bezeichnet[1]. Die Konsequenzen dieses Vorgangs sind mannigfaltig und erregend; und eine dieser Konsequenzen ist, das Subjekt in seiner Existenz als empfindendes, handelndes und seine Krankheit mitgestaltendes Subjekt ernst zu nehmen. Geht man dieser Arbeitshypothese nach, so trifft man unverzüglich auf die Frage, was das Befinden des Kranken eigentlich sei.

Die Ratlosigkeit, die uns angesichts einer solchen Frage befällt, ist recht bezeichnend. Es ist die Ratlosigkeit, in die wir versetzt werden, wenn wir mit Selbstverständlichkeiten konfrontiert werden. Denn es ist eine Selbstverständlichkeit, daß jeder Mensch sich immer irgendwie befindet. Jeder Mensch hat immer, in jeder Situation, ein irgendwie geartetes Befinden. Zum menschlichen Dasein gehört das Befinden a priori dazu. Jede unserer Äußerungen und Intentionen, jede unserer

[1] V. v. *Weizsäcker*, Studien zur Pathogenese (1935); 2. Aufl. Wiesbaden 1946, S. 34f., 88 u. ö.

Möglichkeiten und Fähigkeiten ist irgendwie — mehr oder weniger — von unserem Befinden abhängig. Unser Befinden kann bestimmte Verhaltensweisen provozieren, ermöglichen, einschränken oder unmöglich machen. Damit aber wird deutlich, wie sehr das Befinden die Realität des Menschen bestimmen kann. Und nicht nur die Realität dieses oder jenes isoliert gedachten Menschen, sondern auch die Realität seiner Welt. Denn „Welt" ist nicht eine objektive Gegebenheit, sondern die je meine, je deine Welt, die jetzige, heutige Welt dieses Menschen X, die gestern und morgen eine andere sein kann. Atemnot oder Bauchschmerzen verändern meine Welt, die ohne diese Beschwerden eine ganz andere ist. Befindensweisen geben uns Aufschluß von den Modi unseres In-der-Welt-seins, den Modi unserer Auseinandersetzung mit unseren Aufgaben, mit den Menschen unseres Umgangs, mit uns selbst, mit unserer Körperlichkeit. Das heißt aber: Befinden und Verhalten gehören zusammen, vom Verhalten können wir auf das Befinden, vom Befinden auf das Verhalten schließen. Verhalten erklärt Befinden und Befinden Verhalten. Ja noch mehr: Befindensweisen bestimmen nicht nur im allgemeinen Verhaltensweisen, sondern ordnen physiologische Funktionskreise, sie regulieren und koordinieren bestimmte physiologische Apparaturen unseres Organismus auf ein Thema, auf eine bestimmte Leistung hin, je nach der Art unserer Situation[2]. Denken wir nur an die Umstellung des Schlagvolumens des Herzens, die *Reindell*[3] schon für den Moment der Erwartung einer Leistung fand. Oder an die phänomenale Identität von Verhalten und Befinden der Zwischen- und Mittelhirnkatzen in den Versuchen von *R. W. Hess*[4]. Hier wird deutlich, daß die Befindensweisen Realitäten anzeigen, die jeder Sonderung in „Subjektives" und „Objektives" vorausgehen. Wir sind hier in einer Zone, in der Subjektives und Objektives noch ungeschieden vereinigt ist, ehe der dualistische Zugriff das Lebendige, als beseeltes Körperliches, in Objektives und Subjektives zerlegt und für andere Aspekte reif und frei macht. Es ist die Welt der Phänomene, die phänomenale Welt, und die Methode, mit der wir uns dieser Welt der Erscheinungen nähern können, ist zwangsläufig eine phänomenologische.

[2] Th. v. *Uexküll*, Das Problem der „Befindensweisen" und seine Bedeutung für eine medizinische Phänomenologie; in: Psyche, 5. Bd. 1951/52, S. 401—432.

[3] H. *Reindell*, E. *Schildge*, H. *Klepzig* u. H. W. *Kirchhoff*, Kreislaufregulation; Stuttgart 1955, S. 224—253.

[4] R. W. *Hess*, Beiträge zur Physiologie des Hirnstammes; 3 Bde. Stuttgart 1932. 1938. 1956.

Schließlich soll noch ein dritter Anlaß kurz erwähnt werden, der die Notwendigkeit, sich um die Befindensweisen zu kümmern, belegt. Wir brauchen uns dabei nur daran zu erinnern, daß uns bestimmte Krankheiten fast zwangsläufig in eine bestimmte „Stimmung", in ein bestimmtes Befinden versetzen (s. a. *De Waelhens*, a. a. O.). Viele Herzleiden sind mit Angst, manche Oberbaucherkrankungen mit hypochondrischer Verstimmung „verbunden". Wie wir noch zeigen werden, handelt es sich dabei nicht um ein reaktives Geschehen. Angst ist nicht von vornherein die Reaktion auf das Herzleiden (obwohl es ohne Zweifel eine reaktive Angst, eine sekundäre Angst bei Herz- und anderen Kranken gibt!), und die hypochondrische Verstimmung nicht die Reaktion auf das Leberleiden. Angst und Verstimmung sind in diesem Zusammenhang nicht etwas im strengeren Sinne Psychologisches, das dem physischen Vorgang der organischen Erkrankung zugeordnet werden müßte. Sondern Angst ist hier die Weise, in der der Herzkranke seinen Körper erlebt, und die depressiv-hypochondrische Verstimmung des Lebercirrhotikers die Weise, wie er seinen Bauch erlebt. Angst und Herzerkrankung, Leberleiden und hypochondrische Verstimmung stehen hier nicht in einem kausalen, sondern in einem Wesenszusammenhang.

Die Befindensweisen gehören also zu einer Krankheitslehre. Wir sind über die Erscheinungsweise von Erkrankungen nicht genügend orientiert, wenn wir nichts über die diesen zugeordneten Befindlichkeiten wissen. Ein solches Manko ist von der gleichen Art, wie etwa das, das aus dem Verzicht auf eine Erklärung chemischer Vorgänge im Stoffwechsel resultieren würde. So wie bestimmte Chemismen wesensgemäß zu einem bestimmten pathologischen Geschehen gehören, gehören bestimmte Befindlichkeiten ihrerseits wesensgemäß zu bestimmten organischen Erkrankungen. Sie sind nicht sekundäre oder Epiphänomene, sondern gehören zur Struktur des Gesamtvorgangs selbst dazu.

Das Wort „Befinden" sagt etwas aus über die Art, wie ich „mich fühle". Mein Befinden ist dabei abhängig vom Zustand meiner Leiblichkeit, aber auch von meinen Beziehungen, die zwischen mir und den Menschen meines Umgangs, zwischen mir und meiner Tätigkeit, diesem oder jenem Erlebnis oder Geschehnis bestehen. Das heißt: mein Befinden ist abhängig von meiner Situation, an der mein Körper teilhat und an der meine Welt teilhat. Zum Beispiel: Mein Befinden ist gestört durch ein Magengeschwür. Aber die Schmerzen, die ich davon habe, kann ich vergessen, wenn ich Colleg halte, d. h. abgelenkt bin. Diese Situation, die für jedes Befinden bestimmend ist, hat also grundsätzlich drei isolierbare variable Komponenten, die sich gegenseitig beeinflussen:

1. das Ich, das Subjekt, der konkrete Mensch, der Patient, also ein leiblicher, beseelter, empfindender Mensch (über den hier gar nicht reflektiert werden soll, der einfach als ein phänomenologisch Gegebenes angetroffen wird),
2. mein Körper („Körper" nicht im naturwissenschaftlichen Sinn!), mein Leib, den ich habe, der ich aber auch bin, der mit mir eins ist, insofern, als er nie von mir zu trennen ist, mit dem ich aber doch nie ganz identifiziert werden kann, und
3. meine Welt, d. h. meine Beziehungen zu den anderen, zu bestimmten Dingen, zu meinem Tätigkeits- und Lebensbereich.

Es wäre also notwendig, zur Definition z. B. von „Wohlbefinden" die Situation zu beschreiben, die unter den Modalitäten meines Michkörperlich-Fühlens und meines Umgangs mit meinem Körper und meiner Welt für den Zustand des Wohlbefindens charakteristisch ist. Das aber ist unmöglich. Denn ich könnte noch zur Not die Beziehungen zwischen mir und meinem Körper in ein irgendwie geartetes Schema ordnen oder pressen; die Einflußmöglichkeiten meiner Welt aber sind ganz und gar nicht rubrizierbar.

Will man also aus diesem Gestrüpp von Möglichkeiten herauskommen, so bleibt kaum etwas anderes übrig, als sich zu beschränken, indem wir vorläufig aus unserer Betrachtung die „Welt" herauslassen. Aus dem Dreier-Verhältnis: Ich — mein Leib — meine Welt, müssen wir ein Zweier-Verhältnis herstellen: Das Verhältnis von mir zu meinem Körper, um einen irgend brauchbaren Ausgangspunkt für unsere Fragen zu finden. Der Fehler, den wir vorläufig damit in Kauf nehmen, ist nicht so groß, wie es auf den ersten Blick scheinen mag. Denn mein Körper ist in einem bestimmten Sinn auch schon meine Welt, er ist das Referenzsystem zu meiner Welt; meine Welt wäre dann eine auf meine Leiblichkeit reduzierte Welt. Eine derartige Verstümmelung von Welt ist gar nicht so abstrakt; für manchen Schwerkranken reduziert sich seine Welt auf seine Leiblichkeit.

Nehmen wir also unsere Frage unter so restringierten Umständen wieder auf: Was ist Wohlbefinden? Aber auch, wenn ich nur mein Verhältnis zu meinem Körper im Auge habe, ist die Frage, soll sie phänomenologisch untersucht werden, kaum beantwortbar.

Denn im allgemeinen befinde ich mich wohl, „fühle" ich mich wohl, wenn ich von meinem Körper nichts merke. Je weniger ich von meinem Körper merke, desto mehr kann ich von Wohlbefinden reden! Ich antworte auf die Frage: „wie ‚fühlst' du dich?" meist nur dann mit „gut", wenn ich in diesem Moment rückblickend feststellen kann, daß ich von meinem Körper nichts „gemerkt" habe, daß ich durch meinen Körper in meinem Vorhaben nicht gestört worden bin und demnach unbelästigt meiner Tätigkeit nachgehen konnte[5]. Wohlbefinden wird im eigentlichen Sinn also fast immer erst rückblickend festgestellt. Die Feststellung „ich befinde mich wohl" ist meist bereits reflektiert (z. B. die reflektierende Feststellung eines Phänomenologen) oder gar unzutreffend. Jeder Versuch, das Phänomen Wohlbefinden zu beschreiben, endet in dieser Sackgasse. Man kann im eigentlichen und strengen Sinn phänomenologisch nicht beschreiben, was erst retrospektiv festzustellen ist. Es ist deshalb zur Durchführung unseres Versuchs, zu sagen, was Befindlichkeiten eigentlich seien, notwendig, vom gestörten Befinden auszugehen.

Unsere bisherigen Überlegungen deuten darauf hin, daß mein Befinden in den meisten Fällen dadurch gestört wird, daß ich meinen Körper oder einen Teil desselben störend „merke". Die verschiedenen Modalitäten des Mißbefindens werden also, reduzieren wir unsere Welt auf unseren Körper, als Modalitäten mißlichen Leib-Erlebens zu beschreiben sein. Aber auch diese Erkenntnis wird auf den Untersucher abschreckend wirken. Denn auf den ersten Blick sieht er sich einer zunächst überwältigenden Fülle von verschiedenen Leibsensationen gegenüber, angesichts deren Vielfalt und deren Schwierigkeit der Abgrenzung er verzagen könnte.

Wenn trotzdem der Versuch gewagt werden soll, so wird dieser wohl nur möglich sein mit Vereinfachungen, deren Zulässigkeit zunächst fraglich bleiben muß, und ohne Anspruch auf Vollständigkeit. Außerdem wollen wir uns bei unserer Auswahl zunächst auf Beispiele beschränken, die aus dem Bereich des „Innenleibs" stammen, also auf die Heranziehung von Mißbefindensweisen, wie sie bei Störungen oder Erkrankungen der inneren Organe vorzukommen pflegen.

---

[5] Streng genommen ist diese Aussage nicht ganz exakt. Bei einer genaueren Analyse des Wohlbefindens entdeckt man doch ein ganz vages Phänomen, das durchaus im positiven Sinne als Befinden (i. S. des Wohlbefindens) bezeichnet werden muß, wenn es auch nur hauchartig zum Bewußtsein kommt und uns mehr wie eine leise Stimmung erfüllt. Dieser Sachverhalt wird in dieser Studie nur gestreift; eine ausführliche Untersuchung dieses Phänomens geschieht in einer folgenden Arbeit (vgl. u. S. 91ff.).

Die anscheinend „einfachste" Art[6], in der mein Befinden gestört werden kann, erleben wir, wenn wir die „*Anwesenheit*" eines inneren „Organs" merken. Daß wir dabei den Begriff „Organ" nicht im naturwissenschaftlich-morphologischen Sinn meinen, sondern lediglich als Inhalt eines Körpererlebnisses, braucht nur kurz angemerkt zu werden. Denn der Kranke erlebt niemals unreflektiert seine Gallenblase oder seinen Magen, sondern höchstens seinen Oberbauch, rechts oder in der Mitte, oder das klopfende Etwas in der Brust, von dem er weiß, daß es sein Herz ist (*De Waelhens*). Wenn hier also von „Herz" oder „Galle" die Rede sein wird, so geschieht dies in einer phänomenologisch eigentlich unzulässigen Weise, nur um einer nomenklatorischen Vereinfachung willen.

Schon also die erlebte Anwesenheit eines inneren „Organs" kann eine erhebliche, oft sehr irritierende Störung meines Befindens bewirken. Eine große Zahl von Patienten mit Herz- und Gefäßerkrankungen z. B. kommt zum Arzt mit der Klage: „Ich habe nie gewußt, daß ich ein Herz hatte; jetzt aber weiß ich es." „Ich merke jetzt, daß ich ein Herz habe. Es ist kein Schmerz, kein Druck, kein Krampf oder dgl., sondern einfach das Gefühl, daß das Herz da ist." Man findet also schon die bloße Anwesenheit störend. Das Anwesende als solches beschäftigt den Kranken, weist ihn auf sich selbst hin und zwingt ihn fortgesetzt, das Anwesende festzustellen, darüber zu reflektieren, sich seiner zu vergewissern. Es ist, als ob nun ständig ein verborgener Partner da wäre, der uns durch seine Anwesenheit hindert, ungeniert unserer Tätigkeit nachzugehen, uns in ein Tun, in ein Handeln hineinzuverlieren und damit uns, unseren Körper, zu „vergessen" (dépasser; *Merleau-Ponty*). Dieser Vergleich mit einem Partner ist jedoch nur zum Teil richtig, denn das durch sein Nunanwesend-Sein Dazugekommene ist im strengen Sinn kein Zweiter; es gehört ja zu mir, ist also beispielsweise mein Herz, mein eigenes; es ist aber auch andererseits nicht einfach nur mein eigenes, sondern etwas, das auf besondere Weise von mir abgerückt ist, etwas, das ich auch gleichsam vor mir habe, das sich etwas aus meinem Einfach-nur-Sein entfernt hat, das eine gewisse Distanz zu mir aufweist und dadurch mir etwas entfremdet worden ist. Es ist zugleich mein eigen und hat doch etwas von einer relativen Autonomie[7]. Diese Autonomie merke ich jetzt, nachdem ich sie vorher niemals gemerkt

---

[6] Andere „einfache" Arten von Störungen des Leiberlebens, wie z. B. die Müdigkeit, die Erschöpfung, das Nervös-sein, das Gereizt-sein, sollen hier unberücksichtigt bleiben.

[7] vgl. o. S. 57 f.

hatte. Vorher war das Organ so in mein einfach gelebtes Sein eingebettet, daß seine Existenz mir verborgen war. Jetzt meldet sich sein relatives Eigenleben an, verlangt, daß es beachtet wird, weist darauf hin, daß es Einfluß auf mein Leben hat, ja, daß es mein Schicksal bestimmen kann. Es resultiert aus diesem Auftauchen des nun Anwesenden eine eigenartige Freiheitsbeschränkung: Der Kranke, den das Erlebnis des anwesenden Herzens immer wieder zwingt, dieses zu „merken" und zu bedenken, ist in seiner Weltzugewandtheit eingeschränkt. Es verweist ihn immer wieder auf sich selbst, auf seine Körperlichkeit. Das Erlebnis des anwesenden Herzens unterbricht ihn in seinen auf die Welt hin gerichteten Akten. Zum Wohlbefinden gehört also, wie wir nun feststellen können, daß ich meine „Organe" nicht als vorhanden bemerke.

Eine Intensivierung und zugleich Änderung dieses Erlebnisses erfahre ich, wenn zur Erfahrung der Anwesenheit noch die Komponente des *Drückenden* oder des *Lastenden* hinzutritt. Der Gallenleidende z. B. klagt in diesem Fall darüber, daß „seine Galle ihm wie ein Gewicht in der rechten Seite liege". Das Gewicht ziehe ihn herunter; es sei, als ob er rechts immer etwas hochziehen, tragen müsse. Hier ist also nicht nur etwas anwesend, sondern das Anwesende drückt; es hat ein Gewicht, der Charakter des Fremdartigen wird dadurch eher noch stärker. Es ist zwar auch hier noch *meine* „Galle", *mein* „Herz", *mein* „Magen", aber der betreffende Körperteil erscheint mir verändert, auf unklare und nicht feststellbare und deshalb unheimliche Weise verwandelt. Es ist etwas mit ihm vorgegangen, das ich nicht überschaue und das mich besorgt stimmt. Es ist nicht mehr „mein altes Organ" (obwohl es ja ein „mein altes Organ" nicht gab!). Es hat sich, ohne daß ich es merkte, und ohne mein Zutun, in einem von mir unabhängigen Vorgang zu etwas mir Unbekannten fortentwickelt und sich mir entfremdet. Es ist damit gleichsam aus meinem Immer-der-Gleiche-Sein herausgetreten. Dadurch ist die innere Harmonie meiner Teile gestört, das erkrankte Organ ist fast so etwas wie ein Fremdkörper geworden.

Auf wieder etwas andere Weise kann die unbemerkte Harmonie, die zum Wohlbefinden gehört, gestört werden, wenn die Erkrankung eines inneren Organs sich in einer Veränderung meines *inneren Raumes* kundtut. Es ist für unsere Betrachtung dabei weniger wichtig, ob dies in der Weise eines Völlegefühls im Bauch (wie etwa bei einer Leberschrumpfung) oder in der Weise eines subjektiv raumbeanspruchenden Gallenblasensymptoms geschieht. Oft klagen hier die Patienten darüber, daß etwas in ihrem Oberbauch sei, das durch seine

Ausdehnung, durch sein Angeschwollensein, Platz beanspruche. „Meine Galle nimmt mir den Raum weg, den ich sonst für mich habe"; oder: „ich bin immer so voll im Bauch, daß für mich nichts mehr übrigbleibt." Es handelt sich bei diesen Körpersensationen immer darum, daß der krankmachende Prozeß als raumbeanspruchend erlebt wird. Hier wird mir Raum weggenommen, den ich sonst „für mich" habe. Wobei das Paradoxon anzumerken ist, daß dann, wenn ich – in gesunden Tagen – diesen Raum „für mich" habe, nie merke, daß ich ihn für mich habe. Dieser Raum, der mir hier, z. B. im Völlegefühl, weggenommen wird, ist also kein sonst als vorhanden erlebter Raum, nicht also etwas, das ich sonst als eine gewisse räumliche Leere spüre. Ich merke es nie, wenn dieser Raum mir zur Verfügung steht. Ich merke nur seine Beschränkung. Es ist die Beschränkung einer räumlichen Freiheit in mir, die das Gefühl des Krankseins hervorruft. Und es gehört dementsprechend zum Wohlbefinden, daß diese innere räumliche Freiheit nicht beschränkt wird.

Aber nicht nur mein Wohlbefinden ist im Fall einer solchen Innenraum-Beeinträchtigung gestört, sondern auch meine Möglichkeit, mich tätig nach außen zu wenden. Dem Erlebnis der körperlichen Binnenraumschmälerung entspricht grundsätzlich auch eine Reduktion meines Außenraumes, meiner Welt. Innerer und äußerer Raumentzug korrespondieren. Dabei ist es müßig, zu fragen, ob hier ein kausales Verhältnis vorliegt. Es ist nicht so, daß der innere räumliche Freiheitsverlust die Defizienz meines Aktionsraumes zur Folge hätte. Körperliche Freiheit innen und Aktionsfreiheit außen sind in einer bestimmten Weise Erscheinungen *eines* Vorgangs, der sich innen und außen abspielt.

Die Beschränkung körperlichen Freiheitsraums durch Völlegefühl und andere ähnliche Bauchsensationen ist nicht die einzige Modalität, in der wir den inneren freien Spielraum geschmälert erleben. Ungleich nachdrücklicher und bedrohlicher (und auch anders!) widerfährt uns dies bei Erkrankungen im Brustraum, die mit Engegefühl, Oppression, Krampf, Atemnot usw. einhergehen. Hier vermissen wir im Erlebnis der Enge die verlorene Weite. Wir glauben, nicht mehr genug Luft zum Atmen zu haben. Wir erfahren jetzt, daß wir einen Spielraum zum Atmen brauchen; und in der Beschränkung dieser Weite empfinden wir Angst. Hier, bei kardialer Oppression, kardialer Atemnot, bei asthmaartigen Zuständen wird der Freiheitsverlust mit primärer Angst erlebt, während im abdominalen Völlegefühl, auch in extremen Zuständen, Angst wohl immer erst sekundär dazutreten kann und statt dessen ein Gefühl des Versinkens im eigenen Bauch auftritt, das Erlebnis, daß ich in meinen eigenen Bauch hineingezogen werde. Dieser Sog ist oft so stark, daß sich der Kranke nicht davon lösen kann; er muß diesem Sog folgen. Es entsteht eine übermäßige Bindung an den so vollen, übervollen Bauch; eine Bindung, die andauert. Jeder Mensch kann dies nach einer unmäßigen Mahlzeit erleben, aber dieser Zustand geht dann ja normalerweise vorüber. Insofern wird er belanglos für mich, nur eine kurze Phase. Hier beim Bauchkranken aber wird diese Völle zum Dauerzustand, oder wenigstens zum das Körpererleben bestimmenden Zustand. Was der Kranke noch von seiner gesunden Zeit her als vorübergehend, und deshalb belanglos, kennt, bekommt jetzt als dauerndes oder bestimmendes Phänomen eine ihn bedrückende Wertigkeit. Er wird dessen überdrüssig, die Völle wird zur Last. Im Völlegefühl im Bauch bin ich a priori bedrückt und deprimiert. Ich werde so sehr in mich hineingesogen, daß mir nur wenig Möglichkeit zu einer, wie auch gearteten, Kommunikation mit Menschen und Dingen bleibt. Das abdominale Völlegefühl vereinsamt auf eine besondere Weise *(De Waelhens)*. Die hypochondrische Färbung so vieler Magen-, Darm-, Leber- und Gallenkranker erklärt sich aus diesem mein Dasein und Daseinsgefühl bestimmenden „Oberbauch-Erleben"[8]. Wohlbefinden setzt also voraus, daß wir einen unbemerkten und unbeschränkten inneren Spielraum haben, daß wir in unserem Binnenleben keine räumliche Grenze merken, daß wir innen an Niemandsland angrenzen. Notwendig ist eine prinzipielle Möglichkeit, keine Grenze vorzufinden.

Diese binnenräumliche Freiheit ist, wie wir sehen, kein isoliertes Phänomen. Ihr entspricht unsere Aktionsfreiheit, die Freiheit der Zuwendung nach außen, der Welt gegenüber. Ja, es ist, wie schon erwähnt, wahrscheinlich, daß es für den Menschen nur *eine* Freiheit gibt. (Wenn es auch viele Aspekte der Freiheit und auch viele Arten von Freiheitsverlust gibt!). Die innere räumliche Freiheit, die wir in der Angst, in der Beklemmung, im Völlegefühl, der Melancholie usw. verlieren, ist nur die Ansicht der Freiheit, die wir gewinnen, wenn wir das Erleben unseres eigenen Körpers für sich, isoliert, betrachten, d. h. wenn wir unseren Körper, der (als Referenzsystem zur Welt) schon auch ein Teil unserer Welt ist, methodisch aus dem Ganzen der Welt herauslösen, d. h. ihn als pars pro toto nehmen.

---

[8] Die primär hypochondrische Note der Oberbauchsensationen ähnelt dem Körpererleben in der echten melancholischen Hypochondrie. So erklärt es sich auch, daß in der Symptomatologie der Melancholie die Verdauungs- und Exkretionsorgane bevorzugt in Erscheinung treten.

Diese Verhältnisse gewinnen noch einmal eine neue Beleuchtung, wenn wir Patienten betrachten, die wir, mangels einer besseren zutreffenderen Nomenklatur, als Hypochonder bezeichnen wollen. Es liegt uns dabei fern, auf das Problem der Hypochondrie einzugehen[9]. Wir beschränken uns darauf, diese Kranken als eine allen Ärzten geläufige Gruppe vorzuführen. Es sind (wie der ärztliche Jargon gern formuliert) die „ewigen Hypochonder" (es sind nicht die psychiatrischen Fälle der Hypochondrie, zu der z. B. die melancholische Hypochondrie gehört, gemeint), denen oft „nichts Rechtes" fehlt, deren Klagen Legion ist, die heute über dieses, morgen über jenes klagen. Hierher zählen viele Patienten mit vegetativen Störungen, aber auch beginnende Depressionen, Nervöse, Überlastete, Vereinsamte usw.

Dieser „ewige Hypochonder" ist gekennzeichnet dadurch, daß er ständig bei seinem eigenen Körper verweilt. Sein Kopf ist benommen, ihm ist eng in der Brust, er verspürt Kribbeln in den Händen, er bemerkt die Tätigkeit seines Magen-Darm-Apparates, er hat Herzklopfen, d. h. er bemerkt sein Herzklopfen usw. Die ständige Anwesenheit seiner „Organe", ihre Funktion, objektiv gestört oder nicht, ist dauernd in seinem Blick. Bei jeder seiner Verrichtungen ist er zugleich auch mit seiner sich irgendwie als anwesend deklarierenden Leiblichkeit beschäftigt. Sein Körper nimmt dauernd sein Interesse in Anspruch, er zieht ihn von seinen Intentionen ab. Ja, im extremen Fall repräsentiert sein Körper seine Welt; oder richtiger, sein Körper bildet den Schnittpunkt, in dem sich seine Bezüge zur Welt treffen. Alles, was ihn an die Welt bindet, jede Beziehung, wird in seiner Leiblichkeit wie in einem Prisma gebrochen. Sein Körper legt den Hypochonder auf sich selbst fest, hält ihn von seinen Möglichkeiten fern, beschränkt diese. Irgend etwas in seinem Körper verhindert immer, daß er sich ungehindert diesem Menschen, diesem Ding, dieser Tätigkeit zuwenden kann. Sein Leib ist der dauernd ungebetene, aber um so aufdringlichere Partner, der sich ihm in den Weg stellt. Der Hypochonder bleibt auf allen seinen Wegen, die ihn „à travers son corps" *(Merleau-Ponty)* zu dem andern, zu seinen Aufgaben führen sollten, wie in einem Sumpf stecken. Oder, — in einer letzten Zuspitzung: Das Verhältnis des Hypochonders zu seinem Körper ist ein narzistisches[10].

---

[9] vgl. u. S. 107ff.

[10] E. *Wulff*, Das Körpererlebnis in der Hypochondrie; in: Der Nervenarzt, 29. Jg. 1958, S. 60.

Bei allen Beispielen, die wir bisher erwähnten, ist die Rolle des Schmerzes unberücksichtigt geblieben, obwohl gerade dieser besonders geeignet ist, Wohlbefinden zu stören. Im Rahmen dieses Störungsmodus durch Schmerz liegen die Verhältnisse noch am übersichtlichsten in den Fällen, in denen wir einen wohllokalisierten Schmerz spüren, also etwa Schmerz an der Hand, im Kopf, an einer bestimmten Stelle im Bauch. Es gehört dann zur Charakteristik des Schmerzes, daß er die betroffene Leibstelle aus der Geschlossenheit des erlebten Körpergesamts heraustreten läßt. Es kommt zu einer relativen Dissoziation von Ich und Leib, worauf zuerst *v. Gebsattel* hingewiesen hat (a. a. O. 172 u. 188). Ich habe dann in einer gewissen Weise die schmerzende Hand vor mir. Doch wird die schmerzende Hand nie im strengen Sinn zum gegenübergestellten reinen Objekt. Sie bleibt unvermindert, ja sogar in gesteigertem Maße, meine eigene; denn sie terrorisiert mich unter Umständen bis zur Unerträglichkeit. Man kann dann sagen, daß nicht nur ich meine Hand habe, sondern diese auch mich hat. Ich werde unter Umständen zum gepeinigten Sklaven meiner schmerzenden Hand *(G. Marcel)*. Wir brauchen die Phänomenologie dieses lokalisierten und hinsichtlich der Lokalisation definierten Schmerzes jetzt nicht weiter zu verfolgen. Der Modus, in dem mein Befinden hier gestört wird, ist fürs erste übersichtlich. Wir kommen im übrigen auch noch darauf zurück.

Ergiebiger für unsere Betrachtung der Befindlichkeiten ist eine Schmerzart, die *Sartre* mit *„douleur pure"* zum erstenmal beschrieben hat[11]. Was damit gemeint ist, wird am ehesten an seinem Beispiel deutlich: Ich sitze im Sessel und lese. Meine Lektüre fesselt mich so, daß ich alles um mich herum vergesse. Nach einer gewissen Zeit durchzieht mich ein gewisses Mißbehagen, ohne daß mir zuerst mehr als dieses zum Bewußtsein kommt. Erst wenn dieses stärker wird, und ich meine Lektüre unterbreche, stelle ich plötzlich fest, daß ich ja schon längere Zeit Kopfschmerzen habe. Bis dahin hatte ich nur eine ganz unbestimmte Störung meines Befindens gemerkt. Man kann weder sagen, daß ich nichts gespürt hätte, noch daß ich einen Schmerz feststellte. Nur weil ich nach dem Unterbrechen der Lektüre sicher sagen kann, daß mein Kopf schon eine ganze Weile geschmerzt hat, kann ich retrospektiv auch den schmerzenden Charakter dieses allgemeinen Mißbefindens behaupten. Dieser Schmerz war schon eine Weile da, als „douleur pure", aber er war von mir noch nicht erkannt. Er war bis zum Erkanntsein eine einfache Modalität des Daseins meines Bewußtseins (nicht-intentionaler Schmerz). Er

[11] J. P. *Sartre*, a. a. O. 368ff.

existierte jenseits aller Aufmerksamkeit und jenseits aller Erkenntnis; er war einfach nur gelebt (douleur vécue). So wie die während meiner intensiven Lektüre von mir nicht beachtete Welt nie ganz verschwindet, immer als vager Hintergrund noch bleibt, so ist auch diese douleur pure nur als Hintergrund vorhanden, kaum bemerkt, ganz und gar nicht erkannt, nicht lokalisiert, amorph oder wenigstens fast amorph, lediglich „vécue". *Sartre* sagt: Ich existiere diesen Gesamthintergrund, in den vage mein nicht erkannter Kopfschmerz einbeschlossen ist, und dieser Vorgang ist mein Befinden. Der einfach nur gelebte Schmerz verschmilzt mit der ebenso nur gelebten Körperlichkeit als einer hintergründigen Leibgesamtheit. Er ist ebensowenig bewußt wie unbewußt; er ist „Teil" meiner Existenz, eine Modalität des von mir existierten Befindens als eines Nicht-wohl-Fühlens.

Von diesem Punkt aus, an dem Wohlbefinden fast unmerklich in Mißbefinden übergeht, an dieser Nahtstelle zwischen Wohl-fühlen und Nicht-ganz-wohl-fühlen wird deutlich, daß es für den Gesunden auf der Ebene des unreflektierten Bewußtseins kaum ein Bewußtsein vom Körper gibt. Hier merke ich meinen Körper nicht oder kaum; hier befinde ich mich nur, ja ich merke nicht einmal mein Befinden, ich befinde mich „wohl". Gesund und tätig sind wir (phänomenologisch!) gar nicht bei uns, nicht bei unserem Körper. Wir sind „dort", bei den Dingen und Geschehnissen der Welt, beim anderen. Sogar in völliger Ruhe bemerken wir fast nichts von unserer Leiblichkeit. Wir bemerken nichts; ja; jedoch erschließt uns unser Leib etwas: er erschließt uns: „wir leben"; „wir sind da"; „wir sind"; er erschließt uns: „ich kann", „ich darf". Dabei ist der Leib uns verborgen, er schweigt, er ist das Selbstverständliche. *Sartre* nennt in diesem Zusammenhang den Körper „le négligé", und auch: „den mit Stillschweigen übergangenen" („passé sous silence", a. a. O.). Von diesem Hintergrund des einfach nur gelebten Wohlbefindens hebt sich dann einmal etwas ab, das dies Wohlbefinden stört. Dieses Hervortreten bedeutet (sei es nun, daß ich „mein Herz merke", oder daß mir etwas im Bauch den gelebten Raum streitig macht, oder sei es schließlich, daß ich einen Schmerz identifiziere) immer ein Erkennen. Ich erkenne dann mein Leiblich-sein. Genauer: Ich erkenne, daß ich ein Herz habe. Oder ich erfahre das Vorhandensein meines Bauches. Oder ich erkenne das Eigenleben meiner Organe. Oder ich identifiziere den Schmerz mit einer Leibstelle, ja, ich setze eigentlich erst den Schmerz und damit die schmerzende Körperpartie. Es entsteht ein Schmerzobjekt, d. h. es entsteht nun erst im eigentlichen

Sinn der Schmerz, und es entsteht für mich in einem besonderen Sinn jetzt erst der erkannte Leib. In diesem dialogischen Akt gestalte ich meinen Leib, mein Leib gliedert sich nun in Teile, in Körperpartien: ich konstituiere eine bestimmte Leibform, die je nach der Art meines erkennenden lokalisierenden Aktes verschieden ist. Gleichzeitig verwandelt sich mein Verhältnis zu meinem Körper: der anwesende, mich beengende oder schmerzende Körperteil wird aus mir etwas herausgerückt, aber zugleich quält er mich nun auch; er wird zugleich in vermehrtem Maße mein eigener und mir entfremdet. Die anwesende oder schmerzende Leibstelle bekommt so etwas wie ein Eigenleben, das sich in der Selbständigkeit des Schmerzes äußert. Denn der Schmerz kommt und geht wie er will, er verläßt mich für einige Zeit, kommt wieder — er kommt und geht wie eine Melodie. Trotz dieses Eigenlebens aber ist es *mein* Schmerz, ich erkenne ihn wieder, wenn er nach einer Pause wiederkehrt.

In dieser ambivalenten Situation versucht der Mensch — als Person — sich irgendwie aus dem schmerzenden Körperteil zurückzunehmen, sich von ihm zu distanzieren. In diesem Sich-zurücknehmen-wollen, in dieser Selbstbewegung im Schmerz, kommt der Charakter des Schmerzes als Aktion (das Motorische im Schmerz, auf das *Achelis* und *Buytendijk*[12] immer hingewiesen haben) zum Vorschein. Dieser Versuch sich zu distanzieren aber bleibt vergeblich. Bei einer schmerzenden Hand ist es im extremen Fall möglich, sie abzuhacken (aber auch das ist nicht ganz richtig; denn es entsteht dafür meine Phantom-Hand). Bei meinem Herzen, überhaupt beim schmerzenden inneren Organ, ist eine Trennung nie möglich. Wir können das innere Organ nicht loswerden. Haben ist hier noch mehr als beim Außenleib, als z. B. bei Hand oder Fuß, Gehabtwerden *(G. Marcel)*. Das schmerzende Herz bleibt immer das eigene in der Form eines nun erkannten, mir untrennbar verhafteten Partners. Der Innenleib wird nie Objekt. Das schmerzende Herz, ja sogar schon das sich mir durch seine Anwesenheit zu erkennen gebende Herz wird zu meinem, mit mir in untrennbarer Symbiose lebenden Partner, von dem ich nie weiß, ob er mich nicht in der nächsten Sekunde bedroht. Ich kann ja sein Verhalten nie voraussehen: Ich erfahre nun, daß dieser Partner mein Schicksal ist. Es ist nur unsicher, wann er losschlägt; sicher aber ist nun, daß er jede Sekunde mich zerstören kann, ja einmal wird er es tun. Dieser andere (dieser Partner) ist mein

---

[12] J. D. *Achelis*, Schmerz; in: Der Nervenarzt, 9. Bd. 1936, S. 559ff. F. J. J. *Buytendijk*, Der Schmerz; Bern 1948.

präsumptiver Tod; ich entdecke die existentielle Möglichkeit des Todes für mich.

In der bisherigen Darstellung wurde versucht, Wohlbefinden von den Störungen des Befindens her in seiner Struktur zu erkennen. Ein solches Vorgehen könnte zu der Meinung verführen, Wohlbefinden und Mißbefinden seien auch in der Wirklichkeit streng trennbare Phänomene. Das aber ist nicht ganz zutreffend. Genau genommen ist auf dem tiefsten Grund aller eigenweltlichen Weise des Leib-Erlebens (also auch beim Wohlbefinden) irgendwie, wenn auch meist kaum bemerkbar oder nur phasenweise etwas deutlicher werdend, die dauernde Verstrickung in die Ansprüche des Leibes spürbar. Auch im Wohlbefinden ist oft ein, wenn auch noch so vager, ganz amorpher Mißklang spürbar, der eine Art Leiden am Leib verrät, der einen immer vorhandenen Fremdheitscharakter unserer Körperlichkeit anzeigt, ein leises Gefesselt-sein, ein gewisses Lästig-sein, den Lastcharakter des Leibes[13]. Viele Menschen spüren diesen leisen, hauchartigen Mißklang vielleicht nie, andere selten, andere öfter. Das ist individuell sehr verschieden. Es kommt auch darauf an, wie gut man auf diesem Ohr hören kann.

Dieser leise Mißklang hat eine Kontinuität in mir; er gehört zu mir, zu meiner Leiblichkeit: Wenn er nach seinem Verschwinden irgendwann einmal wieder auftritt, erkenne ich ihn sofort als denselben, als den früher schon dagewesenen. Er kommt mir dann vor wie eine früher gehörte, dann vergessene, und nun wieder erinnerte Melodie.

Ich vermute, daß *Sartre* mit seinem Phänomen der „Nausée" an das gleiche Problem rührt[14]. Wenn man versucht, in die Bedeutung dieses Wortes (so, wie es von *Sartre* gebraucht wird) einzudringen, so muß man vor allem vermeiden, an „Nausea" im heute von der Medizin gebrauchten Sinn zu denken. „Nausée" ist auch kein psychologisches Phänomen. Nausée ist die Erfahrung der Kontingenz alles unreduzierbar Existierenden. *Sartre* hat in seinem Roman diese Erfahrung beschrieben. Er meint: dem Menschen sei alles Existierende, also auch er sich selbst, zuviel, „de trop"; alles, was ist, sei mit dem Makel des Überflüssig-Zudringlichen behaftet, mit dem Makel der Kontingenz. Auch die leibhaftige Existenz ist ja etwas, dessen wir

---

[13] L. *Binswanger*, Grundformen und Erkenntnis menschlichen Daseins; Zürich 1953, 468ff.

[14] J. P. *Sartre*, La Nausée; Paris 1938. Nausée scheint mir kaum übersetzbar. Am ehesten läßt dies Wort sich noch mit „Überdruß" gleichsetzen.

uns nie entledigen können, das nun einmal immer da ist, und das gerade deshalb als „zuviel", als „de trop", lästig, lastend, in unsere Grundstimmung eingehen kann. Das, was wir (mit *L. Binswanger)* den Lastcharakter des Leibes nannten, ist nur denkbar auf diesem Hintergrund der Nausée. Der Lastcharakter interpretiert la nausée, er ist nicht selbst la nausée, ist aber ohne diese Erfahrung nicht denkbar. Noch einmal: das kann in den verschiedensten Situationen des Menschen völlig aufgehoben werden, z. B. in der Ekstase, im Rausch, im Glück; vielen Individuen mag es praktisch nie erscheinen, aber es ist ein anthropologisches Faktum.

Derartig vage und schemenhafte Phänomene, die mehr gelebt als bemerkt werden, haben es an sich, daß sie, ausgesprochen und beschrieben, immer schon zu plump, vergröbert und verzerrt erscheinen. Sie sind ja in der Wirklichkeit nur so etwas wie unser Mißempfinden beim Föhn, oder wie das Diesigsein in einer Wetterlage, kaum greifbar, gerade spürbar. Benennt man sie, so werden sie eigentlich schon zur Karikatur oder falsch. Aber es mußte hier versucht werden, sie anzudeuten. Denn dieser leise Lastcharakter alles Leiblichen steckt letzten Endes in jedem Wohlbefinden doch immer noch drin; er braucht dabei unter Umständen gar nicht bemerkbar zu sein, so wie ein Hintergrund uns ja auch oft gar nicht ins Bewußtsein kommt. Er ist einfach nur gelebt.

Doch nun muß unser Standpunkt noch einmal gewechselt werden. Sonst bleibt eine Ungenauigkeit unaufgedeckt, die sich in unsere Darstellung eingeschlichen hat. Die Hypothese, Wohlbefinden sei der Zustand, in dem wir vom Körper nichts merkten, scheint widerlegt zu werden von der Erfahrung, daß wir im Zustand des *Behagens* eine Modalität des Wohlbefindens kennen, in dem wir unser leibliches Wohlbefinden in vollen Zügen genießen können. Das geschieht in der Rekonvaleszenz, im Urlaub nach langen Arbeitsmonaten, am Sonntag-Vormittag, abends, wenn ich es mir bei einer Flasche Wein behaglich mache usw. Behagen ist aber nicht einfaches Wohlbefinden, sondern eine Art überhöhten Aktes.

Schon unser Sprachgebrauch deutet an, daß Behagen nicht nur eine einfache Modalität des Befindens, d. h. etwas Pathisches ist, etwas, das uns geschieht. Behagen *suchen* wir, wir *machen* es uns behaglich, d. h. es handelt sich um einen Akt, den wir auf einem bestimmten Hintergrund intendieren; z. B. auf dem Hintergrund von eben überstandenen oder abklingenden Schmerzen, oder auf dem Hintergrund einer nachlassenden Erschöpfung. Ich mache es mir behaglich, wenn ich etwas hinter mich gebracht habe. Behagen stellt sich nicht einfach ein, wenn ich mit der belastenden Arbeit aufhöre; es gehört dazu ein Sich-öffnen, eine Art Hingabe an die Entspannung, ein Genießen der Erholung. Wenn ich es mir behaglich mache, muß ich mir eine Art leiblichen Komfort schaffen. All das beschreibt meines Erachtens zur Genüge den Akt-Charakter des Behagens, der mehr ist als eine einfache Befindlichkeit, die sich einstellt, die uns betrifft, die wir erleiden, oder die uns überkommt.

Unsere Darstellung der Bedingungen, unter denen unsere Befindlichkeiten zustande kommen, enthält, wenn wir sie so ließen, wie sie hier beschrieben wurden, den grundsätzlichen Fehler, den wir bewußt einführten, den wir aber nun ausdrücklich noch einmal erwähnen und damit nach Möglichkeit eliminieren wollen.

Die Störung meines Befindens, die ich von meinem schmerzenden Herzen erfahre, ist niemals etwas, das nur den Umgang zwischen mir und meinem Körper betrifft. Dieser Vorgang unterliegt immer mehr oder weniger auch dem Einfluß, den die Welt (meine Welt) als Hintergrund (oder Vordergrund) ausübt. Wenn ich meine Vorlesung halte, verliere ich fast stets den sonst mich plagenden rheumatischen Schmerz in meinem Arm. Ein Völlegefühl im Bauch, das mich unausgesetzt belästigt, verstärkt sich, wenn ich am Ende meiner Sprechstunde, schon erschöpft und vergrämt, noch einen Patienten beraten muß, dem und dessen Leiden ich mich nicht gewachsen fühle. Der Brief, der den Besuch meines Freundes ankündigt, läßt mich das beängstigende leise Anwesenheitsgefühl des Herzens vergessen.

Das heißt, mein Befinden ergibt sich nicht nur aus meinem Umgang mit meinem Körper. Ein Drittes, meine *Welt*, spielt immer mit. Mein Körper ist eine *Situation*, die ich antreffe, aus der ich etwas machen kann, zu der ich Stellung nehmen kann, die ich annehmen verdrängen, überwerten usw. kann. Aber er ist nicht die ganze Situation. Mein Verhältnis zu meinem Körper wird immer, mehr oder weniger, nochmals bestimmt und verwandelt durch meine Welt, durch die Bedeutung, die ich diesem Menschen, jenem Ding, diesem meinem Vorhaben, jenem Erlebnis, einräume. Das Psychische ist nicht nur irgend etwas *in uns*. Unsere Seele ist zu einem großen Teil „draußen", in der Welt, „dort". Die Welt beseelt uns. Unsere Seele ist weitgehend an unserer Peripherie. Von der Welt her bestimmt sich noch einmal das Befinden, das sich aus meinem Umgang mit meinem Körper ergibt. Aber wenn auch eine Begegnung, ein Erlebnis, eine Faszination ein leibliches Mißbefinden in den Hintergrund treten oder ganz verschwinden lassen können, so ist doch unverkennbar, daß ein Herzschmerz oder eine lastende oder drückende Empfindung in der Gallengegend von einem gewissen Stärkegrad ab meine Möglichkeit zur Kommunikation einengt. Und da, angesichts aller leiblichen Beschwerden, die ich erfahren kann, gibt es doch so etwas wie eine Skala: Mißempfindungen vom Innenleib her schmälern meine Kommunikationsmöglichkeiten mehr als solche vom Außenleib her; und im Bereich des Innenleibs solche vom Bauch generell mehr als solche vom Brustkorb her; solche vom Kopf mehr als solche vom Rücken her. Aber auch darauf können wir hier nicht näher eingehen, sonst müßten wir das weite Erfahrungsfeld des Körperschemas betreten — ein Vorhaben, das den Rahmen dieser Studie sprengen würde.

Wie im Titel dieses Aufsatzes schon angedeutet, ist unsere Beschreibung der Befindensweisen höchst lückenhaft. Wir glauben zwar, im Überfliegen das Gebiet etwas abgesteckt zu haben. Aber manche Landschaft in diesem Areal ist nur allzu flüchtig gestreift. Würden wir nach Vollständigkeit streben, so müßten z. B. die Zustände des Hungers, des Frierens, die Zustände der Erschöpfung und der Übelkeit, nicht zuletzt die mit Krisencharakter, untersucht werden; d. h. Allgemeingefühle, bei denen der Körper als Ganzes verwandelt erfahren wird. All das mußte hier unberücksichtigt bleiben. Trotz all dieser Unvollständigkeit aber können wir zu einigen Bestimmungen des Befindens kommen. Danach wäre Wohlbefinden das weitgehend unbemerkte amorphe Existieren des Leibganzen, das Nur-gelebt-sein des Leiblich-seins, der unentdeckte, unerkannte und damit ungegliederte Körper, als unbemerkter oder fast unbemerkter Hintergrund, so wie die Welt im gegebenen Fall einmal unbemerkter, ungegliederter Hintergrund sein kann. Wohlbefinden ist die Modalität des Leiblich-seins, bei der das Leibliche nur jener Punkt ist, von dem aus ich agiere, von dem aus ich mich ganz der Welt zuwenden kann. Wohlbefinden ist die Ermöglichung des ganz „Dort"-sein-Könnens. Ich fühle mich wohl, wenn ich ganz „dort" bei den Dingen, bei dem anderen, *in* der Welt sein kann. Wohlbefinden ist das noch nicht entdeckte „Dies" des Leibes, die noch nicht vollzogene Dissoziation von Ich und Leiblichem. Das Leibliche ist dann nur das Selbstverständliche, Stumme, Schweigende, das einfach nur Gelebte.

VII

Wohlbefinden und Mißbefinden

1

In der Sprechstunde erscheint eine 63jährige Patientin, die uns vom Hausarzt mit der Diagnose tetanischer Zustände nach einer 1948 erfolgten Kropfoperation überwiesen wurde. Drei Tage nach jener Operation habe sie einen schweren Krampfanfall gehabt, später nochmals einige leichtere Anfälle. Seit den letzten Jahren aber sei sie anfallsfrei. Auf die Frage des Arztes, welche Beschwerde sie heute zu ihm führe, vermag die Patientin nur zu antworten: „Seitdem bin ich nie wieder so richtig auf den Damm gekommen." Es ist zunächst kaum etwas anderes aus ihr herauszukriegen. Erst nach einigem Bemühen erfährt man z. B., daß ihr die Feldarbeit nicht mehr so von der Hand geht. Sie müsse Pausen einlegen, da sie rasch ermüde. Meist gebe sie die Arbeit nach ein bis zwei Stunden auf und gehe verdrießlich früher als die anderen nach Hause. Auch Stricken und Stopfen mache ihr Mühe. Nach jeweils einer Viertelstunde müsse sie auch dabei eine Pause machen. Ebenso geht es ihr beim Kartoffelschälen. Mit ihr sei „nichts mehr los". Sie ärgere sich täglich darüber, daß „alles nicht mehr klappt". Nichts mache ihr mehr Spaß. Auch auf intensiveres Forschen war von der Patientin zunächst keine andere Auskunft zu bekommen.

Jeder Arzt kennt derartige Kranke, aus denen „nichts Rechtes" herauszuholen ist. Nur eine ganz *allgemeine* Art von Beschwerden bekommt man zu hören: Müdigkeit, Erschöpfung, ein allgemeines Versagen vor der täglichen Beanspruchung. So auch hier: „Ich bin seit acht Jahren nicht wieder so recht auf den Damm gekommen." Wie in vielen ähnlich liegenden Fällen hatte man auch hier den Eindruck, daß die einfache Kranke nicht nur mit Schwierigkeiten des sprachlichen Ausdruckes zu kämpfen hatte, sondern daß sie ihr körperliches Versagen jetzt eben nur so und nicht differenzierter erlebte.

Erst ganz gezielte Fragen nach ganz bestimmten vermutbaren Beschwerden förderten dann mehr zutage. Wenn man unsere Patientin direkt nach Parästhesien, Pfötchenstellung der Hände u. dgl. fragte, gab sie, offensichtlich in einem auch sie selbst überraschenden Akt primären Entdeckens, an, daß ihre Finger und Hände beim Kartoffelschälen, beim Nähen und Flicken in eine pfötchenartige Krampfstellung geraten, so daß sie nach wenigen Minuten derartiger Tätigkeit jeweils aufhören muß. Aber es bedurfte jedesmal wieder eines gerichteten Daraufhinführens der Aufmerksamkeit der Kranken, um ihr diese nuancierteren Beschwerden ins Bewußtsein zu rufen. Unterließ der Arzt dieses direkte und drängende Fragen, so bediente sie sich wieder jener ursprünglichen Darstellungsart, in der das *Allgemeine* ihres Versagens im Alltäglichen ganz in den Vordergrund rückte: „Seit Jahr und Tag bin ich nicht wieder so richtig in Ordnung gekommen."

Auf die Vorhaltung des Arztes, daß man ja nun im gemeinsamen Gespräch doch eine ganze Reihe wichtiger detaillierter Symptome herausgebracht habe, sagte sie mit einem verlegenen Lächeln: „Wissen Sie, wir Leute auf dem Land, wir wissen nicht so recht, *wo* es sitzt, und wo es wehtut, und *was* eigentlich los ist. Wir merken schon, daß wir nicht in Ordnung sind, aber wir können das nicht so sagen, wo es ist und was es ist."

Das Besondere an diesem ganz alltäglichen Fall ist offenbar, daß ein Mensch im Falle einer Erkrankung unter Umständen nicht nur nicht eine bestimmte Beschwerde klar schildern kann, sondern daß er sein Kranksein tatsächlich primär als ein allgemeines Versagen seiner selbst als etwas Ganzem dem Anspruch seines Alltags gegenüber erlebt. Unsere Patientin „merkte tatsächlich nicht so recht" die nach zwanzig Minuten Kartoffelschälen auftretende Krampfstellung der Finger, sie „merkte nicht so recht" die Parästhesien, die als Vorläufer der Pfötchenstellung die Hände lähmten. Sie „erinnerte sich" auch des eigentümlichen Taubwerdens der Mundpartie erst, als wir eindringlich danach fragten. Das schmerzhafte Ziehen in den Unterarmen beim Strümpfeflicken war ihr anscheinend erst in unserem Gespräch klargeworden. Obwohl diese Kranke wahrscheinlich alles erlebt hat, was es da alles an tetanischer Symptomatik gibt (Pfötchenstellung, Parästhesien usw.), war sie nicht in der Lage, dies für eine Schilderung und Mitteilung hinreichend zu objektivieren. Sie war erst recht nicht in der Lage, diesem doch von ihr zweifellos erlebten Prozeß in einer Darstellung einen solchen Charakter von Objektivität zu verleihen, wie es zur Bewältigung eines Krankseins in einer zwischenmenschlichen Situation erforderlich ist. Sie verfällt einem Zustand eines bloßen Affiziertseins, der uns allen aus Fieberzuständen usw. vertraut ist. Erst unser Fragen, unser Daraufhinführen, die Tatsache, daß sich Arzt und Patient gemeinsam auf den Weg machten, um das, was „eigentlich los ist", gemeinsam zu entdecken, dieses *gemeinsame* Bemühen brachte das *differenzierte* und *lokalisierte* Symptom, den Schmerz oder den Krampf, am Körper*teil* zutage. Wir stoßen hier auf die eigenartige Tatsache, daß ein Kranker unter Umständen lange Zeit ein ganz allgemeines diffuses Krankheitsgefühl haben kann, aus dem sich für ihn keine konstanten Manifestationen und keine charakteristischen Erscheinungen abheben. Dem Kranken ist lediglich ein allgemeines Affiziertsein, eine allgemeine Insuffizienz seiner selbst gegenüber gewohnten Anforderungen gegenwärtig.

Jeder kennt diese und ähnliche Zustände an sich selbst von einem beginnenden Infekt her oder aus der Zeit einer als zu langsam empfundenen Rekonvaleszenz. Wir erleben sie als ein „Sich-nicht-wohl-Fühlen" oder als ein „Immer-gleich-müde-Werden", als „Erschöpftsein", „Schwächegefühl" oder „Gereiztsein". Wir finden uns dabei, sofern wir irgend etwas unternehmen oder uns anstrengen, anders „getragen". Wir bemerken überhaupt jetzt erst in unseren Aktionen ein anhaltendes irgendwie gestimmtes „Getragensein", das uns nicht gleich wieder verläßt: Vielleicht geht jetzt alles in einer gewissen Morosität vor sich, in der uns unsere Glieder entfernter oder etwas entfremdet, oder unsere Bewegungen etwas unbeherrscht erscheinen. Oder alles vollzieht sich in einer etwas zähflüssigen und undifferenzierten Schwere, in der unsere Agilität versandet oder sich verfestigt. Bevor uns ein derartiger Zustand überkam, waren unsere Aktivitäten völlig eins mit dem, worum es gerade in unserem Erleben ging. Diese Aktivitäten sind ja nicht nur die tragenden „Richtstrahlen" unserer Emotionen und unseres Bewegungsspiels, sie spielen auch in dem mehr passiven Erleben mit, in dem uns etwas widerfährt. Dies geschieht in der Weise des Auffassens und Beachtens, beim Schmerz z. B. in der Art des Aushaltens und Widerstehens. Dieses Einssein unserer Aktivität mit dem, worum es im Erleben jeweils geht, könnte man Transparenz nennen. Diese Transparenz wird nun in den Zuständen des Mißbefindens nicht gleichmäßig eingetrübt. Das Befindens-Medium wird für unsere Aktivitätsstrahlen nur stellenweise opak. Dort brechen sie sich und bringen es zum Aufleuchten. Hier erscheint uns dann unsere Aktivität auf der Unterlage eines Mißbefindens getragen. An „anderer" Stelle aber findet keine „Eintrübung" des Befindens statt. Statt dessen erscheint eine gelebte *Affektivität.* Wir sind dann gereizt, nervös, launisch, verdrießlich, ungeduldig. Erst wenn wir reflektierend auf uns zurückkommen, werden wir dieser Affekte gewahr. *Gelebter Affekt steht hier also für erlebtes Mißbefinden.* Beide Zuständlichkeiten stehen oft alternativ zueinander und wechseln, rasch oszillierend, hin und her. Damit wird jeweils ein charakteristischer Bereich von „mein" abgesteckt. Meine Leiblichkeit wird begrenzt. Von daher beziehen wir das Recht, diese Zustände „leiblich" zu nennen.

Die Affektkomponente dieser Zustände ist offensichtlich. Sie tritt meist schon an den Tag, bevor ein Mißbefinden überhaupt spürbar wird. Einen derartigen Affekt lassen wir an uns selbst, an einem Mitmenschen oder am Gegenstand unseres Alltags aus. Auch unsere Patientin hadert mit sich über ihre schlechte Verfassung: sie ist verdrießlich, wenn ihre Hände ihr eine Arbeitspause zudiktieren; sie ist unzufrieden mit sich, wenn sie vorzeitig ihre Feldarbeit abbrechen muß. Affiziertsein im Sinne eines allgemeinen Mißbefindens und Affekt gehören offenbar zusammen.

Entsprechende Beobachtungen kann man am Phänomen der *Müdigkeit* und ihren Vorstadien machen. Noch ehe ich nämlich das ausgeprägte Stadium der Müdigkeit erreiche, in dem ich meine schweren Beine bemerke, indem ich sie in einer besonderen Anstrengung heben und setzen muß; noch ehe ich mich darauf einrichten muß, ihre Schwere zu überwinden, überkommt mich ein undeutliches Mißbefinden. Ich bin dann immer noch ganz bei der Sache; der Landschaft, der Straße, auf der ich wandere, oder den Menschen, die an mir vorübergehen, oder dem Begleiter, mit dem ich im Gespräch voranschreite. Meine Aufmerksamkeit ist noch ungeschmälert. Meine Leistungen vollziehe ich noch uneingeschränkt. Und doch wird etwas langsam „anders". In meinen Intentionen bin ich zunächst noch weitgehend unbeeinträchtigt neben einem noch unklaren Befinden. Ich komme aber dabei immer weniger von diesem mich tragenden Befinden los. Mich durchzieht so etwas wie ein leises Gefühl der Schwere; noch sind es nicht die Beine, die in der Müdigkeit schwerer werden, noch ist es nicht der Rücken, der als müder Rücken später meine Haltung beeinträchtigen wird. Ich spüre, daß mich „irgend etwas" Belastendes einnimmt. Es kommt in meine Beweglichkeit etwas wie eine Stabilisierung und Führung. Das selbstverständlich Beschwingte des Ganges läßt nach. Ich wechsle vielleicht nicht mehr so unbeschwert und ohne eigentlichen Entschluß wie früher die Straßenseite, wenn ein gegenüberliegendes Schaufenster lockt. Meine Umgebung verliert für mich an Mannigfaltigkeit, an Kolorit, an Verführungskraft. Mein ehedem gedankenloses Voranschreiten bedarf jetzt eines leisen, noch nicht auffälligen Entschlusses. Der Reichtum, den die Selbstverständlichkeit des ungehinderten Könnens bietet, wird reduziert. Statt dessen begnüge ich mich eher als früher mit Vereinfachungen in meiner Wegnahme. Oder ich lasse es jetzt einmal darauf ankommen, irgendwo anzustoßen oder in eine Pfütze zu treten — Momente, die ich vorher sicher, wie von selbst und ohne willentlichen Impuls vermieden hätte. So beginnt die Müdigkeit. Aus den Erfahrungen, die wir in unserer Umwelt mit uns machen, schließen wir zurück und sagen: „Ich *glaube*, ich bin müde."

Die Phase *eigentlicher*, als solcher erlebter Müdigkeit ist dagegen gekennzeichnet durch die Wahrnehmung einer eigentümlichen Last und Schwere meiner Glieder und meines Körpers. Die Müdigkeit erscheint jetzt nicht bloß als eine Art in den Knochen und Muskeln sitzender Schwere. Diese wird getragen in einer Haltung und Bewegung, die sich jetzt in ganz anderer Art bemerkbar machen als vor der Müdigkeit. Meine Aufmerksamkeit und Aktivität ist jetzt an die jeweilige Haltung oder Bewegung gefesselt und auf sie abgelenkt. Haltung und Bewegung werden fortlaufend zu einem Problem. Meine Haltung muß jetzt gehalten werden. Und meine Bewegung muß jetzt in Gang gehalten werden. Dabei erscheint jetzt auch *in* Haltung und Bewegung weit mehr von meinem Körper. Seine lastend-schweren Glieder erscheinen fast wie Prothesen. Meine Aktivität muß beständig gegen einen Widerstand angehen, von dem sie gefesselt wird. Hierdurch ist meine Verfassung als Müdigkeit in einer graduell verschiedenen Ablenkungstypik meiner Aktivitäten und meiner Aufmerksamkeit festgelegt. Über diesen ablenkenden Widerstand muß ich hinausgehen (ihn überwinden), wenn ich noch Aufmerksamkeit für etwas anderes als die müden Glieder erübrigen will.

Jetzt z. B. schmerzen die müden Beine; jetzt muß ich mich entschließen, die Füße einzeln, Schritt für Schritt, zu heben; sie gehen nicht mehr „von alleine"; ich muß sie in Bewegung halten; sie werden schwerer und unförmiger von Minute zu Minute, und die Straße wird unebener von Meter zu Meter. Die Bewegung in meinen Gelenken empfinde ich als mühsam-zähflüssig. Die Schaufenster, die Bäume, die Vorübergehenden werden „Hintergrund", schließlich verschwinden sie ganz.

Etwas dem Vorstadium der Müdigkeit Vergleichbares können wir bemerken vor dem Auftreten des eigentlichen *Appetits*. So entdecke ich bei einer gelegentlichen Mahlzeit plötzlich, daß ich Appetit habe. Ich habe ihn offensichtlich nicht jetzt erst beim Essen oder beim Anblick der Speisen etwa bekommen. Ich bemerke, *indem* ich ihn entdecke, daß er bereits da war. Mir fällt rückblickend auf, daß ich in der letzten halben Stunde bei der Arbeit ungeduldig, oberflächlich-großzügig oder vorandrängend war, ganz genau so, wie ich es auch jetzt wäre, wenn ich weiterarbeiten sollte und meinen Appetit wieder vergessen würde. Zudem wird dieses jetzt bemerkte „Appetitgefühl" selbst in einer Verfassung des Drängens und der Ungeduld erlebt, die meiner vorherigen Affektivität bei der Arbeit völlig ähnlich ist. Rückblickend besteht für mich kein Zweifel, daß ich vorher schon, allerdings unbemerkt, appetent war.

Unsere Beispiele sollen zeigen, daß wir bei der Wahrnehmung von Schmerz, Hunger, Müdigkeit, Magendruck usw. immer in einer jeweils charakteristischen „Verfassung" sind. Derartige „Verfassungen" nennen wir Befinden. Nur *in* einer solchen „Verfassung" erscheinen uns Schmerz, Hunger, Druck usw. Allerdings geht die „Verfassung" unter Umständen im Hingelenkt-Sein auf den erscheinenden Schmerz unter. Sie ist als solche dann eben die Modalität meines Hingelenktseins. So erklärt es sich, daß unser Befinden uns oft entgeht.

Manchmal — auch das versuchten wir zu zeigen — werden wir auf unser Befinden aufmerksam durch Charakteristiken, die wir an den Gegenständen unseres Alltags vorfinden, ohne daß sie diesen eigentlich zukommen. In wieder anderen Fällen versteift sich Befinden zu einer Verfassung, die mich unentrinnbar in einen Schmerz, einen Heißhunger oder dgl. hineinhält. Schmerz und Befinden stellen dann eine unlösbare Einheit dar. Wir bemerken dann über dem gegenständlichen Moment des Schmerzes nicht mehr das „eigentliche" Befinden. Ähnlich liegt es bei einer Übelkeit, oder z. B. bei manchen Zuständen der Schwermut.

2

Die bisher angeführten Beobachtungen und Überlegungen fordern die Frage heraus, welche Bedeutung das Befinden, speziell das Mißbefinden, für eine Theorie des Leibes haben könnte. Wie sind sie für eine solche Theorie der Erfahrung unserer leiblichen Existenz zu verwerten?

Auch in dieser Beziehung findet sich in der phänomenologischen Literatur besonders bei *Husserl* selbst manches, das den Gedanken nahelegt, daß hier alles schon entschieden sei[1]. So ist es zweifelsfrei, daß *Husserl* die durchgängige Verspannung der Konstituierung des wahrgenommenen Gegenstandes und des Körpers erkannt hat. Dabei bemerkte er, daß Auffassungsschichten der Dinge in der Mitwahrnehmung der Leiblichkeit motiviert sind. Seine Blickrichtung ging aber dabei auf die Konstitution des *Gegenstandes*; der Leib interessierte ihn jeweils nur im Zusammenhang mit der Konstitution des Gegenstandes, d. h. als Fundament einer Motivierung. *Husserl* war primär am wahrgenommenen Gegenstand interessiert und kam darüber zum Leib. Er definierte den Leib nicht als Existenz. *Sartre* hingegen geht es um etwas ganz anderes: nämlich um die Frage, in welcher Weise die Faktizität des menschlichen Daseins am unmittelbarsten erfahren und existiert wird. Das geschieht für ihn leiblich. Die Ubiquität der „nausée" ist für *Sartre* die Kontingenz des Leibes. Er hat als erster gezeigt, daß Endlichkeit und Faktizität nicht nur etwas Gedachtes oder seelisch Erlebtes sind, sondern noch *vor* jeder

[1] E. *Husserl*, Logische Untersuchungen; 2. Aufl. 1913, S. 397ff.

Reflexion *unmittelbar leiblich* erfahren und existiert werden. Für *Sartre* ist die Faktizität des Daseins der Leib als „existierte Zufälligkeit" (Kontingenz).

Sartre will nicht die konstitutive Leistung des Leibes für die Konstitution der Wahrnehmungswelt aufweisen, sondern er entdeckt das *Wesen* der menschlichen Leiblichkeit in der im Überschreiten auf die Welt (Transzendenz) existierten Faktizität.

Um zu einem Ansatz für unsere Frage nach der Struktur des Befindens überhaupt zu kommen, müssen wir die Gedankengänge wieder aufnehmen, die wir in der vorhergehenden Studie verfolgt hatten[2]. Wir hatten uns dort gefragt, was *Wohlbefinden* sei, welche Merkmale der „normalen" Wohlbefindlichkeit eines Gesunden eigen seien. Dabei zeigte sich grundsätzlich in einem ersten Anlauf, daß ich mich im allgemeinen desto wohler fühle, je weniger ich von meinem Befinden, z. B. qua Mißbefinden, merke; daß Wohlbefinden im allgemeinen gleichbedeutend ist damit, daß ich nichts von meinem Leib spüre. Je vollkommener mein Körper mich freigibt, indem er schweigt, unbemerkt-selbstverständlich wird, desto vollkommener gelingt mir die Kommunikation mit irgend etwas in der Welt und desto eindeutiger ist mein Wohlbefinden. Mit dieser Feststellung war ein Grundsachverhalt in einer vorläufigen Annäherung gefunden, von dem aus Befindensarten, Wohlbefinden und Mißbefinden, als Modi leiblicher Existenz einsichtig werden.

Aber diese negative Beschreibung ist, dringt man tiefer in diese Verhältnisse ein, doch nicht ganz vollständig. Denn auf dem Grund allen Wohlbefindens läßt sich doch etwas Positives, wenn auch ganz Leises und Zartes, entdecken, das dadurch als konstitutiv für Wohlbefinden hingenommen werden muß, wenn es auch nur ganz hauchartig auftritt. Es tritt selbst fast gar nicht hervor und ist annähernd allein reine Verfassung meines Dahinlebens. Im Wohlbefinden *nehme* ich nichts von meiner leiblichen Verfassung *wahr*; mein Körper ist mir als „schweigendes Selbstverständliches" (passé sous silence; *Sartre*) gegeben, so daß ich von ihm beständig abspringen und zu etwas anderem übergehen kann. In diesem Zustand aber *vermittelt* er mir etwas; er vermittelt mir die beständig reaktivierbare Evidenz, daß ich leibhaftig *da* bin, daß ich „frei" bin, daß ich mich regen kann. Wohlbefinden ist die auf „Freiheit" hin angelegte Verfassung des Bewußtseins.

Das wird besonders deutlich beim morgendlichen Aufwachen: Noch ist nichts von mir intendiert, gemeint, erstrebt, gewollt. Ich

[2] vgl. o. S. 77ff.

bin noch ganz *Innehalten*. Ich kann diesen Zustand zum Behagen kultivieren, wie wir in unserer Studie (vgl. o. S. 88) gezeigt haben; aber er ist selbst noch kein Behagen. Alle diese Zustände des Erlebens, die wir unter dem Begriff des Wohlbefindens registrieren können, haben in der Erfahrung der *Frische*, des Frisch-Seins oder des Fit-Seins ein amorphes Etwas, analog der opaken Mißbefindlichkeit, gemeinsam. Wir erfahren dies Frisch-Sein, kaum bewußt, als *Gabe* des ausgeruhten Leibes. Das verborgene „Herz" des Wohlbefindens ist die Erfahrung des Geschenks der leiblichen Frische.

Was hier gemeint ist, wird noch deutlicher, wenn wir die phänomenologischen Untersuchungen *E. Wulffs* über die Wirkung von Analgetica heranziehen[3]. *Wulff* beschreibt dort u. a. den Zustand, in dem ich mich nach der Befreiung vom Schmerz durch Aminophenazon vorfinde. Diese Situation ist eine ganz andere als die, in der ich *vor* dem Auftreten des Schmerzes war. Jetzt, *nach* dem Verschwinden des Schmerzes, befasse ich mich zunächst mit gar nichts, ich atme lediglich auf und halte inne. Ich bin noch gar nicht wieder der Mitwelt zugewandt. Ich bin lediglich, nun ohne Schmerzen, wieder von meinem Körper *getragen*, *bin* befreit wieder *da*, lebe einfach nur, *werde gelebt*. Hier ist nichts von Intention, keine Planung, kein Vorhaben zu spüren. Die Umwelt ist ganz am Rande, kaum vorhanden, weder begehrt noch verlockend, irgendwo in einem fast gestaltlosen Hintergrund. Dieser Zustand ist ganz nur ein Innehalten; ich bin zunächst nur ganz Offenheit gegenüber Dingen und Menschen, die nicht mehr als einfach nur *da* sind, die es einfach nur gibt, ohne daß ich sie zunächst in ein Planen, Streben, Meinen, oder gar in meinen Umgang einbeziehe. Ich bin auch nicht bei meinem Leib, jedenfalls nicht aufmerksam oder hypochondrisch oder sonst beobachtend. Ich werde von ihm getragen und spüre vage dieses Getragenwerden. Das Leibliche ist nur gerade so da, daß es die Befreiung vom Schmerz vermittelt, indem es sich als reine, wiedergewonnene Frische und Verfügbarkeit kundtut. Ich bin wieder frei, ich kann wieder. Das Bewußtsein ist primär nicht das Bewußtsein eines „je pense que", sondern eines „je peux" (*Merleau-Ponty*; *Buytendijk*). Mein Leib und die Welt sind mir, nunmehr vom Schmerz befreit, wiedergegeben. Ich empfinde es als Geschenk, daß ich mich nun wieder der Mitwelt zuwenden *kann*. Noch aber tue ich dies nicht; noch lebe ich ganz mein Innehalten, mein Getragenwerden vom Leib. Noch bin ich ganz ein

[3] E. *Wulff*, Pharmakologische Schmerzbekämpfung und Suchtgefahr (unveröffentlichtes Manuskript).

Empfangender, der keine Intentionen hat, sondern nur das Getragen-Werden existiert.

Wenn unsere Beschreibung des einfach gelebten Wohlbefindens richtig ist, so bedeutet das, daß die Faktizität des menschlichen Daseins grundsätzlich in *zwei* Modalitäten existiert werden kann: einmal eben als Wohlbefinden, als das Geschenk der Frische, des einfachen Nur-Getragenwerdens, des Frei-Seins-für, als ein „je peux„ und Dürfen *(v. Weizsäcker*[4]*)* — und zweitens als leibliche Last *(Binswanger)*, als „de trop", als „nausée" *(Sartre)*, als Mißbefinden. *Sartre* hat eigenartigerweise nur die letztere Modalität gesehen. Für ihn gibt es nur *eine* Weise, in der „das Subjekt seinen Leib existiert", nur *einen* Modus, in dem der Mensch in einer nicht-thetischen „conscience engagée" *(Merleau-Ponty)* leiblich existiert: nämlich der „nausée", des „Geschmackes meiner selbst", der zugleich den Charakter des „de trop", des Lästigseins und des Überdrüssig-Werdens, kurz des amorphen Mißbefindens hat.

Leib als existierte Kontingenz, so setzen wir dagegen, hat aber noch eine zweite Seins-Möglichkeit: die Euporie, die wir als Horizont der Transzendenz existieren und in dem Erlebnis der Frische bemerken.

Diese Beschreibung des Befindens wäre aber ungenügend, wenn wir nicht hinzufügten, daß diese reine Verfassung trotz ihres Charakters einer Erfahrung des Leiblichen oft im gleichen Zuge „auf die Welt hin überschritten" *(Sartre)* und an ihr und in ihr bemerkt wird. Im *Befinden* haben wir uns auch immer schon auf etwas hin überschritten. So entstehen ja auch die Befindenscharaktere meiner Umwelt. Im Wohlbefinden erscheint alles in einem verlockenden Glanze. Ich spüre dann mehr als sonst den Aufforderungscharakter der Dinge. Die Kommunikationen, die sich mir anbieten, erscheinen mir willkommen und leicht zu vollziehen. Ich lasse mich leichter und ohne Vorbehalt engagieren und bin selbstverständlicher bei der Sache.

Fühle ich mich dagegen schlecht, so zeigt sich etwas *in meiner Welt anders*. Das Buch, das ich lesen will, erscheint „schwierig zu lesen" oder „langweilig"[5]. Jedes Unternehmen dieses Tages erhält diesen negativen Charakter. Das heißt *alles*, was ich in einer solchen Verfassung antreffe, ist dann in eigenartiger Weise anders: langweilig, schwierig, lästig usw. Die Modalitäten des Befindens, Affekte und Befindlichkeiten, erweisen sich als Horizont eines „In-der-Welt-Seins" *(Heidegger)*.

[4] V. v. *Weizsäcker*, Pathosophie; Göttingen 1956, S. 40ff.

[5] Das Beispiel stammt von Sartre, vgl. o. S. 84f.

Es ist deshalb, sofern man Befinden als Verfassung eines Bewußtseins ansetzt, kein Problem mehr, ob man schon die Phase, in der allein der *Gegenstand* der augenblicklichen Tätigkeit verändert erscheint und die Veränderung der Situation noch gar nicht auf die eigene Person bezogen wird, als ein *Befinden* bezeichnen soll.

Man könnte ja gegen einen solchen ausweitenden Gebrauch dieses Begriffes z. B. einwenden, daß der Mensch, der in dieser Phase auf sein Befinden hin befragt würde, meist ohne Zögern antworten würde, er befinde sich wohl. Trotzdem entschließen wir uns, hier den Begriff „Befinden" zu verwenden, ihn also darauf hin zu erweitern. Wir stützen unseren Standpunkt nicht nur auf die immer bestehende Möglichkeit, daß jeder einzelne, bevor er antwortet, sein Befinden befragen und retrospektiv den Sachverhalt klären kann, indem er unterscheidet, was ihm und was den Dingen eignet. Auch eine weitere Überlegung gibt uns — wie wir meinen — recht: Befinden im engeren Sinne von Miß- oder Wohlbefinden ist immer ein Sich-Vorfinden-in-einer-Situation. Befinden aber, definiert als Verfassung eines Bewußtseins, muß, insofern diese Verfassung als ein Horizont eines In-der-Welt-Seins auszulegen ist, das in diesem Horizont Auftretende in der Weise seines jeweiligen Vorkommens einschließen. Dies ergibt die Korrelation von Befinden und Befundenem. Die oben angeführten Aussagen unserer Patientin bezeugen dies. Denn sie sagt: „Alles klappt nicht mehr." Das heißt ihre Beziehung zur Arbeit ihres Alltags ist komplizierter oder schlechter geworden. Der Leser im *Sartre*schen Beispiel findet zunächst das Buch „langweilig" oder „schwierig zu lesen". Der Spaziergänger, der die aufsteigende Müdigkeit bemerkt, meint primär, daß die Schaufenster nicht mehr so interessant sind, ehe er im engeren Sinne etwas leiblich, in sich, spürt. Die Verlockung, die von der Welt der Gegenstände aus auf ihn zukommt, wird reduziert; die Welt verliert an Kolorit, Mannigfaltigkeit und Reichtum; d. h. aber: ich *befinde* mich in einer veränderten, ärmeren, schwerer zu bewältigenden, langweiligeren oder verdrießlichen Umwelt.

Jeder kennt aus eigenem Erleben, daß man unter Umständen den anderen für gereizt, schwierig oder dgl. hält, bis dieser andere einem plötzlich begreiflich macht, daß man es ja selbst sei, der heute gereizt ist. Manche Frauen finden in der prämenstruellen Phase, daß „heute gar nichts klappt", daß „heute sich alles gegen mich verschworen hat". Sie haben „heute ihren schlechten Tag", lassen die Teller fallen und sind — ohne es zu merken oder gar zu deuten — mit den Kindern ungeduldig. Sie würden ohne Zögern sich damit entschuldigen, daß die Störung ja von außen kommt, die Welt sei schuld, der andere sei unerträglich, die Kinder heute so unartig, die Dinge, die sie in die Hand nehmen, benähmen sich tückisch.

Es gibt also in diesen Situationen, in denen man sich zunächst an irgend etwas in der Welt, am anderen, an einem „Gegenstand" stößt, ohne dabei an die eigene Verfassung zu denken, meist eine *Generalisierung* dieser Erfahrung, die uns auf das diesen Erfahrungen Gemeinsame verweist, das wir selber sind. An solch einem Tag mißlingt mehr oder weniger alles. Wir sind „heute mit dem linken Bein aufgestanden", „alles klappt heute nicht", „man hat seinen schlechten Tag". Und gerade diese immer wiederkehrende Erfahrung ist es, die uns dann darauf hinführt, daß nicht die Welt sich gegen uns verschworen hat, sondern daß wir selbst anders sind. Nun sprechen wir davon, daß wir uns schlecht befinden.

In diesen Fällen findet sich der Mensch in einer mißlich gewordenen, veränderten Umgebung. Insofern ist das in dieser Umgebung Befundene mein „prolongierter Leib" *(Sartre)*. Das Befinden ist ja nicht nur Etwas *in uns*, sondern *wir* sind ebenso *in einem Befinden*. Wir sind im Befinden in einer Welt, die jeweils Befundenes enthält, das derartige Befindenscharaktere wie „triste", „langweilig", „hell" oder „frisch" aufweist und uns zuspielt.

Am deutlichsten sind uns diese Verhältnisse an einem dreijährigen Kind geworden. An einem Abend bemerkte die Mutter, daß es blaß aussah, etwas fiebrig glänzende Augen hatte, auffällig ruhig in der Ecke saß, den Daumen im Mund, und vor sich hin nörgelte. Man vermutete, daß es krank sei, und beschloß, es vorzeitig ins Bett zu bringen. Als die Mutter es aufnahm und ihm tröstend sagte, daß es besser sei, ins Bett zu gehen, fing es zu weinen an und frug: „Bin ich bös gewesen?" Dies ist wohl kaum anders zu deuten, als daß das Kind sich zwar nicht wohl fühlte, dieses Mißbefinden aber nicht leiblich, sondern „moralisch" auf sich bezog. Es konnte nicht unterscheiden, wie verschiedenartig etwas „bös" sein kann. Eigentliches Mißbefinden und schuldhaftes Leiden — alles ging ungeschieden in dem Meer von Mißlichkeit unter.

Daß dieses Beispiel geeignet ist, das Befinden der Kinder als einen noch einmal völlig eigenen Sachverhalt zu untersuchen, sei nur am Rande bemerkt. Es deckt zugleich innerhalb des Befindens als Verfassung unseres Bewußtseins einen umschriebenen Bereich von Befinden auf, der mit unserem Tun verknüpft ist. In diesem sind wir verantwortlich und können wir schuldig werden.

3

Wenn unsere Patientin auf unsere Fragen immer wieder fast stereotyp die Klage vorbrachte, sie sei „seit Jahr und Tag nicht wieder auf den Damm gekommen", so scheint uns diese Aussage für die Patientin alles zu umfassen, was sie plagt. Sie erfährt ihr leibliches Kranksein als ein „Ich kann nicht mehr so wie früher".

Angesichts dieses Sachverhalts muß man sich allerdings fragen, wieso es kommt, daß die Kranke einerseits auch für sich selbst zu keinem differenzierteren Beschwerdebild kommt (wie es dieser Erkrankung nach aller klinischen Erfahrung eigentlich entspräche), sie es aber andererseits auch nicht mit dem bloßen Kommen und Gehen der leichten tetanischen Erscheinungen bewenden lassen kann. Denn sie sucht ja den Arzt auf! Warum bleibt sie nicht einfach zu Hause und begnügt sich mit ihrem Zustand? Es ist offenbar *nicht* so, daß sie sich „nichts daraus macht".

Man könnte diese Redensart aufgreifen und fragen: Ja, was *macht* sie also daraus?

Wir haben keinen Zweifel, daß die Aussagen der Patientin bereits Versuche zu einer Stellungnahme darstellen, die ihr Leiden in der Gestalt zeigen sollen, in der sie es vor dem Arzt sehen lassen will. Dabei aber wird wiederum deutlich, daß sie eben fast gar nichts aus ihrem Leiden „machen" kann. Ihre stereotype Formulierung des „Nicht-mehr-Könnens" erweist sich als unverfälschte Wiedergabe ihres derzeitigen Zustandes, so wie sie diesen erlebt. Trotz eines differenzierten Krankheitsgeschehens mit objektiv gegebenen Erscheinungen (Pfötchenstellung usw.) kann dies Thema von der Patientin selbst ohne fremde Hilfe nicht aufgegriffen werden. Das, was mit ihr vorgeht, kann sie nicht aufgreifen. Dieser Sachverhalt aber ist verbunden mit einem *Befinden*, das ganz im Vordergrund steht und ihr eigentliches Kranksein ausmacht. Unsere Kranke ist ihrem Leiden doppelt verfallen: Sie kann auf das, was mit ihr vorgeht, nicht zurückkommen; und in eins damit sieht sie sich einem Zustand ausgeliefert, den sie als ein Nicht-mehr-Können ganz im Rahmen ihrer alltäglichen Verpflichtung erlebt. Dieses Nicht-mehr-Können scheint weitgehend geschieden zu sein von jenen Krämpfen, Parästhesien, auf die es dem Arzt eigentlich ankommt. Die Kranke entwickelt ein Skotom für die tetanischen Manifestationen. Und es wäre wichtig, zu wissen, wie dies Skotom mit ihrem allgemeinen Mißbefinden zusammenhängt. Wir wollen hier nur auf diese charakteristische Vergesellschaftung hinweisen, uns aber davor hüten, in der Beschreibung bereits einen kausalen Zusammenhang zu präjudizieren. Wir können hier nur feststellen: Wenn die Kranke ihre tetanischen Lokalsymptome, die sich ihr anbieten, aufgreifen könnte, wäre die Vorstellung, die sie von ihrem Leiden besitzt, und damit dieses Leiden selbst, andersartig.

Versuchen wir, noch etwas mehr in die augenblicklicheVerfassung der Patientin einzudringen. Ihr Zustand, dies Ineinander von Mißbefinden und Insuffizienz, erlaubt es ihr noch nicht, sich vor ihrer Umgebung als krank auszuweisen. Sie hat dieser ja eigentlich nichts Konkretes zu bieten, schon gar nicht ohne eine ärztliche Anerkennung ihrer Krankheit. Dazu wäre eine Objektivierung nötig, die mancher Tetaniekranke auf dem Weg in einen hyperventilatorischen Anfall finden wird. Aber diese Objektivität eines Anfalls lockt unsere Kranke gar nicht. Dieser Weg bleibt ihr verborgen. Sie hat anscheinend gar keine Neigung, sich derart gegen sich selbst zu richten. Sie kann ja noch nicht einmal die leichten tetanischen Symptome aufgreifen. Und doch objektiviert sie auf ihre eigene Weise: nämlich an den ihr durch die Landarbeit und durch ihren Haushalt diktierten Anforderungen. Hier kommen in diesem Prozeß die jeweiligen relativen Untauglichkeiten gegenüber sachlichen Anforderungen zutage. Die objektivierende Hinwendung auf den eigenen Körper und auf das subjektive Befinden aber ist der Patientin fremd und unergiebig. Sie ist auf ihren Alltag hin gerichtet aufmerksam und wach, lebt aber eigentlich *nebenher* ein kreatürliches Leiden. Sie meint mit ihren stereotypen Formulierungen ihr Mißbefinden, erfaßt aber objektivierend nur das Defizit des eigenen Könnens an der Objektivität des von ihr übernommenen Müssens im Rahmen ihrer alltäglichen Aufgabe. Ähnlich geht es dem Betrunkenen. Sein Objektivierungsmodus besteht in der Feststellung: „Der Schlüssel paßt heute nicht ins Schloß", da er anders die eigene Trunkenheit nicht zu fassen bekommt.

Unsere Patientin weiß, daß es bei anderen Menschen anders sein kann. Sie spricht es deutlich aus: bei differenzierteren Menschen sei es wohl anders, sie wüßten oft gleich, was die Krankheit sei und wo sie im Körper säße. Sie ahnt, daß diese anderen einen Schritt tun können, der ihr versagt ist. Es ist das *Heraustreten* aus dem rein kreatürlichen Betroffensein, eine Distanzierung vom starren Eingefügtsein in eine Spielart eines In-der-Welt-Lebens, die dann die Möglichkeit mit sich bringt, auf ein Befinden und auf differenzierte leibliche Vorgänge objektivierend zurückzukommen. Erst von dieser exzentrischen Position aus erkennt und hat man dann einen Kopf, der schmerzt, oder einen Bauch, in dem das Völlegefühl ist. Dieser Schritt zur exzentrischen Position, die die Betrachtung und relative Objektivierung der Leiblichkeit erst ermöglicht, *entwirft* den Leib als so und so beschaffene eigene Körperlichkeit, die man „hat". Entwerfen heißt: etwas in einer Bedeutung sehen. Im Entwurf entdecken wir den Leib als unveräußerlichen Besitz in einer uns allen gemeinsamen Welt. Im Entwurf verweltlichen wir ihn kontinuierlich, zwar nicht beliebig, sondern in verantwortlichen Stellung ahmen, die uns nachhängen. In meinen „Thesen" wird der Leib humanisiert. Das geschieht nicht von selbst. Jedes Entwerfen hat seine Motivation und jedes Ausbleiben eines Entwurfs ebenso.

Relativ durchsichtig ist der Sachverhalt einer Motivierung überall dort, wo z. B. der Grad eines Schmerzes selbst den Menschen schicksalhaft zwingt, sich vom schmerzenden Glied zu distanzieren. Hier ist man fast zwangsweise in eine exzentrische Position gedrängt und auf einen neuen Entwurf angesetzt, der unter Umständen einen alten modifiziert, eventuell sogar „durchstreicht" und ihn dann als „gewesen" ablegt.

Schwieriger liegt es in weniger aufdringlichen Fällen. So braucht eine leise und geringfügige Wandlung des Befindens nicht gleich eine Wandlung des Entwurfs zu motivieren.

Der Patient A., der — wie sich schließlich herausstellte — an einem Hirntumor erkrankt war, bekam immer öfter und schlimmere Kopfschmerzen als noch vor Jahren. Das Kopfweh trat jetzt anders, häufiger und heftiger auf. Er wurde dadurch in einen Entwurf gezwungen, selbst wenn er sich hätte täuschen oder belügen wollen. Er entwarf sich im Spielraum von Angst und Hoffnung, hatte dabei aber auch in seiner Flucht und seiner Lüge seinen kranken Kopf bereits akzeptiert und damit die Konsequenzen, die sich im Alltag und im Beruf daraus ergaben. Der Entschluß, sich als krank zu nehmen, sich dem Urteil des Arztes zu überlassen, fällt dem einen leichter, dem anderen schwerer. Die eindrucksvollste Gebärde, mit der man sich geschlagen gibt, ist das Hinlegen. Die Phänomenologie des „garder le lit" hat *van den Berg* überzeugend herausgearbeitet[6].

Auf der anderen Seite finden wir gar nicht selten den *allzu* endgültigen, unumstößlich fixierten Entwurf. Einen Entwurf etwa, dessen Starrheit in einem festen Vorwurf gipfelt; oder einen, der sich immer wieder an starren „Gegebenheiten" überzeugt; oder den, der von unwandelbaren Sicherheiten besetzt ist. Der Patient B., der einen Lungensteckschuß hat und lediglich an einer Neigung zu relativ harmlosen Bronchitiden leidet, hält sich für schwer und dauernd

[6] J. H. *van den Berg*, Garder le lit; in: Situation I, Utrecht 1954, S. 68—106.

lungenkrank. Hier führen das Wissen um die Anwesenheit des Projektils und die fast belanglose, doch häufig wiederkehrende Bronchitis den Kranken im Spielraum von Angst, Unsicherheit und Hoffnung zu einem Entwurf, in dem er sich die Attitude des chronisch Schwerkranken zumißt. Hier hat der allzu endgültige Entwurf eine Funktion; sei es die, ein Versagen zu verdecken, sei es die, eine höhere Rente zu erlangen.

Wieder andere kommen zu einer beruhigenden Konkretisierung in ihrem Entwurf: so der Patient C., der seine anginösen Zustände jahrelang als harmlosen rheumatischen Schulterschmerz aufgefaßt wissen und sich von dieser Deutung nicht abbringen lassen wollte, bis eines Tages ein Herzinfarkt auftrat und eine neue Situation brachte[7].

Die Aufzählung dieser Beispiele würde einer Simplifizierung des gesamten Sachverhalts Vorschub leisten, wenn nicht bedacht würde, daß es auch mit an den typischen Eigenheiten bestimmter Krankheiten liegt, welche Entwurfsarten bei ihnen überhaupt ausgebildet werden können[8]. Eine beträchtliche Zahl von Krankheiten versetzt ihrer Eigenart nach den Menschen lange Zeit gar nicht in die Lage, etwas anderes als ein allgemeines Mißbefinden zu zeigen. Dahin gehören ebenso die Allgemeininfekte bis zur Sepsis, wie die Systemerkrankungen (Anaemien, Leukosen, Diabetes) und die Tumoren in ihren Anfangsstadien. Hier gibt die *Art* der Erkrankung dem Menschen zunächst nur die *eine* Möglichkeit, sich allgemein krank zu fühlen. Freilich tritt dann meist im Laufe der Entwicklung des Krankheitsprozesses, z. B. bei einem Diabetes mellitus, etwa ein umschriebener Pruritus auf, oder bei einer Leukämie mit der Größenzunahme des Milztumors ein „lastendes Gewicht" im Abdomen. Derartige Veränderungen veranlassen dann den Kranken zu einem neuen Entwurf.

Das, was wir „entwerfen" nennen, bedeutet, daß wir uns auf dem Fundament unserer Faktizität in eine Menschenwelt hineinverwelt-

---

[7] vgl. o. S. 51ff.

[8] Dies führt zu der Frage, ob es so etwas wie eine krankheitsspezifische Entwurfstypik gibt. Wenn es mit unserer Hypothese seine Richtigkeit hat, daß aus leiblichen Ereignissen Motivierungen des Entwurfs entspringen, muß diese Frage bejaht werden. Es ergibt sich dann daraus wieder, daß im Einzelfall biographische Motivation, krankheitsbedingte Konstellation und freie Entscheidung in einen Entwurf der Leiblichkeit zusammenführen. Fragt man nach den Beziehungen dieser drei Vorgänge zueinander, so meinen wir, daß wir uns gemeinhin aus biographischer Motivierung in Entscheidungen auf leibliche Motivierungen hin entwerfen.

lichen, die wir mit unserer eigenen Leiblichkeit entwerfen. Der Mensch vollzieht an seiner Leiblichkeit (qua Faktizität) seine Humanisierung, insofern, als er an ihr sein eigenes Bild entwirft — so, wie er vor sich selbst und vor anderen sein *will.* Über seine Faktizität hinaus, durch die er sein *muß*, entwirft er sich auf eine Welt hin, in der er unter anderen sein *darf.*

Der Mensch ist keine Sache mit Eigenschaften, keine „Natur" mit Eigenschaften. Der Leib des Menschen ist nie in dieser oder jener Struktur abgeschlossen. Wir sind eine Einheit von „fatalité et élan" *(Merleau-Ponty)*. Das heißt, daß der Mensch sich ständig wieder von neuem entwerfen *muß.* Er wird ohne immer wieder versuchten eigenen Entwurf nicht menschliche Gestalt. Das, was in der Krankheit an den Menschen herantritt, gefährdet ihn in allen seinen bisherigen Entwürfen.

Der Mensch hat grundsätzlich die Möglichkeit, sich mit Hilfe des anderen und für andere zu entwerfen und einem anderen bei seinem Entwurf Pate zu stehen. Hier kreuzen sich Arzt und Patient. Das, was beiden in ihrer gegenseitigen Verpflichtung aufgegeben ist, verlangt eine Leistung, die eines Entschlusses bedarf und durch Angst gefährdet ist.

Für ganze Phasen des Lebens ist es geradezu charakteristisch, daß der Mensch für sich allein, „nicht-kommunikativ", an seinen eigenen Entwurf geht. Zum Beispiel in der Pubertät, die ganz unter dem Thema eines Selbstentwurfes steht. Wir haben keine Bedenken, diesen ganz aus Eigenem versuchten Selbstentwurf des jungen Menschen Narzißmus zu nennen. Ohne diese soziale Isolierung gibt es keinen eigentlichen Selbstentwurf; ohne Narzißmus bleibt der junge Mensch in der Pubertät amorph. Es ist dabei notwendig, diesen primären Narzißmus als eine unerläßliche Erlebnisform von einem sekundären abzuheben, der aus mißlungenen Kommunikationen resultiert.

VIII

Hypochondrische Patienten in der Inneren Medizin

Wenn wir auch die Auseinandersetzung mit den von der Psychiatrie in immer wiederholten und auf immer wieder anderen Wegen erfolgten Versuchen einer Definition und einer Abgrenzung des Begriffes der Hypochondrie vorerst vermeiden wollen, so müssen wir doch wenigstens andeuten, was wir hier unter hypochondrischen Patienten verstehen wollen. Und dabei bietet sich eine vorläufige Definition *Ruffins* als praktikabel an: hypochondrisch sei der Mensch, bei dem „sorgenvolle Stimmungen, Befürchtungen und Gedanken um den Verlust oder das Fehlen der leiblichen Intaktheit kreisen", sie seien „von Besorgtheit und Angst gespeist und drohen, auf der Stelle zu treten und ihre Bewegung nur noch innerhalb eines Bannkreises zu vollziehen". In ihn „könne wie durch einen Sog alles Gelebte und gegenwärtige Leben hineingezogen, zu Abhängigkeit und Stillstand gebracht und somit vor der Zukunft verschlossen werden"[1].

Es besteht kein Zweifel, daß es (ganz abgesehen von den psychisch Kranken) besonders unter unseren Herzkranken eine größere Zahl von Fällen gibt, für die diese Definition zutrifft. Wir werden später noch kasuistisches Material vorlegen, das uns dafür als Beleg dienen kann.

Wenn wir uns jedoch *nur* an diese Definition halten, so laufen wir Gefahr, eine ganze Gruppe internistisch Kranker zu übersehen, bei denen eine ganz bestimmte Art hypochondrischer Symptomatik fast verhängnishaft mit dem somatischen Grundleiden mitgegeben ist. Ich meine damit Kranke, deren Leiden vorzugsweise eben das Hypochondrium betrifft. Hier besteht das „Hypochondrische" in einer ganz bestimmten Weise unreflektierten spontanen Leiberlebens, das in seiner Zugehörigkeit zum somatischen Krankheitsvorgang mehr oder weniger unentrinnbar ist, das ein *leibliches* Symptom ist, nicht also der Effekt einer Verarbeitung.

[1] H. *Ruffin*, Leiblichkeit und Hypochondrie; in: Der Nervenarzt, 30. Jg. 1959, S. 195ff., wiederabgedruckt in: Beiträge zur Philosophie und Wissenschaft. W. Szilasi z. 70. Geburtstag. München 1960, S. 301—319.

Maßgebend für das diesen Oberbauchkranken eigene Mißbefinden ist meist ein oft nur leises, den Oberbauch einnehmendes *Völlegefühl*, das Erlebnis einer lästigen Anwesenheit, eines leise drückenden und das Hypochondrium beengenden und beanpruchenden Etwas, das den Kranken unaufhörlich beschäftigt, bedrückt, das ihn unwiderstehlich anzieht, ja ihn in seinen eigenen Bauch hineinzieht und ihn wie in einen Sumpf hineinsinken läßt. Gerade das mit der Leber- oder Darmerkrankung so oft gegebene leise abdominale Völlegefühl das keineswegs mit einem nachweisbaren Meteorismus oder gar mit einem Ascites einherzugehen braucht, läßt den Kranken nicht los. Ich meine damit *nicht* eine sorgenvolle Gestimmtheit, überhaupt kein eigentliches Bedeutung-Geben, kein Befürchten und kein „auf der Stelle tretendes Bedenken" *(Ruffin)*, sondern ich meine eine ganz bestimmte Befindlichkeit, die — jedenfalls im Beginn der Erkrankung — dem Patienten noch gar nicht als „sorgenvoll" oder dergleichen zum Bewußtsein kommt. Es ist zuerst lediglich ein ganz amorphes Affiziertsein, ein ganz unbestimmtes Gemeingefühl im Sinne eines unbestimmbaren Erleidens, eine unbenennbare Malaise, die man noch am ehesten mit dem Begriff des Morosen beschreiben könnte, aus dem sich allmählich mehr und mehr die leibliche Erfahrung eines vollen Bauches, eines ständigen oder jedenfalls dauernd wiederkehrenden Völlegefühls im Hypochondrium abhebt.

Es kommt mir hier darauf an zu zeigen, daß die ungebrochene leibliche Erfahrung eines kranken Hypochondriums mit einem Befinden — qua Mißbefinden — einhergehen kann, das unter allen nur möglichen Arten mißlichen Gemeingefühls, unter der Unzahl der möglichen leiblichen Erfahrensweisen einen ganz bestimmten, unverwechselbaren Charakter hat, den man als *hypochondrisch* bezeichnen müßte, wenn man sich dazu entschließt, ein reines, dumpfes Affiziertsein, ein von Sorge und Bedenken noch freies, ungebrochenes Erfahren leiblichen Krankseins, in dem das beschriebene Völlegefühl im Oberbauch eine entscheidende Rolle spielt, in den Bereich des Hypochondrischen im weiteren Sinne mit einzubeziehen.

Es dauert bei unseren Leber- und Darmkranken verschieden lang, ehe in dem anfänglich ganz *allgemeinen* Mißbefinden der Bauch, das Hypochondrium als bestimmend auftaucht. Der Charakter des Lästigen, später des Lastenden, der sich in der Erfahrung meiner Leiblichkeit ja schon im Falle eines ganz leisen, noch völlig diffusen Mißbefindens breitmacht, wird zunehmend stärker, wenn das Völlegefühl im Hypochondrium in den Vordergrund rückt. Meine Leiblichkeit, die in gesunden Tagen, in ungebrochenem Angehören an die Welt, in jeder vollzogenen Kommunikation gleichsam verschwand, sich in jedem Vorhaben versteckte, bekommt jetzt den Charakter von Moles *(Szilasi)*[2], von etwas Massigem, quasi-Dinghaftem. Jetzt bekommt der Bauch Kontur und Gewicht; schließlich wird er eine Last, die ich mit mir herumschleppen muß. Er beansprucht mich ganz, ich kann gar nicht anders, als mich immer wieder mit ihm zu beschäftigen. Sein ständiges Dasein zwingt mich eigenartigerweise, mich immer wieder dieses Daseins zu vergewissern. In diesem Stadium hält diese Last alles Welthafte von mir ab; sie schiebt sich zwischen mich und jeden anderen, taucht in jeder meiner Aktionen als Hindernis auf, zieht mich in sich hinein und läßt mich vereinsamen. Man kann als Arzt die leise fortschreitende Vereinsamung oft schon Wochen oder Monate vorher merken, ehe der Patient sie als die seine entdeckt.

Ist es erst einmal so weit gekommen, daß die Last des Bauches als quasi Dinghaftes erfahren wird, dann stellt sich natürlich auch die Sorge, das Bedenken, die eigentliche hypochondrische *Verarbeitung* (im konventionellen Sinn) ein.

Dazwischen — d. h. zwischen dem anfänglichen, rein zuständlichen Affiziertsein und der später auftretenden, ausgeprägten hypochondrischen Verarbeitung — dazwischen also liegen die fließenden Übergänge des Unbehagens, das von der Dauer oder der ständigen Wiederkehr der mißlichen Erfahrungen des Leibes, oder von dem Argwohn, daß es so bleiben oder schlechter werden könne, oder daß „etwas dahinterstecken könne", genährt wird.

Es handelt sich also um ein unmerkliches Gleiten von noch ungebrochener Erfahrung leiblichen Krankseins ins Reflektieren und ins Reflektierte — ein Gleiten, das durch die Dauer oder die anscheinend unmotivierte Wiederkehr der Beschwerde ermöglicht, nahegelegt und herausgefordert wird. Aber die aus der Reflexion geborene Vereinsamung, das Auf-der-Stelle-Treten, das ständige Umkreisen des sorgenvoll Bedachten, ist bei *diesen* Kranken — darauf kommt es uns zunächst an — nur der letzte Akt im Drama des ganzen Krankheitsgeschehens. Die ersten Akte werden bestritten anfangs von einem kaum registrierten leiblichen Mißbefinden, später von einer spontanen leiblichen Erfahrung des kranken Hypochondriums, die *eine* unverwechselbare Modifikation aller Mißbefindensweisen, *eine* bestimmte aller möglichen Arten leiblichen Lästig- und Lastend-Seins darstellt, die wir — wenn wir hier einmal den Akzent

[2] W. *Szilasi* in mündlichen Gesprächen.

auf das *Befinden* legen dürfen — versucht sind, eben als hypochondrisch (d. h. als dem Hypochondrium zugehörig) zu bezeichnen.

Uns liegt zunächst gar nicht so viel an einer Entscheidung der Frage, ob hier explizit der Begriff der Hypochondrie am Platze ist. Viel wichtiger ist uns unser Wunsch, als Internisten einiges zum Hypochondrieproblem beizutragen; und da in erster Linie die Tatsache, daß die leibliche Erfahrung des somatisch kranken Hypochondriums zu einem unverwechselbar charakteristischen Mißbefinden führen kann, das viele wesentliche Merkmale zeigt, die der konventionellen Hypochondrie eigen sind — Merkmale allerdings, die sich ganz im Rahmen der unmittelbaren Erfahrung leiblichen Krankseins halten.

Damit aber ist die Möglichkeit hypochondrischen Verhaltens bei intern Kranken nicht annähernd genügend beschrieben.

Um das zu demonstrieren, greifen wir zu einer Krankengeschichte, die uns ein ganz anderes Bild zeigt.

Bei Herrn E. handelt es sich um einen Ingenieur, den wir seit Jahren mit dem Befund eines Vorhofflimmerns mit absoluter Arrhythmie kennen. Der jetzt 50jährige Patient ist als Besitzer eines technischen Entwicklungsbüros voll arbeitsfähig. Er war nie insuffizient. Ihn plagt weder eine stenokardische Beschwerde noch eine Atemnot, noch ein Oppressionsgefühl. Er kann eigentlich nur angeben, daß er 1954 plötzlich gemerkt habe, daß sein Herz unregelmäßig schlägt. Keinerlei Belastung sei vorausgegangen. Es wäre der reine Zufall gewesen, daß er die Arrhythmie überhaupt gemerkt habe. Er lebt seit dieser Zeit höchst ökonomisch, trinkt nichts, raucht nicht, geht gegen acht Uhr abends ins Bett. Niemals kommt er von dem Gedanken los, daß ihm das Herz einen Streich spielen könnte. Es vergeht keine Stunde, ohne daß er seinen Herzrhythmus prüft. Er lebt ständig mit dem Zeigefinger am Radialispuls. Er kommt in die Sprechstunde, weil er sich immer wieder vergewissern muß, daß sein Leiden nicht fortschreite.

Er ist ein stiller, etwas ängstlicher und auch etwas mißtrauischer Mann, ein guter Familienvater; im Beruf gewissenhaft bis zur Pedanterie. Er arbeitet tatsächlich bis zu zwölf Stunden am Tag ohne wesentliche Ermüdung. Aber es vergeht keine Stunde, in der er nicht ängstlich auf sein Herz horcht; kein Tag, an dem er nicht eine Verschlechterung seines Leidens fürchtet oder festzustellen glaubt. Das steigert sich alle paar Wochen so, daß es ihn dann zum Arzt treibt. Er hört bei der Untersuchung gespannt auf jedes Wort des Arztes und zweifelt ständig, ob ihm die Wahrheit gesagt wird. Er hat immer noch ein Bedenken zur Hand, wenn die Besprechung seines Zustandes in der Sprechstunde abgeschlossen scheint. Obwohl er weiß, daß ihm kein Arzt die Intaktheit seines Herzens nachweisen kann, will er im Grunde diesen Beweis doch erzwingen. Er verläßt die Sprechstunde regelmäßig in einer Mischung von Resignation, Mißtrauen und gelindem Aufatmen. Aber auf der Heimreise schon wird er seinen Puls prüfen und alle Befürchtungen, Sorgen und Bedenken werden wieder die gleichen sein.

Lassen wir die Frage der Pathogenese derartiger Fälle beiseite. Es sei nur angedeutet, daß wir ganz den Standpunkt *Wulffs* teilen, der annimmt, daß bei diesen Patienten primär oft nichts Neurotisches vorliegt, sondern sich eine Existenzangst manifestiert. Jeder dieser Kranken sagt, über den Anfang seines Leidens befragt, fast stereotyp: an einem schönen Tag, ganz zufällig, habe ich plötzlich gespürt, daß mein Herz unregelmäßig schlägt. Man kann tatsächlich nicht viel mehr sagen als: *einmal* hat es angefangen. Es gibt kein rechtes Motiv, keine situative Verkettung zwischen dieser Entdeckung des leiblichen Schadens und dem Erlebten. Aber es ist andererseits kaum zu bezweifeln und in fast jedem dieser Fälle auch wahrscheinlich zu machen: der Schlüssel lag schon lange parat, das Schloß wartete nur darauf, daß der Schlüssel hineingesteckt wurde — da genügte die Entdeckung des den Kranken alarmierenden Symptoms, um die von nun an das Leben bestimmende hypochondrische Situation herzustellen.

Was aber unterscheidet diesen Kranken von den Leber- und Darmkranken, die wir an den Anfang unserer Überlegungen gestellt hatten?

Natürlich ist es nicht gleichgültig, daß hier das Herz im Mittelpunkt des Geschehens steht. Aber — wie wir schon andeuteten — das primäre spontane Erlebnis eines kranken Herzens geht gewöhnlich mit Angst, Oppression, Erstickungsnot einher. Das gilt für alle Zustände des stenokardischen Anfalls und auch für manche Arten von plötzlich auftretenden Rhythmusstörungen.

Beim Patienten E. ist das ganz anders. Hier ist das Herz ohne Schmerz, ohne Oppression, einfach da, indem es unregelmäßig schlägt. Hier kommt es beim Bemerken der Arrhythmie zu einer eigenartigen Paradoxie. E. erlebt das Herz einerseits als ein weitgehend autonomes Organ, das sich ganz offenbar selbständig machen und gegen ihn stellen kann, andererseits aber bleibt es sein eigenes. Es wird ihm durch seine relative Autonomie entfremdet, aber im gleichen Vorgang, sogar noch mehr als früher, einverleibt. Je autonomer sich dieses Herz zeigt, desto mehr wird es als das Eigene erlebt! Ja, sogar *weil* der Kranke dieses Sich-Selbständigmachen des Herzens erfährt, wird sein Herz *mehr als je* sein eigenes. Entfremdung geht hier nicht damit einher, daß sich das Herz von mir entfernt, mir gleichgültig wird, sondern es wird gerade dadurch zum Partner, den ich mir erhalten, mit dem ich wieder eins werden muß, nachdem ich Zeit meines Lebens mich nicht um ihn habe kümmern müssen. Ich erlebe, daß das sich so unheimlich fühlbar machende Herz zugleich mein Schicksal ist und ich selbst bin.

Diese im Falle unseres Patienten E. festgestellte *Zweideutigkeit* (ambiguité) in der Erfahrung des eigenen Herzens (Entfremdung und Noch-mehr-das-Eigene-Werden) ist nur ein Beispiel für die *grundsätzliche* und charakteristische und konstituierende Zweideutigkeit unserer Leiblichkeit, für die noch manches Beispiel beigebracht werden könnte.

Ehe wir aber darauf eingehen, berichten wir über einen weiteren Fall, bei dem es sich *auch* um einen Erfinder, *auch* um eine absolute Arrhythmie, *auch* um einen leistungsfähigen und in seine Arbeit ganz versponnenen Mann handelt — allerdings ohne jede Hypochondrie, ja — wenn Sie mir diese nachlässige Formulierung gestatten — um das *Gegenteil von Hypochondrie*, eigentlich um eine Art von Anosognosie. Wir brauchen die Schilderung dieses Patienten N., um den vorläufigen Rahmen abzustecken, in dem wir uns zurechtfinden wollen.

Herr N., 79 Jahre alt, erschien im vorigen Jahr in unserer Ambulanz und bat kurzerhand um ein Attest, in dem ihm bescheinigt würde, daß er herzkrank und pflegebedürftig sei. Eine Untersuchung lehnte er ab, da es sich, wie er sagte, nur um eine Formalität handle. Er könne es uns ja ruhig gestehen: er habe keinerlei Beschwerden, es ginge lediglich darum, daß er *ohne* Attest nicht in ein sehr nettes Altersheim aufgenommen werden könne, in dem gerade ein Platz frei sei. Er hätte — in seinem Alter und als Junggeselle — die ewige Einholerei, das Selbstversorgen, Kochen, Strümpfestopfen usw. satt. Er müsse mit seiner Zeit sparsam umgehen; noch ungeheuer viel Arbeit wäre unerledigt, die er in der Geborgenheit des Altersheims rascher bewältigen könne. Im übrigen läge ja aus dem Jahre 1948 (vor zehn Jahren!) ein Befund im Archiv unserer Ambulanz. Damals hätte er sich den Oberarm gebrochen, und eine Schwester der Chirurgischen Klinik hätte eines Tages eine Unregelmäßigkeit seines Pulses festgestellt. Er hätte, obwohl das völlig überflüssig gewesen sei, nach Heilung des Bruches damals unsere Ambulanz aufgesucht. Lediglich weil man es eben von ihm gefordert hätte. Er hätte weder damals noch in den vergangenen Jahren, noch heute irgendeine Beschwerde, sei nie bei einem Arzt gewesen. Es handle sich — sagte er immer wieder fast beschwörend — nur um das Attest.

Objektiv bestand eine ausgesprochene Myodegeneratio, ein großes breites dilatiertes Herz mit Vorhofflimmern, Lungenstauung und Ödemen, also eine handfeste Dekompensation.

Ob er nicht Atemnot habe?	Nein.
Auch nicht beim Treppensteigen?	Er wohne im Parterre.
Er steige doch sicher mal eine Treppe?	Ja, ab und zu besuche er seinen 89jährigen Freund, der im vierten Stock wohne.
Dabei müsse er doch sicher Atemnot haben?	Nein.

Ob er diese vier Etagen ohne Ausruhen hoch käme?	Nun, er mache natürlich mal eine Pause; das sei in seinem Alter selbstverständlich. Im übrigen mache er solch einen Besuch ja zu seinem Vergnügen. Kein Mensch zwänge ihn dazu, diesen Freund zu besuchen. Das könne man ja nicht als Beschwerde ansehen.
Wir fragten weiter, ob er nicht nachts oft Wasser lassen müsse?	Ja schon, zwei- bis dreimal. Aber daran seien die dauernd kaputten Schuhe schuld. Er könne sich als Fürsorgeempfänger keine neuen leisten. Infolge seines defekten Schuhwerkes wären seine Füße oft naß und kalt; das schlüge auf die Blase, und da müsse er nachts natürlich hinaus.
Außerdem habe er, sagten wir, geschwollene Füße?	Ja, meist abends, das käme noch aus der Hungerzeit, in der er als Normalverbraucher und Einzelversorger Hungerödeme gehabt hätte. Außerdem hätte die Heilgymnastin damals, 1948 nach seiner Fraktur, ihn zu stark in den Beinen massiert. Aber sie hätte ja nicht hören wollen, als er sie darauf aufmerksam gemacht hatte. Die Schwellungen hätten im übrigen jetzt nichts mehr zu besagen; er brauche ja nicht mehr zu hungern. *Die* Zeit sei Gott sei Dank herum.

Kurz, Herr N. hielt sich nicht für krank. Er hatte keine Beschwerden. Ihn interessierten lediglich seine noch nicht abgeschlossenen Arbeiten, für die er sich mittels eines Attestes eine vernünftige soziale Basis schaffen wollte. Lediglich die Welt war ihm in seinem Alter beschwerlich geworden. Nicht das (objektiv dekompensierte) Herz war schuld, sondern der Hunger, die törichte Massage, die Kälte, die Treppe, sein Wunsch, den Freund zu besuchen. Wenn man sich solche Eskapaden leisten wolle, müsse man natürlich dafür büßen. Er nahm die Atemnot beim Treppensteigen in Kauf wie einen morgendlichen Kater nach einer verzechten Nacht.

Ihm begegnete die Krankheit nicht als seine kranke Leiblichkeit, nicht als sein krankes unheimlich gewordenes Inneres, nicht mit Krankheitsgefühl, Mißbefinden, nicht als etwas interozeptiv Erfahrenes, sondern er erfuhr sie als die Lästigkeit der Welt wie Lärm, Gestank oder Dreck. Alles kam von außen; als ob einem immer mal wieder ein Bein gestellt würde. Seine Leiblichkeit war ihm in bemerkenswerter Weise verborgen; alles ihm Begegnende spielte sich jenseits der Haut, *vor* ihm, im grellen Licht des Tages ab, das die figürliche Abbildung in einer objektiven Wahrnehmung ohne Einschränkung erlaubte. Er hatte keine Atemnot, sondern die Treppe war schuld; er hatte keine Ödeme, sondern der Hunger und die törichte Massage waren schuld; die Nykturie war die ebenso lästige wie logische Konsequenz defekter Schuhe. Sogar das fortschreitende Alter konnte man mit einem Attest und der Geborgenheit in einem Altersheim kompensieren. Wenn man so will, haben wir hier eine geradezu chemisch reine Form von „tragendem“ Leib *(Zutt)*[3], einen einmalig eindeutigen Fall von „passé sous silence“ *(Sartre)* vor uns; d. h. aber einen Exzeß, wie ihn das Leben sonst kaum kennt. Ich weiß nicht, ob die Hirnpathologen mir gestatten, das Wort Anosognosie zu verwenden. Jedenfalls läßt sich mit diesem Fall zeigen, daß es so etwas wie das Gegenteil von Hypochondrie gibt, das andere Ende einer Skala, und daß es vielleicht aufschlußreich sein könnte, sich nun gerade um die Phänomene zu kümmern, die zwischen den beiden Skalen-Enden, zwischen Hypochondrie und Anosognosie, liegen — das alles unter der Voraussetzung, daß es hier überhaupt so etwas wie eine Skala gibt.

Bleiben wir aber vorläufig bei dem Bild einer Skala, an deren beiden Enden die Extreme — man könnte auch sagen: die Exzesse des Hypochonders und des Kranken mit der Anosognosie gegenüberstehen. Beide verkörpern die Tatsache, daß die Zweideutigkeit unserer Leiblichkeit fast aufgehoben, jedenfalls sehr in die Richtung einer Eindeutigkeit verschoben werden kann. Beim Patienten E., dem Hypochonder, sehen wir, wie sehr das Leibliche ihm jeden Weg zur Welt, jeden Kontakt, jede Begegnung beeinträchtigt. Sein Bauch ist seine Welt.

Dagegen ist Herr N. mit seiner dekompensierten Myodegeneratio, mit Lungenstauung und Ödemen geradezu ein Schmetterling. Wir vergessen bei aller Sympathie für diesen liebenswerten alten Erfinder nicht, daß seine Art des Leiblich-Seins auch ein Exzeß, eine Verfehlung ist. Sein Verhältnis zur Welt erscheint wirklich fast frei von aller Leibeslast und aller Leibes-Lästigkeit. Das Leibliche ist für ihn so gut wie gar nicht mehr da; es stellt sich ihm nirgends in den Weg; die Welt fließt ungehindert in ihn hinein, und er selbst kann sich fast unbehindert in jede erstrebte Kommunikation verlieren (dépasser). Er setzt an die Stelle von Atemnot, Arrhythmie, Oppressionsgefühl und Nykturie die Widerwärtigkeiten schlechten Schuhwerks, die schicksalhaft alle Menschen betreffende Hungerperiode, die unvernünftige Massage usw.

Ich sage mit Absicht: „er setzt ... an die Stelle“, denn nur mit

[3] J. *Zutt*, Über den tragenden Leib; in: Jahrb. f. Psychologie und Psychopathologie, 6. Jg. 1958, S. 166—174.

dieser Formulierung kann ich auf einen Sachverhalt kommen, der unsere bisherige Schilderung wesentlich ergänzt. Es handelt sich, kurz gesagt, darum, daß wir — um einen treffenden Ausdruck *Ruffins* zu gebrauchen — in dem fast untrennbaren Mit- und Ineinander, das unsere Leiblichkeit mit unserer Welt (der je meinen, je deinen Welt) bildet, *herumwandern* können und herumwandern müssen[4].

Um mich deutlich zu machen, muß ich mit wenigen Sätzen zurückgreifen. Wenn wir von einer konstituierenden Zweideutigkeit unserer Leiblichkeit sprechen, so meinen wir damit, daß *immer*, auch im extremen Fall, *beide* Erscheinungsweisen:

tragender Leib	und	lastender Leib
medialer, nur potentieller, immer noch unbestimmter Leib	und	massiger, dinghafter Leib, Leib als Moles, endgültig bestimmter Leib

sich in jedem einzelnen Fall wiederfinden lassen. Ja, es ist falsch, hier von zwei Modifikationen zu sprechen. Wir können uns diesem paradoxen Phänomen nur nähern, indem wir es von zwei Seiten anschauen. Aber gerade *weil* hier diese beiden Charaktere dieser Zweideutigkeit so innig ineinander verwoben sind, können und müssen aus den verschiedensten Gründen in der Erfahrung unseres Leibes jeweilige Akzentuierungen von Ich und Welt, ein Sich-Gegenseitig-Streitigmachen von Ich und Welt auftreten[5].

Das wird schon deutlich an unseren Patienten, bei denen das Verhängnis der organischen Oberbaucherkrankung den Betreffenden unentrinnbar die „hypochondrische" Note aufzwingt. Die Faktizität einer chronischen Lebererkrankung verschiebt die Erfahrung der

[4] H. *Ruffin*, Melancholie; in: Deutsche Medizinische Wochenschrift, 82. Jg. 1957, S. 1080—1092.

[5] Auch unsere Studie über die phänomenale Stellung der *Parästhesien* (erschienen in der Festschrift für *Szilasi*, a. a. O. 245—252) orientiert sich immer wieder an den beiden Extremen, in denen das Leibliche als Rolle des Vermittelns erscheinen kann. Einmal der reine ungetrübte Vollzug dieser medialen Rolle, den wir in jeder geglückten Aktion verwirklicht sehen. Hier geht alles Leibliche schweigend in die ungestörte Weltbeziehung ein. Wir befinden uns wohl. Von diesem Modus abgehoben wurde die Störung meines Verhältnisses zur Welt, wenn ich durch die Vermittlung des Leibes ein nach der Ding-Seite verschobenes Ich erfahre *(Szilasi)*. Dies trifft zu, wenn mein Arm abstirbt, aber auch, wenn mein Herz schmerzt oder mein Bauch drückt. Die vorher geglückte Vermittlung des Leibes, in der die Welt mir und ich der Welt ungestört angehören konnte, ist jetzt getrübt, umgefärbt, reduziert. Der Zustand Ich als „Moles" *(Szilasi)* nimmt mich mehr und mehr in Anspruch, verdeckt dadurch zunehmend meine Zugehörigkeit zur Welt und äußert sich in einem mißlichen Gemeingefühl.

Zwischen diesen beiden Extremen gibt es eine Unzahl Modifikationen

eigenen Leiblichkeit nach der Seite des Bauch-Habens, des Bauches als Last, als Völle, als etwas zu Schleppendes, nach der Seite: Ich als Bauch und Bauch als Ich. Man könnte auf die Idee kommen, daß es einfach das Krank-Sein als solches wäre, das diese Verschiebung mit sich brächte. Dem steht gegenüber die Erfahrung, daß wir z. B. unser Herz im Falle einer Herzerkrankung primär anders als einen kranken Bauch, nämlich in Angst und Enge, d. h. in der Not der fehlenden Weite erleben. Noch mehr aber widerspricht dieser Meinung die Erfahrung, die wir mit primär-chronischen Polyarthritikern gemacht haben. Hier werden die gröbsten Verstümmelungen der Hände und Finger im wahrsten Sinne des Wortes überspielt. Das Verhängnis *dieser* Krankheit geht mit einem oft unfaßlichen Skotom für alle Deformierungen einher. Diese Patientinnen (es sind fast alles Frauen) leisten mit ihren verkrüppelten Händen Erstaunliches. Ihre Leiblichkeit ist fast nur noch ein mediales „à travers" *(Merleau-Ponty)* für die unermüdliche Fürsorge, der sie sich heiteren Gemütes pausenlos für andere unterziehen. Hier trifft kein anderes als nur das Wort „selbstlos" zu, sowohl in seiner Bedeutung der selbstverständlichen Hingabe und der unerschöpfbar heiteren Zuwendung zu einem Anbefohlenen wie aber auch im Sinne der kaum noch zu steigernden *Selbstverborgenheit* der eigenen Leiblichkeit, insbesondere der im Grunde unverständlichen und geheimnisvollen Selbstverborgenheit, die anscheinend jede Selbstwahrnehmung der verkrüppelten Finger und Hände und auch die dort zu vermutenden Schmerzen ausschließt.

Wir halten zunächst fest, daß es in weiten Bereichen die *Faktizität*

---

des *Herumwanderns (Ruffin)* meines Ich, Modifikationen der Verlegung der Schwerpunkte der *Selbstauslegung* und *Selbstverwirklichung* innerhalb der Dimensionen des reinen Ich und der Welt.

Damit wollen wir abschließend dem — nicht zuletzt durch unsere zugespitzte Darstellung provozierten — Irrtum vorbeugen, daß Leibliches als Moles und Leibliches als geglückte reine Vermittlung alternativ zueinander stehende Erscheinungsweisen seien. Die phänomenale Leiblichkeit enthält *immer* beide Komponenten. Es handelt sich grundsätzlich immer um Kompromisse mit dem jeweiligen Hervortreten des einen der beiden Charaktere und dem Zurücktreten des anderen. Hier zeigt sich die *ambiguité*, die Zweideutigkeit, die für den menschlichen Leib konstitutiv ist. Auch in der geglücktesten Rolle des Vermittelns, in der der Leib anscheinend völlig störungsfrei mein Dasein mundanisiert und die Welt zu meiner eigenen humanisiert, läßt sich noch ein Rest des lastenden und lästigen Moles-Charakters, le goût de moi-même *(Sartre)* nachweisen; ebenso wie wir auch im Zustand der schlimmsten faktischen Zerstörung des Leibes noch irgendeine Beziehung zur Welt aufrechterhalten oder finden können.

der somatischen Erkrankung ist, die die oft charakteristische Verschiebung von potentiellem, medialem Leiblich-Sein zu räumlich gerinnendem und damit lastendem Leib und umgekehrt mit sich bringt. Die hierzu gehörenden Erfahrungsweisen des eigenen kranken Leibes sind verhängnishaft vorgegebene, prinzipiell unentrinnbare, unmittelbar leibliche Symptome, an die sich die Reflexion des Kranken nur *hinten* anhängen kann.

Aber schon unsere beiden Herzkranken mit der absoluten Arrhythmie zeigen die Unvollständigkeit dieser Aussage Ohne. Zweifel schreibt das somatische Krankheitsgeschehen den Rahmen vor, in dem der Mensch zwischen Anosognosie und Hypochondrie herumwandern kann. Dieser Rahmen kann je nach Krankheit und Person grausam starr, aber auch unendlich dehnbar und wandelbar sein. Dieser Rahmen, in dem die Freiheit zu Hause ist, kann vernachlässigt werden und schrumpfen, aber auch durch Genesung oder eigene oder des Arztes Kraft erweitert werden. Ich kann diese Freiheit ausnutzen, auskosten, aber auch unbenutzt lassen, und ich kann diese Freiheit in Richtung auf meinen Leib und in Richtung auf meine Welt schuldhaft verfehlen.

Diese Schilderung wird natürlich nicht den vielfältigen Nuancen gerecht, die hier tatsächlich berücksichtigt werden müssen. Es gibt eine Unzahl Modi der Selbstverborgenheit des Leiblichen, eine Unzahl Modi der Mischungen von tragendem und lastendem Leib, eine Unzahl von Arten, in denen die Gewißheit oder das Vertrauen auf die Intaktheit des Leibes Risse bekommt, und sich die ersten Keime einer hypochondrischen Verarbeitung andeuten. Und es gibt schließlich eine Unzahl von Verirrungen, Verwechslungen und Verstrikkungen, in denen Leibliches und Welthaftes sich gegenseitig narren. Dazu kurz ein Fall:

Der Studienrat B. hatte einen Herzinfarkt, blieb acht Wochen in einer auswärtigen Klinik, wurde viel zu früh entlassen und kam tiefunglücklich und zweifellos noch schwer krank auf unsere Abteilung. Er blieb noch zwei Monate in unserer Behandlung, ehe wir ihn spazieren schickten. Eines Tages fragte ich ihn nach solch einem Spaziergang: „Haben Sie beim Spazierengehen oder danach nun eigentlich noch Schmerzen in der Brust oder im linken Arm oder Taubheit, Schweregefühl oder Kältegefühl?" Er zögerte merklich mit einer Antwort, entschloß sich dann mit einem Ruck und sagte halb ärgerlich, halb geniert: „Darüber möchte ich eigentlich gar nicht mehr sprechen; in solchen Dingen kann man sich ja so täuschen, daß man sich vor sich selber lächerlich vorkommt. Ich habe da meine Erfahrungen gesammelt. Schon einige Zeit *vor* dem Herzinfarkt habe ich einmal bei einer Wanderung gemeint, ich hätte ein unangenehmes Drücken in der Herzgegend. Ich war sehr beunruhigt und versucht, diese Erscheinung auf eine Überanstrengung zurückzuführen. Als ich meine Wohnung erreichte und meinen Füllhalter aus der linken Brusttasche zog, verschwand urplötzlich der Herzdruck. Ich fühlte mich ausgesprochen gefoppt. Das gleiche erfuhr ich, als ich wieder einmal ein wirklich unangenehmes, mich ängstlich stimmendes Druckgefühl am Herzen hatte und die Brieftasche aus der linken Brusttasche zog. Auch dabei verschwand sofort mein sogenannter Herzschmerz. Ja, sogar als ich nachts einmal vor Herzdruck aufwachte und mir das Taschentuch aus der linken Brusttasche des Nachthemdes zog, geschah das gleiche. Seitdem weiß ich, wie man sich irren kann und wie lächerlich das Ganze dann wird."

Ich möchte es mir bei diesem Fall nicht zu leicht machen und das „Verwechseln", das hier im Herumwandern zwischen den Aggregatzuständen des Leiblichen so deutlich wird, ausschließlich auf dies Verwechseln, auf dies Sich-Irren beziehen. Der Vorgang ist in diesem Fall sicher sehr komplex. Das „Verwechseln" spielt hier sicher eine Rolle — darauf kommt es mir an. Aber ich übersehe nicht, daß in diesem Falle eine Mackenziesche Zone auf der linken Brustseite, d. h. ein greifbares pathologisch-physiologisches Geschehen des Krankseins mit im Spiel sein kann und daß der leichte Druck durch Füller, Brieftasche oder Taschentuch zu der Schmerzhaftigkeit der Herzgegend eben durch mechanischen Druck hat beitragen können.

Ebenfalls nur streifen will ich, daß vielleicht hier ein schönes Beispiel von Einverleibung der Kleidung in die eigene Leiblichkeit vorliegt. Brieftasche und Taschentuch gehören unter Umständen einmal wie Hemd und Hose zum eigenen Leib. Aber auch wenn diese Nuance hier mit hineinspielte, träfen wir wieder auf den Sachverhalt des Verwechselns, des Sich-Irren-Könnens im Herumwandern innerhalb der möglichen Modifikationen der Zweideutigkeit unserer Leiblichkeit: Unser Studienrat fand sich nicht mehr so leicht zurecht zwischen Herz und Brieftasche.

In dieser Anfälligkeit, die bei dem Kranken B. darin besteht, daß er in die für jedes Tun notwendige Selbstverborgenheit des eigenen Leibes die Komponente des Massigwerdens allzu willfährig hineinläßt, sehen wir ein zur Hypochondrie wesentlich gehörendes Geschehen. Hier wird man nicht nur von „Verwechseln" im Herumwandern sprechen, sondern hier bekommt das „Verwechseln" schon den Charakter von „Sich-Verstricken". Die Möglichkeit des Verwechselns, des gelegentlichen Ausrutschens gehört wesenhaft zur ambiguité des gesunden Leibes, zur menschlichen Natur: Wir verwechseln dauernd Weltliches und Leibliches, wechseln dauernd von Selbstverborgenheit zu der Erfahrung des Lästigen unseres Leibes, wir versuchen uns dauernd an dem Rahmen, den die Faktizität uns gibt und läßt; wir überspielen oft Leibliches um eines ersehnten Zieles willen, und wir drücken uns vor den Pflichten und Ansprüchen der Welt, indem wir dem Leiblichen eine endgültige Form geben, die es gleichsam erstarren läßt und damit seine Verwandlungsfähigkeit annulliert; d. h. wir versuchen, uns in dem geheimnisvollen Gestrüpp von Leib-Sein und Leib-Haben, in der gemeinsamen Zone von welthaftem Leib und der je meinen, d. h. leiblich gewonnenen Welt je nach Situation, Aufgabe und Geschmack zurechtzufinden. So schwierig das oft sein kann, so ist es doch ein Können, eine begrenzte Freiheit, die ihren Sinn verliert, wenn sie nicht benutzt wird. Kommt in dieses Herumwandern infolge einer quälenden Ungewißheit um das Intaktsein unseres Leibes die Tendenz, sich an das Herz oder an den Bauch zu klammern, d. h. dem Leiblichen die unbefangene Unbestimmtheit, sein Ständig-in-wechselndem-Vorhaben-Untertauchen-Können zu nehmen, so nähern wir uns der Hypochondrie. Dieser schuldhaften Verfehlung des *Weltlichen* zugunsten einer massig und determiniert gewordenen Leiblichkeit entspricht auf der anderen Seite die schuldhafte Verfehlung des *Leiblichen* zugunsten eines Sich-Verströmens in ein Tun, in ein Vorhaben, in eine Sucht. Hier wird alle leibliche Beschwerde dépassiert oder in Schikanen der Welt verwandelt, die man gelassener hinnehmen kann als eine Herzschwäche. Auch das ist eine Verstrickung, schuldhaft, aber oft unendlich sympathisch in ihrer Großzügigkeit und in ihrer Verachtung des Ökonomischen.

Dazu kommt noch etwas anderes: Unser herzkranker Erfinder, der mit seiner Leiblichkeit umgeht, als wäre sie etwas Verächtliches oder jedenfalls etwas, das überhaupt nicht mitzählt, ist glücklich. Er bringt es fertig, ganz in seiner Welt aufzugehen, ohne daß ein schaler Rest von leiblichem Lästigsein sich zwischen ihn und seine Welt noch schieben kann. Er ist ganz frei vom goût de moi-même *(Sartre)*, der immer in der Stimmung des Hypochonders mitspielt. Unser Geschmackssinn ist für das Kosten und Schmecken des *anderen*, des uns von außen Gebotenen bestimmt. Schmecken wir uns selbst, so schmeckt das immer — notwendig — schlecht. Schon von diesem Sachverhalt her ist es selbstverständlich, daß der Hypochonder nicht glücklich ist. Mit einem ständig faden Geschmack auf der Zunge ist das auf die Dauer unmöglich.

Unsere bisherige Darstellung leidet zum mindesten an zwei Fehlern. Der *eine* dieser Fehler ist relativ leicht zu eliminieren, denn sein Vorhandensein ist lediglich die Begleiterscheinung eines taktischen Manövers unserer Darstellung. Er besteht darin, daß wir in unserer

Beschreibung das Bild einer *Skala* gewählt haben, um damit die Möglichkeit zu gewinnen, die Vielfalt der Modifikationen des Leiberlebens, die sich zwischen Hypochondrie und Anosognosie ausbreitet, ein wenig anschaulich zu machen.

Aber das Bild der Skala ist falsch. Gewiß kann man Hypochondrie und Anosognosie als Extreme sich gegenübergestellt denken; es geht auch noch an, sich die normale leibliche Selbstverborgenheit des Gesunden und den manchmal deutlicheren, manchmal leichten oder sogar ganz überhörbaren Charakter des Lästig- und Last-Seins der gesunden Leiblichkeit etwa in der Mitte zwischen den genannten Extremen vorzustellen. Aber gerade dadurch würden wir der Vielfalt und Buntheit der leiblichen Phänomene nicht gerecht. Es gibt zweifellos viele Formen der Erfahrung des Leiblichen, die auf einer solchen Skala als Phänomene der Mitte nicht untergebracht werden können. Ich kann in diesem Referat, das sich im wesentlichen der Hypochondrie zuwenden muß, nicht näher darauf eingehen. Ich möchte nur — stichwortartig — an unsere Beobachtungen bei chronisch Schwerkranken, beim Karzinom, bei schweren, unbeeinflußbaren, konsumierenden Erkrankungen überhaupt, erinnern[6]. Diese Kranken verlassen — wie ich es einmal versucht habe zu beschreiben — ihren Leib langsam und fast unmerklich nach innen; sie distanzieren sich von ihrem Leib, indem sie sich irgendwohin in ihr Inneres zurückziehen. Alles Leibliche ist dann zunehmend mehr nur noch Hülle, fast stoffartig, schließlich wie ein auf einem Gestell hängender, alter verschlissener Anzug.

Das hat mit Anosognosie nichts zu tun. Unser Erfinder (N.) *überspielt* seinen Leib, er tritt ihn mit den Füßen, die ihn in die Welt tragen. Wenn Sie so wollen, könnte man sagen, er verläßt seinen Leib *nach außen*, überspringt ihn — das wäre geradezu das Gegenteil von der leiblichen Erfahrung der genannten Krebskranken.

Es gibt auch, um noch ein ganz anderes Beispiel anzudeuten, ein nicht-hypochondrisches, reines Verweilen beim Schmerz. Man weiß, daß er einem nicht genommen werden kann, und läßt ihn in Gottes Namen eben da sein. Man arrangiert sich mit ihm, nimmt ihn in Kauf, erkennt ihn an, macht aber kein Wesen daraus. Auch dieser Modus ließe sich nicht auf unserer Skala unterbringen.

Doch genug davon, es sollte nur deutlich werden, daß wir das Bild der Skala als zu einfach fallenlassen müssen.

Der *zweite* Fehler hängt eng mit dem ersten zusammen: Wir haben um die relativen Möglichkeiten des Menschen hinsichtlich der Ak-

[6] vgl. o. S. 67ff.

zentverteilung zwischen tragendem, schweigendem und lästigem, lastendem Leib zu charakterisieren, von Herumwandern, von Verwechseln und Sich-Verstricken gesprochen. Es soll auch bei dieser Aussage bleiben: Wir *können* herumwandern, so weit uns die Faktizität der somatischen Erkrankung Raum läßt, und wir *müssen* immer (in ständig sich wandelnden, teils von uns geforderten, teils von uns aufgegriffenen Leibverwirklichungen) herumwandern, weil wir gar nicht leben können, ohne fortlaufend in wechselnden Raumverhältnissen und mit wechselnden Themata Leibliches gegen Weltliches abzustecken, d. h. ohne uns zu entscheiden, ob wir „bei einer Sache" bleiben oder in unserer eigenen Leiblichkeit steckenbleiben wollen. Das gilt nach wie vor.

Aber das Herumwandern-Müssen und -Können kann, wie uns die eben flüchtig erwähnten Karzinomkranken oft zeigen, weitgehend *irrelevant* werden. Dann spielt das Drama auf einer ganz anderen Ebene, als die es ist, die für alle unsere bisherigen Überlegungen verbindlich war. Bei vielen Endzuständen schwerer somatischer Auflösung und Zerstörung, bei denen der Kranke — wie wir versuchsweise sagten — seinen Leib nach innen verläßt, spielt das Herumwandern, das Setzen von Bedeutung im Hin und Her von Welt und Leib kaum eine Rolle mehr. Hier wird — salopp gesagt — nicht mehr „herumgewandert", es wird auch nicht mehr „verwechselt", hier gibt es weder die Verstrickung in die hypochondrische Haltung noch den Exzeß der Anosognosie. Selbstverständlich gibt es auch hier noch das durch den somatischen Krankheitsprozeß Vorgegebene, und es gibt die Erfahrung der eigenen Leiblichkeit; aber nicht so sehr mehr auf der Ebene einer oft erbitterten Auseinandersetzung zwischen Faktizität und Freiheit, wie sie unsere bisherigen Fälle zeigen. Das Krankheitsgeschehen und das, was davon leiblich erfahren wird, gehört einer anderen Ordnung an, in der es um anderes geht; jedenfalls nicht mehr darum, was der in seiner Leiblichkeit herumwandernde Mensch in immer wiederholten Anläufen dem Faktischen der organischen Zerstörung abgewinnen kann und will. Die Kranken, von denen ich hier spreche, haben mit der fortschreitenden Zerstörung ihres Leibes *Frieden* geschlossen und eine weitgehend endgültige Position in ihrem Leiblich-Sein, im Erfahren ihrer Leiblichkeit, bezogen, die am ehesten eben dadurch charakterisiert werden kann, daß man von einem *Verzicht* auf das Herumwandern-Wollen und -Müssen, oder gar von einer Überwindung dieser Kategorie und der damit gegebenen Gefahren des Sich-Verirrens oder Sich-Verstrickens (soweit es so etwas überhaupt geben kann) spricht.

Es kam mir im wesentlichen darauf an, die Hypochondrie als *einen* Modus der Erfahrung des eigenen Leibes zu sehen und aufzuzeigen. Hypochondrisch kann nur eine besondere Erfahrung der eigenen Leiblichkeit sein. Wir wählen mit Bedacht hier (abschließend) das Wort „*Erfahrung*". Denn der Vorgang der leiblichen Erfahrung reicht von der kaum oder gar nicht registrierten amorphen Befindlichkeit bis in den Bereich der von der Reflexion beherrschten Gestimmtheit. Die Übergänge sind fließender, als man wohl lange annahm. Zur Untersuchung dieser Tatsache der fließenden Übergänge und der wesensmäßigen Verwandtschaft vom reinen, vom somatisch kranken Hypochondrium diktierten *Mißbefinden* (d. h. einfacher gesagt: vom charakteristischen Sich-krank-Fühlen vieler Oberbauchkranker) über das Hereinspielen aller möglichen gewollten, gemußten und gedurften Modi der eigenen Stellungnahme hinweg zur eindeutigen hypochondrischen *Verarbeitung* (alles ja immer noch *Erfahrungen* der eigenen Leiblichkeit!) hoffen wir, etwas beigetragen zu haben.

IX

Über das Befinden von Kranken nach Herzinfarkt

Wenn die akute Phase eines Herzinfarkts überstanden ist und schwere anginöse Anfälle nicht mehr auftreten, kommen manche dieser Kranken in ein Stadium, in dem noch für Wochen oder auch Monate leichtere schmerzliche Beschwerden in der Herzgegend, der linken Schulter und im linken Arm, oft kaum beeinflußbar, weiterbestehen. Die Art dieser Beschwerden ist mit „schmerzlich" nur sehr mangelhaft beschrieben. Am ehesten läßt sich sagen, daß es sich in den meisten Fällen um eine Dauerempfindung handelt, in der Schmerz und Parästhesie untrennbar zusammenfließen. So klagen die einen über ein quälendes Gewicht in der Brust, die anderen über einen schmerzenden Druck in der ganzen linken Brustseite, wieder andere über ein „rheumatisches" Ziehen in der linken Schulter oder über ein intensives schmerzendes Kälte- oder Taubheitsgefühl im ganzen linken Arm. Es ist letzten Endes immer unmöglich, in diesen Fällen Schmerz und Parästhesie auseinanderzuhalten.

Um klar zu sagen, welche Art von Beschwerden wir meinen, ist es am leichtesten, diese (die wir vorläufig mit „leiser Dauerschmerz" bezeichnen wollen) vom echten anginösen Anfall zu trennen. Wir sehen bei unseren Kranken weder Enge noch Angst oder Vernichtungsgefühl; auch der Anfallscharakter fehlt. Eine ab und zu auftauchende Ängstlichkeit ist fast stets reflektiert. Ebenso unterscheiden sich diese Beschwerden von denen, die wir bei der gewöhnlichen Herzinsuffizienz mit Stauung sehen, also von Atemnot, Oppression, Orthopnoe usw.

Das, worum es uns hier geht und was wir immer wieder bei einzelnen Kranken nach Herzinfarkt beobachten, ist ein leiser anhaltender Herzschmerz, meist geringen Grades, unauflösbar vermischt mit allen nur denkbaren Arten der Parästhesie. Er kommt und geht, nach eigenen Gesetzen, wie eine Melodie, ändert zuweilen auch ein wenig seinen Charakter, bleibt jedoch für jeden dieser Kranken ein ganz bestimmtes und ihm vertrautes Phänomen: es ist „mein Herzschmerz", „mein Stein in der Brust", „meine kalte Schulter", „mein tauber Arm". Der einzelne Kranke erkennt ihn sofort wieder, wenn er sich nach einer meist kurzen Pause wieder einstellt. Diese Schmerz-

Parästhesie plagt die Betreffenden, trotz ihrer oft geringen Intensität, ganz auffällig. Sie können sie kaum überspielen, kaum beiseite schieben, sich ihr nicht entziehen. Diese Kranken wirken auch „objektiv" verändert: sie sind meist niedergeschlagen, verstimmt, unglücklich oder gar verzweifelt und können in ausgeprägten Fällen wie Depressive wirken; unter Umständen so, daß man als Arzt im Zweifel ist, ob hier nun eigentlich lediglich internistische Folgeerscheinungen nach Herzinfarkt oder eine Depression oder beides in einem vorliegen.

Am deutlichsten wird diese Änderung von Befinden und Gestimmtheit an der Motorik dieser Kranken: Sie sitzen meist ganz still in ihrem Sessel, lassen die begleitende Ehefrau berichten und verziehen keine Miene. Sie gehen mit sich um wie mit etwas Zerbrechlichem. Es fehlt fast jede spontane Ausdrucksbewegung. In ihrer Mimik und in ihren Gesten sind sie karg und reserviert. Sie verändern ihre Körperhaltung selten und dann nur zögernd. Es gibt in ihrer Motorik nichts „Überflüssiges" oder „Unnötiges", nichts „Überschießendes", kein „Gehen-Lassen". Ihre Bewegungen scheinen unter dem Motto zu stehen: Lieber zu wenig als unnötig zuviel.

Auf den ersten Blick ist man — als Arzt — versucht, hier das Walten eines ökonomischen Prinzips anzunehmen. Das schwer geschädigte Herz läßt eine solche Annahme ja einleuchtend erscheinen. Wahrscheinlich spielt tatsächlich eine gewisse Ökonomie auch mit. Sie interpretiert jedoch nicht das Wesentliche dieser Erscheinung. Um in diesem Stadium nicht zuviel zu sagen, wollen wir diese Art der Motorik als ein „Verhalten-Sein" beschreiben. Sie imponiert als ein „Immer-auf-etwas-gefaßt-sein". Man hat den Eindruck, daß der Kranke nichts *unverhofft* an sich herankommen lassen will.

Leichter ist es auch hier wieder, diese Motorik *negativ* abzugrenzen: sie hat z. B. gar nichts von der Starre der Parkinson-Kranken, nicht das „Krampfhafte" des Neurotikers, nichts von der Regungslosigkeit eines zerebral schwer Geschädigten und nichts von der leiblichen Zurückgezogenheit der Siechen und Moribunden.

Die Ähnlichkeit dieses Verhaltens mit dem Depressiven ist uns erstmals 1954 beim Patienten Dr. W. aufgefallen. Er kam in Begleitung seiner Ehefrau, die ihn seit einigen Wochen beängstigend verändert fand. Er habe zwar schon seit Jahren ab und zu mit dem Herzen zu tun gehabt und habe auch schon lange einen etwas erhöhten Blutdruck. Auch sei er immer schon empfindlich und labil gewesen und habe hier und da leichtere Ohnmachtsanfälle gehabt. Das alles habe man nie sehr ernst genommen.

Vor drei Wochen nun sei er in einem schweren Herzanfall mit starkem Schmerz, Vernichtungsgefühl und Angst in der Kirche zusammengebrochen. Er wäre völlig verfallen gewesen, so daß sie geglaubt hätte, er würde sterben. Man hätte ihn auch eigentlich ins Krankenhaus bringen wollen. Aber da die Schmerzen durch die hausärztliche Behandlung bald fast verschwunden seien, hätte man davon abgesehen. Lediglich das Gefühl eines schweren Gewichts in der Brust und einer ständigen leichteren Beklemmung sei geblieben.

Ebenso beunruhigend sei aber — sagte die Ehefrau — seine seelische Veränderung. Ihr Mann habe zwar schon immer die Neigung gehabt, alles etwas schwer zu nehmen. Und wenn er überlastet gewesen sei, so hätte sich dies auch verstärkt. Aber er hätte immer seinen Dienst machen können und sei auch immer wieder aufzuheitern gewesen. Appetit und Schlaf wären in Ordnung. Er habe gerade angefangen, sich mit dem Plan eines Hausbaues zu beschäftigen, als dieser Herzanfall ihn überraschte und völlig verändert habe. Dabei seien ja jetzt die eigentlichen Herzbeschwerden gar nicht mehr so schlimm. Er grüble den ganzen Tag und habe Angst, daß er alles verkehrt gemacht habe. Er mache sich Sorgen wegen der Finanzierung des Hausbaues und äußere oft die ganz unverständliche Befürchtung, daß er einen unhaltbaren Vertrag abgeschlossen und seine Partner betrogen habe. Immer wieder meine er, daß sein Sohn (der tatsächlich ein guter Schüler sei) sicher nicht versetzt werden würde.

Der Patient bestätigte alles dies, soweit er zum Reden zu bringen war. Er sei sicher, daß er seinen Beruf nicht mehr ausüben könne. Ihm sei klar, daß er nicht wieder arbeitsfähig würde. Auch alles andere Planen sei sinnlos; nichts von allem, was er vorgehabt hätte, sei in der Zukunft zu realisieren. Im übrigen saß er stumm, schwer, fast bewegungslos dabei, während seine Frau berichtete. Er griff weder in die Unterhaltung ein, noch korrigierte er Angaben seiner Frau. Wenn nicht der drei Wochen zurückliegende Herzanfall so eindrucksvoll geschildert worden wäre, hätten wir keine Bedenken gehabt, zunächst einmal eine schwere Depression anzunehmen.

Bei der folgenden internistischen Untersuchung zeigte es sich eindeutig, daß Dr. W. drei Wochen vorher einen Herzinfarkt erlitten hatte. Andererseits wiesen alle Angaben seiner Frau darauf hin, daß die schwere Verstimmung, die jetzt das Bild des Kranken beherrschte, etwa die gleiche Zeit bestand. Der hinzugezogene Psychiater zweifelte keinen Augenblick an der Diagnose einer Depression und hielt den Patienten für suizidal. Gab es hier so etwas wie ein Grundleiden, zu dem eine Komplikation oder etwas Zweites hinzugetreten war? Lag ein Infarkt vor mit „reaktiver Depression"? Hatte ein Depressiver einen Infarkt erlitten? Sicher blieb nur, daß der Psychiater auf seiner Diagnose einer schweren Depression und der Internist auf der eines nur wenige Wochen zurückliegenden Herzinfarktes bestanden.

Uns liegt zunächst gar nichts daran, dieses diagnostische Dilemma schon jetzt endgültig zu klären; ja wir wollen sogar die sich aufdrängenden Fragen, ob tatsächlich eine „echte" Depression vorgelegen hatte und welcher Art diese gewesen sein könnte, vorläufig unerörtert lassen. Diese abwartende Haltung empfiehlt sich schon deshalb, weil der Fall des Dr. W. in der Reihe unserer Beobachtungen ein besonders krasser ist. Er sollte zunächst nur unsere Problematik, die des Mißbefindens und der Verstimmung bei vielen Kranken nach Herzinfarkt, anschaulich machen und es uns erleichtern, die weniger eindrucksvollen Fälle zu untersuchen.

Alle diese Fälle charakterisiert das oben beschriebene Verhalten. Gewiß: bei Dr. W. ist dies eigenartige Ineinander von Herzbeschwerde und schwermütiger Verstimmung besonders ausgeprägt. Aber auch die leichteren Fälle, die wir hier vor Augen haben, wirkten schwermütig, fast depressiv. Dieser a visu gewonnene Eindruck wurde durch das Gehörte nur verstärkt. Jeder unserer Patienten litt in erster Linie an der quälenden Unmöglichkeit, sich seine Wiederherstellung auch nur annähernd vorzustellen. „Ich kann es mir einfach nicht vorstellen, daß ich wieder leistungsfähig werden könnte. Mir fehlt einfach die Möglichkeit, dies überhaupt zu denken!" (Pat. H.). Diese Erfahrung ist oft über Monate das quälendste Symptom. Der Patient B. gestand, daß er „sich darum drücke, in die Zukunft zu schauen. Mein Blick findet in der Zukunft keinen Halt". Jedes Planen und Abschätzen der noch zu überstehenden Krankheitszeit erschien dem Patienten quälend unmöglich. „Ich habe kein ‚Konzept' für später; so wie es jetzt ist, bleibt es bestenfalls" (Pat. L.). Die Qual besteht darin, daß der augenblickliche Zustand als etwas nun Endgültiges, Stationäres erlebt wird, als etwas, aus dem sich — im besten Fall — nichts Günstiges mehr entwickeln kann. Das betrifft für den Kranken ebenso die Entwicklung seiner Herzkrankheit wie seine Zukunft überhaupt.

Man kann einwenden, daß es sich hier um nichts Auffälliges, nämlich eben um die Erfahrung eines *allgemeinen* schweren Krankseins handelt, wie sie bei einer Unzahl von organischen Krankheiten erlebt werden kann. Dieser Einwand ist berechtigt, soweit grundsätzlich jedes schwere Kranksein Anlaß zur Ausbildung einer depressiven Verstimmung geben kann. Aber gerade diese Möglichkeit einer reaktiven Depression soll hier nicht berücksichtigt werden. Wir behaupten, daß die hier zur Erörterung stehenden *unmittelbaren* leiblichen Erfahrungen der Infarktkranken eine andere Struktur haben als z. B. die der Bauchkranken. Um es ganz unvorsichtig und grob zu formulieren, würden wir sagen, daß bei unseren Infarktkranken das unmittelbare Krankheitserlebnis, d. h. die Erfahrung ihres herzkranken Leibes, wesensgemäß „etwas" mit der beobachteten Niedergeschlagenheit und Schwermut „zu tun hat". Vielleicht bestehen hier ähnliche Beziehungen wie die zwischen Hypochondrium und Hypochondrie. Uns liegt an der Herausarbeitung von verschiedenen Modifikationen des Mißbefindens, die sich deutlich voneinander unterscheiden und jeweils eine Spezifität in ihrer Zuordnung zu bestimmten „Organkrankheiten" erkennen lassen. Wir meinen, der Infarktkranke habe ein anderes „*Gemeingefühl*" als beispielsweise der Gallenkranke. Diese Behauptung wird nur in mehreren Anläufen gestützt werden können.

Zuvor aber ist zu klären, was der leise ständige Herzschmerz mit den *Gemeingefühlen* zu tun hat. Wir sagten oben schon: dieser Schmerz ist eine recht schillernde Erscheinung, in der unter Umständen das Schmerzliche wenig aufdringlich und dafür irgendeine parästhetische „Komponente" viel ausgeprägter ist. Ja, meist läßt sich gar nicht sagen, ob man besser von „Schmerz" oder von „Druck", „Gewicht in der Brust", von „Schwere" oder von „gelähmtem" Arm, von „Ziehen" in der Schulter oder von „schmerzender Kälte" reden soll. Sicher ist lediglich, daß alles, was hier mit Schmerz bezeichnet werden könnte, untrennbar durchmischt ist mit Parästhesien. Und sicher ist ebenso, daß dieser ganze Komplex immer eingebettet ist in ein intensives mißliches *Gemeingefühl*, in ein ganz allgemeines Affiziertsein.

Das gilt nicht nur für unseren Fall der Herzschmerzen, sondern grundsätzlich für jeden *interoceptiven* Schmerz, der immer nur *in* einem wie auch gearteten mißlichen, die ganze Person einnehmenden und sie durchdringenden Gemeingefühl existiert. Er kann innerhalb dieses Mißbefindens mehr in den Vordergrund treten oder auch fast untertauchen, aber er bleibt darin als unablösbarer Teil wie ein gelöster Stoff in seiner Lösung. Darin unterscheidet er sich wesentlich vom *exteroceptiven* Schmerz, der in seinem Aufbau den Wahrnehmungen nahesteht, indem er *gegenständlich abbildet*. Der *interoceptive* Schmerz ist eine Gefühlsempfindung, die zwar meist einem Teil des Leibes (z. B. Herz, Thorax, Gallenblase, Extremitäten) zugeordnet werden kann, sich aber immer auch der ganzen Person bemächtigt, und insofern einen Modus des Sich-Befindens konstituiert, bzw. in einem solchen Befinden aufgehoben ist[1].

So unkonturiert diese Mißbefindensweisen auch zu sein pflegen, so sehr sind sie andererseits in ihrer Struktur voneinander verschieden. Sie imponieren uns als amorph, weil wir darin untergehen bzw. sie uns überschwemmen können. Aber sie haben jeweils unverkennbar verschiedene Tönungen und Töne, mittels deren sie uns von ihrer Eigenart unterrichten. Sie dokumentieren sich in ganz unterschied-

[1] A. *Prinz Auersperg*, Zur Physiologie und Pathophysiologie der Schmerzhaftigkeit. Erscheint beim Springer-Verlag, Berlin, Göttingen, Heidelberg.

lichen Weltverhältnissen, bevorzugen diese oder jene Modi unseres Existierens und lassen dafür andere Möglichkeiten untangiert.

Doch nun zurück zu den den Infarktkranken charakteristischen Erfahrungen ihrer Leiblichkeit. Wir knüpfen dabei an die allen gemeinsame Tatsache an, daß sie immer ihr Herz „spüren". Als schmerzendes Herz, als Stein in der Brust, als schmerzend-kalte Schulter und dgl. Diese Erfahrung der ständigen *Anwesenheit* des Herzens, die Erfahrung, daß ich, im Gegensatz zu früher, „ein Herz habe", genügt völlig, um ein ganz bestimmtes Mißbefinden zu unterhalten. Die besondere Struktur dieses Habens ist charakterisiert durch die Paradoxie, daß Haben und Gehabtwerden in der leiblichen Erfahrung des Menschen sich gegenseitig konstituieren können *(G. Marcel)*. Wer merkt, „daß er nun ein Herz hat", kann nicht umhin, sich mit dieser aufdringlichen Anwesenheit seines Herzens auseinanderzusetzen. Jede weitere Beziehung, die sich ihm nun eröffnet, wird durch den ständig anwesenden Partner Herz kompliziert, gestört, schließlich unmöglich gemacht. Das Herz als zwar stiller, aber höchst anspruchsvoller Teilhaber kann den Kranken bannen wie der Anblick einer Schlange. Das liegt nicht zuletzt daran, daß es das *eigene* Herz ist, das mit seiner „Anwesenheit" notwendig eine Gefährdung meiner selbst bedeutet. Die Erfahrung, daß ein Teil von mir, ja vielleicht sogar der eigenste und wichtigste Teil, sich in so befremdender Weise in Erinnerung bringt, löst zwangsläufig eine ambivalente Einstellung aus: ich verfolge dieses mein Herz mit einer Art von Haß-Liebe. Entfremdet-Werden und Befremden, die mit der Erfahrung des kranken Herzens einhergehen, vermindern nicht etwa seine Zugehörigkeit zu mir, sondern lassen sie noch stärker erleben als je zuvor. Der Zweideutigkeit, die Haben und Gehabtwerden verknüpft, entspricht die gegenseitige Bedingtheit von Entfremdung und Vertiefung der Zugehörigkeit.

Schon von diesem Aspekt her wird die erwähnte Motorik unserer Kranken nach Infarkt verständlich: Man wird der ständigen und befremdenden Anwesenheit des Herzens am ehesten gerecht, wenn man still sitzt und aufmerksam sich dem Herzen zugewandt verhält. Nicht so sehr, weil jede unbefangene Bewegung, jedes spontane Sich-Äußern die unangenehmen Herzsensationen verstärken könnten, sondern eher deshalb, weil man diesen unübersichtlichen Partner nicht gut aus dem Auge lassen kann. Es ist die gleiche Situation wie die der Mutter, die ihr spielendes Kind beaufsichtigen muß: Man weiß ja nie, was dem Kind noch an Extravaganzen einfallen wird. So resultiert ein unausweichliches Verhaftetsein; gleichgültig, ob die unausgesetzte Beobachtung des sich fühlbar machenden Herzens von einer leisen hektischen Panik oder einer resignierenden Ängstlichkeit begleitet ist. Man geht am sichersten, wenn alles so bleibt und nichts „dazwischenkommt". Alles Unverhoffte ist eo ipso zunächst einmal suspekt. Wichtig ist und bleibt, daß der Kranke die Beziehungen, die sich zwischen ihm und seinem Herzen ausgebildet haben, möglichst ungestört im Auge behalten kann. Diese Beziehung kann quälend, grausam bindend, aber nie langweilig werden.

Wer aber sich dem Unverhofften versagt, versagt sich auch seinem Zauber, seinem Charakter als Geschenk. Es resultieren dann alsbald Monotonie und ein Stillstand aller das Leben ausmachenden Selbstverwirklichung, deren unerläßliche Voraussetzung eine grundsätzliche Potentialität des Leiblichen (*Auersperg* a. a. O.), seine Medialität, d. h. sein immer fließendes Eingehen in die immer sich wandelnde aktuelle Situation ist.

Ein ganz anderer Ansatz führt zu einem weiteren Verständnis des Befindens und Verhaltens des Kranken nach Infarkt. Seine mangelnde Belastungsfähigkeit bringt eine Unmenge leiblicher Erfahrungen mit sich, die alle auf den Tenor gestimmt sind: „*das* kann ich nicht" oder „*jenes* muß ich so einrichten, daß ich mit wenig Herzschmerzen auskomme". Aber nicht nur jede intendierte Bewegung wird von der Erfahrung leiblichen Nicht-Könnens begleitet, sondern alles spontane Sich-Regen und alles unverbindliche Aus-sich-Herausgehen mißglückt. Gerade die Möglichkeit des Sich-Gehenlassens, die unsere Unbefangenheit in allen unbeabsichtigten motorischen Akten sichert, wird beim Infarkt-Kranken schwer oder unmöglich gemacht. Er darf nicht mehr schlendern, sondern muß den Bereich seiner Motorik auf ständig kontrollierte, bemessene und ausgewählte Bewegungen einengen. Nichts darf er mehr dem Zufall überlassen. Man kann nun nicht mehr „en passant" umherschweifen, defilieren, sondern muß alles „en marche" angehen. Damit wird der unverbindliche Weltbezug aufgegeben. Die Möglichkeiten des Intentionalen werden auf den Grenzbereich des Intendierten reduziert. Die Freiheit und Beliebigkeit des Umgangs mit Menschen und Gegenständen werden durch die resultierende Unstimmigkeit zwischen dem Kranken und seiner Welt beschnitten.

Hier gibt die Weisheit der Sprache einen Wink: Die Motorik der Infarktpatienten ist *nicht* (wie man meinen könnte) *Ausdruck* einer schwermütigen Verstimmung, auch *nicht Folge* einer reaktiven Depression. Und die Schwermut ist nicht lediglich reflektiert oder gar zufällig. Sondern Motorik und Stimmung sind auch hier nur zwei Seiten *eines* Sachverhalts: Die immer wiederkehrende Erfahrung des *Nicht-Glückens* leiblicher Selbstgestaltung bedeutet, daß „Glück" nicht recht aufkommen kann. Die Redewendung „eine Bewegung glückt" bzw. „mißglückt" gibt den Schlüssel. Die Einengung alles Sich-Bewegens auf den Bereich des Geplanten und Kalkulierten und der weitgehende Verzicht auf alle Spontaneität und Unbefangenheit im Sich-Geben führen zur „Verstimmung" in allen unseren Beziehungen. Eine derartig zwangsweise ökonomisierte Motorik läßt der Bewegung mit dem *Unverhofften* nicht den Raum, der nötig ist, um die uns gegebene Freiheit spüren zu können. Man kann es auch herumdrehen: Wohlbefinden und Unbefangenheit in der Bewältigung des Alltäglichen sind zunächst einmal an das praktisch unbemerkte ständige Glücken alles Sich-Bewegens und Sich-leiblich-Verwirklichens gebunden. (Daß es zum Wohlbefinden noch *anderer* leiblicher Erfahrungen bedarf, ist selbstverständlich.)

Gegen einen möglichen Einwand müssen wir uns von vornherein wappnen. Auch ein Beinamputierter kann sich nicht unbefangen regen und bewegen; auch er neigt zum Stillsitzen und zur Ökonomie. Trotzdem wird man kaum bei ihm die oben charakterisierte Befindlichkeit und Verstimmtheit der Infarktpatienten antreffen. Wo liegt der Unterschied? In dem wohl einzigartigen Verhältnis, das der Herzkranke zu seinem Herzen hat; in der Paradoxie, daß das Herz sich zugleich als etwas Autonomes geben kann und doch der Kranke selbst ist. Der Kranke erfährt an seinem schmerzenden Herzen sich als gefährdet durch einen Teil seiner selbst. Er ist jetzt seine eigene Gefahr. Das trifft für den Amputierten niemals in diesem Ausmaß zu. Bei ihm finden wir oft geradezu das Gegenteil: Der Amputierte „vergißt", da er meist ein Phantomglied ausbildet, unter Umständen seinen Defekt. Dies „Regenerat" schützt ihn weitgehend vor dem ambivalenten Verhältnis, wie es sich verhängnishaft zwischen dem Herzkranken und seinem Herzen entwickelt.

Aber auch so ist der Kreis unserer Untersuchungen noch zu eng gezogen. Das wird rasch klar, wenn wir die Aussage des Patienten G. E. zu verstehen versuchen, der, einige Monate nach seinem Infarkt, sich in einem Sanatorium wegen der noch bestehenden Stenokardie behandeln ließ. Abgesehen von diesen Schmerzen quälte ihn vor allem die Aussicht auf die reizvolle Landschaft, die sich ihm von seinem Fenster aus bot. Es gab Tage, wo ihm dieser „schöne Blick" so unerträglich war, daß er die Sonnenrouleaus nicht hochzog. Die

„Erklärung" für sein Verhalten brachte er auf die einfache Formel: „Landschaft ist das Unbegehbare."

Wie kommt es zu solch einer bösen Erfahrung? Die gegenseitige Abhängigkeit und Verknüpfung von Herz und Kreislauf einerseits und Motorik andererseits brauchen nicht belegt zu werden. Wir sind, bewegen wir uns, in erster Linie auf die Leistungsfähigkeit von Herz und Kreislauf angewiesen. Das gilt nicht nur physiologisch, sondern auch phänomenologisch. Nur wenn ich von meinem Herzen nichts merke, kann ich mich unbefangen weiterbewegen und beliebig von Ort zu Ort wechseln. Denn so ziel- und absichtslos unsere Bewegungen auch sein mögen — sie sind immer Bewegungen auf etwas zu..., irgendwohin.

Das deutete sich ja schon an: das Mißglücken des Sich-Bewegens ist immer ein Mißglücken der uns a priori aufgegebenen und angebotenen Selbstgestaltung; d. h. ein Mißglücken unserer Entwicklung auf eine wie auch geartete zukünftige Form zu, die einer Selbstauslegung entspricht. Wir hatten, als wir diesen Gedanken entwickelten, bisher besonders die *Zeitlichkeit* des Menschen, seine ständige Verwandlung in seine Zukunft hinein, im Auge.

Jetzt wird es nötig, diese Beschränkung auf die zeitlichen Verhältnisse des Menschen aufzuheben.

Die leiblichen Erfahrungen, die ein Herz nach Infarkt vermittelt, erlauben dem Kranken nicht mehr die Unbefangenheit, den „unverbindlichen Weltbezug"[2], für den nicht nur in unserer Lokomotion, sondern auch in der optischen Wahrnehmung des Sich-Gehenlassens, ein Schweifen, ein Schlendern, ein Darüberhin-Fliegen charakteristisch ist. Man darf dabei zerstreut und am einzelnen uninteressiert sein. Eine Stenokardie zwingt dagegen auch den sehend Wahrnehmenden zur expliziten Hinwendung auf das Detail. So wie er sich in seinen Ausdrucksbewegungen, seiner Gestik, in der Art seines Sprechens in Gespräch und Mitteilung und schließlich in seiner Lokomotion auf das Geplante, Abgemessene, Abgegrenzte beschränken muß, so wird er auch im Sehakt gezwungen, das einzelne Objekt aus dem Gesamt der Landschaft herauszulösen und dazu Stellung zu nehmen. Die Umgebung ist ihm nicht einfach als Milieu, als Hintergrund, als der unermeßliche Bereich von Möglichkeiten gegeben, sondern er muß das einzelne, *diesen* Berg, *diesen* zu steilen Weg, *diesen* zu breiten Bach *ins Auge fassen*. An die Stelle des *leichten*

[2] A. *Prinz Auersperg*, *Derwort* und *Schrenck*, Beitrag zur Psychophysiologie der intentionalen Blickbewegung; in: Der Nervenarzt, 31. Jg. 1960, S. 241—253.

Sinnes, mit dem wir, wenn wir es so wollen, alles Umgebende nur *streifen* können, tritt der *Ernst* des direkten Bezuges und unter Umständen die *Schwer*mut.

Wir erkennen, daß das uns Umgebende niemals einfach als etwas nur Abgebildetes, als eine Ansicht mit diesen Konturen, jenen Farben und Beleuchtungen rezipiert wird; sondern in jedem optischen Wahrnehmungsakt ist *ein Dorthin* zum Gesehenen, die *Aktualisierung der Wegnahme* a priori mitgegeben. Das gilt nicht nur für die intendierte Bewegung, den Blick, sondern, wenn auch in geringerem Maße, für jedes noch so schweifende oder träumerische Schauen.

So kommt es dazu, daß dem Kranken die Landschaft als „das Unbegehbare" imponiert. Je „schöner" der Blick aus dem Fenster, desto quälender. Prinzipiell dasselbe sagte uns der Patient Z., der seine Krankheitserfahrung in die Worte faßte: „Die Welt besteht aus Steigungen und Stufen. Eigentlich kann man nirgends gehen, ohne auf solche Hindernisse zu stoßen. Kein normaler Mensch merkt das natürlich." Und schließlich gehört die Aussage des Patienten Dr. B. hierher, der nach einem Spaziergang gequält meinte, daß es in der Welt eigentlich nur Menschen gäbe, die hingehen könnten, wohin immer sie wollten. Sie hätten offenbar gar keine Mühe dabei. Das Furchtbare daran sei, zu sehen, daß sie es offensichtlich gar nicht merkten, wie mühelos das für sie wäre. So ist es auch gar nicht verwunderlich, wenn gelegentlich ein Herzschmerz schon beim Erblicken der unerreichbaren Umgebung auftritt.

Es ist natürlich nicht zufällig, daß der Infarktkranke bevorzugt sein Leiden am *Gesehenen* erfährt; an dem, was er vor sich sieht oder was ihm bevorsteht; ob es nun dieser Berg ist, den er von seinem Fenster aus erblickt, oder das auf ihn Zukommende, das ihm zukünftig Aufgegebene. Das für den Infarktkranken charakteristische Mißglücken seiner realen und virtuellen Wegnahme muß sich ihm im optischen Wahrnehmungsbereich zuerst und am eindrücklichsten offenbaren. Denn das *Sehen* ist *der Sinn für das Entfernte*[3], das in Zeit und Raum vor uns Liegende.

Deshalb bleiben dem Kranken nach Infarkt alle Bereiche, die er hörend, tastend, schmeckend und riechend erfassen kann, weitgehend unberührt zugängig. Ihn kann das im Hören Vermittelte und das Nahe ungetrübt beglücken: Musik, das Gespräch, die Arbeit am Schreibtisch, die Anwesenheit geliebter Personen ebenso wie der Wein und die gute Küche. Ja, diese *nahen* und *auf ihn zukommenden Wesen* und Dinge bieten sich ihm an. Und es liegt ein Stück weit an

[3] J. G. *Herder*, Abhandlung über den Ursprung der Sprache.

ihm, ob er sich — weise verzichtend oder resignierend — auf diese noch integren Bereiche rezeptiv und produktiv beschränken will. Dabei besteht aber immer die Gefahr, daß das ihm ungetrübt Gewährte den Charakter des Surrogates oder des Ersatzes bekommt; oder daß es ihn in einen Abusus oder gar in eine Sucht führt.

Wie groß diese Gefahren sind, bzw. welche Bedeutung unsere Motorik (sowohl im Sinne der Lokomotion wie auch im Sinne der sprachlichen Äußerung oder schließlich der optischen Wahrnehmung) für unsere Leiblichkeit hat, wird erst deutlich, wenn man sich ihrer phänomenalen Struktur erinnert. Wir sagten oben, wir seien, räumlich und zeitlich, immer auf dem Wege zu etwas hin. Dieses Auf-dem-Wege-Sein ist ein entscheidendes Charakteristikum der menschlichen Leiblichkeit. Dabei ist das Leibliche immer und wesentlich *Vermittlung*. Nicht Vermittler, sondern Rolle und Vollzug des Vermittelns; und zwar sowohl auf die Welt hin, wie auf das transzendentale Ich hin *(Szilasi)*. Unser Leib „humanisiert" ebenso die Welt, wie er das Ich „mundanisiert". Dasselbe meint *Merleau-Ponty*, wenn er sagt, der menschliche Leib sei wesentlich ein „à travers", die Ermöglichung, eine je meine, je deine Welt zu haben bzw. dieser meiner Welt anzugehören.

Beim Kranken nach Infarkt ist dieses Ermöglichen auf eine charakteristische Weise reduziert, verengt, deformiert. Und zwar zeitlich wie räumlich. Die bei diesen Kranken immer wieder auftauchenden Erfahrungen der „Unbegehbarkeit" der räumlichen Umgebung und der „Zukunftslosigkeit" betreffen zwar sachlich verschiedene menschliche Bereiche, sind jedoch synonyme Erfahrungen der für diese Kranken spezifischen Defizienz ihres gemußten, gedurften und gewollten Auf-dem-Wege-Seins.

Wahrnehmen ist — jedenfalls für den Menschen — immer eine Einheit von percevoir und sentir, d. h. ein Sympathein, das mit Vergegenständlichung unentwirrbar durchmischt ist[4]. Bietet unser Leib (z. B. im Falle einer Herzerkrankung) nicht mehr die Ermöglichung einer integren (hier: optischen) Wahrnehmung, wandelt sich das sentir. Aus dem Sympathein wird ein Pathein.

Um räumlich und zeitlich immer „voran" zu kommen, ist eine Leiblichkeit Voraussetzung, die für die stets sich wandelnde Aktualität unseres Handelns „flüssig" bleibt, d. h. sich im Potentiellen, im letztlich Unbestimmten hält. Nur dann kann unser Leib in das vom Alltäglichen geforderte Handeln so eingehen, daß er in jeder dieser

[4] F. J. J. *Buytendijk*, Das Menschliche, S. 197.

Selbstverwirklichungen „verschwindet", d. h. „unbemerkbar" wird. Ist das, wie beim Herzkranken, nicht mehr gewährleistet, indem ein jede Minute des Tages begleitendes, motorisches Mißglücken die Szene beherrscht, tritt das Leibliche aus dem Aggregatzustand des Potentiellen und Medialen in den des Lastenden, Dinghaften, Molesartigen über. Diesem Gerinnungsvorgang entspricht das Auftreten von Parästhesien, wie wir sie beim Infarktkranken als schmerzende Kälte oder Schwere und Taubheit des linken Armes kennen.

Diese dem Phänomenalen entnommenen Beobachtungen finden ihr neurophysiologisches Pendant in den Begriffen des Aktions- und des Raumschemas des Nervensystems, wie sie *A. P. Auersperg* herausgearbeitet hat. Das mit phänomenologischen und neurophysiologischen Methoden Erarbeitete trifft sich, einander bestätigend, im gleichen Substrat. Beide Aspekte fordern die gleiche Auffassung der Eigenart der menschlichen Leiblichkeit.

Zum Schluß ist es nötig, einem möglichen Mißverständnis vorzubeugen: nicht alle Kranken nach Herzinfarkt bieten das Bild, das wir zu zeichnen versuchten. Nicht einmal für die Mehrzahl der überlebenden Infarktkranken treffen unsere Ergebnisse zu. Eine beträchtliche Zahl dieser Kategorie wird ja relativ rasch beschwerdefrei. Andererseits ist die Zahl derer, die die von uns geschilderten Charakteristika des Befindens aufweist, nicht klein. Uns liegt auch gar nichts daran, zu untersuchen, wie hoch der betreffende Anteil aller Infarktkranken ist, für den unsere Befunde typisch sind.

Unser Ziel ist — wie schon angedeutet — vielmehr, ein einer Gruppe von Herzkranken eigenes Mißbefinden auf seine phänomenale Struktur hin zu untersuchen, so wie wir es in der vorhergehenden Arbeit beispielsweise an Kranken des Hypochondriums versucht haben. Es galt, das den Infarktkranken charakteristische„ Gemeingefühl" aufzuzeigen, das ganz andere Elemente und Klangcharaktere, ganz andere Weltverhältnisse und ganz andere, neutrale, untangierte Bereiche aufweist als beispielsweise das der Leber- oder Magenkranken.

Eine ausführliche Gegenüberstellung verschiedener Spezifikationen und ihrer Orientierung an verschiedenen „Organgebieten" würde den Rahmen dieser Arbeit sprengen. Wir können es uns jedoch nicht versagen, einige Andeutungen zu machen.

Die leibliche Erfahrung des Infarktkranken wird — so sagten wir — durch ein immer wiederholtes Mißglücken der eigenen Bewegung geprägt. Gerade die nicht intendierten spontanen Bewegungen, wie sie einem „unverbindlichen Weltbezug" eignen, Mit- und Ausdrucksbewegungen, Gesten und spielerische Bewegungsarten, mißglücken am häufigsten. Die Erreichbarkeit des zeitlich und räumlich vor ihm Liegenden ist in Frage gestellt, und dementsprechend oft an die Bedingung einer bewußt und streng kalkulierten und auf das Nötigste beschränkenden, alle Regeln der Ökonomie berücksichtigenden *Intention* gebunden. Der Infarktkranke leidet an der Unerreichbarkeit dessen, was vor ihm liegt, an dem, was ihm (im weitesten Sinne) *optisch* vermittelt wird. Unberührt bleibt ihm das akustisch, taktil, das durch Riechen und Schmecken Vermittelte; also das Nahe, Greifbare und das auf ihn Zukommende. So ist auch der Bereich der Appetenzen und ihrer Befriedigung untangiert.

Gerade *das* aber leidet beispielsweise beim Kranken nach Magenresektion Not[5]. Dieser leidet an der Unerreichbarkeit des *Nahen*. Ihm ist nicht nur die Lust am Essen und Trinken, der Appetit vergangen, sondern sein Unvermögen erstreckt sich auf das Verdauen, d. h. das Einverleiben und Verwandeln des zu sich Genommenen.

Das Gegensätzliche, das wir hier, höchst flüchtig, andeuten wollen, kommt ebenso heraus, wenn wir fragen, was dem Infarktkranken, im Gegensatz zum Magenresezierten, *fehlt*. Jenem fehlt das Glücken des Sich-voran-Bewegens, diesem die Möglichkeit des Aufnehmens und Einverleibens. Bei jenem ist der Schauplatz der Defizienz das vor ihm Liegende (Zukunft, Landschaft usw.); bei diesem das Nahe. Beim Infarktkranken ist deshalb etwas unerreichbar geworden, das Substrat unserer Geistigkeit werden kann. Beim Magenresezierten liegt die Störung dagegen tief im Vitalen.

Deshalb wird auch die „Schwermut" des Infarktkranken eine ganz andere Struktur aufweisen als die des Magenoperierten. Bei jenem wird die Selbstverwirklichung in die Zukunft hinein notleiden; bei diesem dagegen wird die Melancholie vital depressive, chthonische Züge tragen.

[5] Wir verdanken A. *Prinz Auersperg* die Lektüre einer unveröffentlichten Selbstschilderung des Mißbefindens, die einer seiner Kranken nach Magenresektion niederschrieb.

X

Befinden und Verhalten herzkranker Kinder und Erwachsener*

„... Zur Essenszeit kam Dona Pura mit der Nachricht daher, daß der Kleine aus dem Leihhaus gestorben war, eine Nachricht, die Luis eher mit Neugier als Kummer aufnahm, wie das in jenem glücklichen Alter zu gehen pflegt, wo der Mensch noch kein Herz hat ..."
(Perez Galdos, Miau, Frankfurt 1960, S. 237)

Die Beobachtungen, die der Anlaß zu diesem Bericht sind, gehen bis aufs Jahr 1944 zurück. Der eine von uns arbeitete damals in einer Klinik, in der u. a. ständig allein 150 Betten von Diphtheriekranken jeglichen Alters belegt waren. Diese Häufung von Diphtherie — in einer mittelgroßen Stadt — war im wesentlichen auf die Kriegsumstände zurückzuführen. Dementsprechend dürftig waren die Unterbringung (notdürftig in einer Schule), Verpflegung, Schutz vor Luftangriffen, die Pflege und, da nur wenig Ärzte vom Militärdienst für die zivilen Krankenhäuser freigegeben wurden, auch die Behandlung. Die Zahl von Todesfällen an diphtherischer Herzmuskelentzündung war auffällig hoch[1]. Natürlich wußten wir, wie heimtückisch diese verlaufen kann. Und dieser allgemein bekannten Verlaufsart der diphtherischen Myokarditis schrieben wir es zunächst zu, daß wir häufig von plötzlichen Todesfällen überrascht wurden.

Aber (und das ist das, worauf es uns hier ankommt) wenig später gliederte sich dieser allgemeine oberflächliche Eindruck des Charakters der Myokarditis uns etwas auf: Besonders überraschend und unvorhersehbar war dieser Myokarditis-Tod bei Kindern unter 10 bis 11 Jahren. Im späteren Alter konnte man die bedrohliche Entwicklung meist schon frühzeitig vorhersehen. Das heißt, diese älteren Kinder verhielten sich dann fast stets der Herzerkrankung *entsprechend*, also ähnlich wie Erwachsene in der gleichen Situation: Sie lagen apathisch und blaß — offensichtlich schwerkrank — in ihren

* Dem Gedächtnis *Alfred Nitschkes*, Direktor der Universitätsklinik Tübingen, gewidmet.

[1] Genaue Zahlen können leider nicht mitgeteilt werden, da alle Aufzeichnungen später durch Bombenschaden vernichtet wurden.

Betten, aßen schlecht, richteten sich nicht mehr auf und nahmen an dem Leben auf der Station nicht teil.

All das traf dagegen für die myokarditiskranken Kinder *unter* 10 Jahren wesentlich seltener zu. Bei den vielen Fällen, die wir auf diese Weise sahen, und bei der damals besonderen Häufung von schweren Herzmuskelentzündungen, erlebten wir fast jede Woche einen plötzlichen Herztod bei einem Kinde, das sich noch Stunden vorher wie ein gesundes verhalten hatte, d. h. im Bettchen herumgetobt hatte, über das Gitter gestiegen war, in den großen Schulräumen (in denen oft 12 bis 15 Kinderbetten aufgestellt waren) mit den andern Kindern gespielt, sich unterhalten oder Unfug gestiftet hatte.

Wir haben uns natürlich gefragt, ob dieser Sachverhalt nicht auf Eigenarten gerade der *diphtherischen* Myokarditis zurückzuführen sei. Um eine solche Frage beantworten zu können, haben wir viele Jahre später an einer großen Kinderklinik alle erreichbaren akuten Endo- und Myokarditiden, diesmal vorwiegend *rheumatischer* Genese, sowie Kinder mit abgelaufenen Karditiden, also mit Vitien, untersucht.

Unser primärer Eindruck, daß Kinder, grob geschätzt, unter 10 Jahren offensichtlich nichts oder sehr wenig oder erst bei sehr bedenklichen bzw. fortgeschrittenen Herzbefunden etwas von ihrer Herzerkrankung merken, wurde durch diese Untersuchungen nur noch verstärkt. Besonders eindrucksvoll waren dabei unsere katamnestischen Ergebnisse, die wir durch den Besuch der kurze oder längere Zeit aus der Klinik schon entlassenen Kinder erheben konnten. Wir hatten ja dabei die Möglichkeit, nicht nur die Kinder selbst, bei denen es sich vorwiegend um ausgebildete Herzfehler handelte, sondern auch ihre Mütter, die Spielkameraden, ihr ganzes Milieu in die Beobachtung einzubeziehen[2].

Wir sind uns klar darüber, auf welch glattem Parkett wir uns bewegen, wenn wir behaupten, daß ein wesentlicher Unterschied im Befinden und Verhalten zwischen annähernd vergleichbar herzkranken Kindern *vor* dem 10. bis 12. und *nach* dem 10. bis 12. Lebensjahr zu beobachten ist. Schon die Hypothese der Vergleichbarkeit von pathologischen Herzbefunden ist ja angreifbar. Weiterhin wird uns jeder erfahrene Kinderarzt einwenden, daß es gar nicht selten auch ältere Kinder (also über 13 Jahre) gibt, die trotz eines schweren myokarditischen oder endokarditischen Befundes auffällig wenig

---

[2] Die in der ersten Veröffentlichung hier folgende ausführliche Kasuistik ist nachzulesen in: Befinden und Verhalten. Hrsg. v. J. D. Achelis u. H. v. Ditfurth, Stuttgart 1961, S. 69f.

Beschwerden haben. Selbst bei Erwachsenen ist dies ja der Fall. Derartige Bedenken lassen sich vermehren; wir stellen sie vorläufig zurück, um sie an anderer Stelle zu diskutieren.

Alle Bedenken und Einwände, deren Gewichtigkeit wir durchaus respektieren, haben uns jedoch nicht die durch Erfahrung gewonnene Überzeugung nehmen können, daß endokarditisch und myokarditisch kranke Kinder bis zu etwa 12 Jahren auffällig oft trotz erheblicher Dilatation, trotz fraglos objektiver Atemnot, trotz Stauung und Dekompensation sich wie gesunde oder wenigstens fast gesunde Kinder verhalten. Es scheint uns auffällig selten zu sein, daß sie Herzklopfen als „Herzklopfen" bemerken. Sie realisieren ebenso selten und oft gar nicht ihre objektiv registrierbare Atemnot. Sie klagen weder über Engegefühl noch Schmerzen in der Herzgegend, noch über Druckgefühl in der Brust.

Unbezweifelbar ist, daß sie in einer überraschend hohen Zahl trotz Dekompensation sich ungehindert bewegen. Sie wirken motorisch intakt, unbefangen, „gesund". Man kann bei ihnen keinerlei Schonungshaltung, keine Zurückhaltung, keine Ängstlichkeit feststellen, Das heißt, sie toben trotz ihrer schweren Herzkrankheit herum und spielen mit ihren Kameraden auf den Treppen und Straßen, bergauf und bergab, klettern, schwimmen und fahren Rad wie Gesunde. Ermahnungen der Mütter, sich zu schonen, werden in den Wind geschlagen.

Diese Kinder schlafen gut und tief bis in den Morgen hinein. Sie legen sich — trotz Stauung — ebenso häufig auf die linke wie auf die rechte Seite, während jedes ältere Kind und erst recht der Erwachsene in der gleichen Situation die Rechtslage bevorzugt. Ebenso verlangen Kinder vor dem 10. Lebensjahr fast nie danach, mit dem Kopf und dem Brustkorb im Bett höher zu liegen.

Sie gehen in die Schule wie jedes andere Kind; ja sie turnen oft in der Schule mit, obwohl Arzt und Mutter sich in der Illusion wiegen, daß sie wenigstens *dieses eine* Verbot respektieren.

Die Mütter konstatieren natürlich oft die Zyanose; oder sie sagen z. B., das Kind „schnaufe mehr, als es zugibt", oder es „komme beim Sprechen nicht so gut mit". Eins der Kinder wurde ab und zu vom Lehrer heimgeschickt, wenn es „blau" war und schneller atmete. Es ging jedoch dann nicht etwa nach Hause, sondern suchte sich Spielkameraden und tobte mit ihnen treppauf und treppab in einer alten Mühle.

Es handelt sich bei all dem nicht um exzeptionelle oder ausgesuchte Einzelfälle. Bei aller gebotenen Vorsicht kommt man nicht um die

Feststellung herum, daß Kinder auch mit schwereren (und zwar akuten oder bereits fortgeschrittenen) Herzleiden vor dem 10. bis 12. Lebensjahr auffällig wenig nennenswerte Herzbeschwerden haben bzw. sich so verhalten, als ob sie keine hätten.

Um in diesem Zusammenhang das Problem des Lebensalters der Kinder ins rechte Licht zu rücken, referieren wir einige Fälle, die den *Übergang* zeigen sollen zu dem uns vom älteren Kind bzw. vom Erwachsenen her gewohnten Bild der Beschwerden und Leistungseinschränkungen Herzkranker.

Karl-Heinz H., Tübingen, 10 Jahre alt, dekompensierte Mitralstenose und -insuffizienz, Dilatation des Herzens, Spitzenstoß etwa in Mamillarlinie, objektive Dyspnoe, Lungen- und Leberstauung mäßigen Grades.

Klagt *spontan* niemals. Schont sich nicht. Springt, spielt wie ein gesundes Kind. Ist munter, lebhaft, vergnügt. Die Mutter hat bisher nichts von einer Herzkrankheit ihres Buben gemerkt. Auf die Frage des Arztes, ob er manchmal sein Herz spüre, entwortet er: ja, er habe *Herzklopfen*, wenn er sehr rasch die Treppe heraufrenne oder sehr getobt hätte oder auch beim Fußballspiel.

In ähnlicher Weise müssen wir wohl als Grenzfall auffassen, daß

Gerhard K., Bebenhausen, 12 Jahre alt, angibt, er könne genau wie seine Kameraden herumspringen und spielen, „freilich nicht zu viel", weil er dann „schnaufen" müsse. Das bestätigt uns auch die Mutter: Er spiele mit den anderen Buben, fahre Rad, tobe bergauf und bergab, aber er *„unternehme nur das, was er könne"*. Herzklopfen verneint er, ebenso Herzschmerzen oder andere analoge Sensationen. Er wirkt jedoch verhalten, „besonnen", relativ *„erwachsen"*. Wir hatten keine Zweifel, daß er sich von einem bestimmten Grad von Belastungen an *schont*.

Auch bei ihm: Mitralstenose und -insuffizienz, dilatiertes Herz, Spitzenstoß 1 QF außerhalb der Mamillarlinie, Lippenzyanose, objektiv Dyspnoe, Leber 2 QF palpabel.

Ein eigentliches *Krankheitsgefühl* hatte G. bisher *nicht* ausgebildet. Aber er *verhält* sich, kaum bewußt, anders als gesunde Buben, wenn auch wohl keineswegs so, wie wir es bei einem Jugendlichen oder Erwachsenen mit „vergleichbarer" Insuffizienz annehmen dürfen.

Ein derartiges Krankheitsgefühl ist schon eher anzunehmen bei

Hermann E., 11 Jahre alt, einem sehr wachen und lebendigen Jungen. Er leidet seit einer nur wenige Wochen zurückliegenden Polyarthritis jetzt an einer subakuten Endo-Myokarditis (Mitrallokalisation).

Er ist schwer im Bett zu halten, klettert über das Gitter, tobt gern mit anderen. Wenn er jedoch einmal ruhig im Bett liegt, liegt er, soweit dies nachprüfbar ist, stets auf der rechten Seite. Spontan äußert er keine Beschwerden. Aber auf die Frage des Arztes, ob und wo er krank sei, gibt er an, er habe manchmal *Herzklopfen*. Seine Mutter bestätigte uns, daß er vor einigen Wochen, nach Abklingen der Gelenkbeschwerden, einmal die Treppe herunter gesprungen kam und sie aufforderte, sein Herz zu „fühlen". Es schlüge so sehr. Die Mutter bestätigte ihm dies. Er bewegte sich dabei völlig ungehindert und schien gar nicht betroffen. Das habe sich auch seitdem nicht geändert. H. habe auch nie wieder geklagt; kein Schmerz, keine Atemnot, kein Engegefühl. Auch jetzt, in der Klinik, bei noch durchaus floridem Klappenprozeß, keine Herzsensationen, völlig ungestörtes Verhalten. Aber er erinnert sich an jenes erste Herzklopfen und bringt es mit seiner jetzigen Erkrankung in Zusammenhang.

Herbert B., Pfullingen, 12 Jahre alt, war vor vier Jahren in der Kinderklinik wegen eines rheumatischen Fiebers. Sehr großes Herz mit Mitralstenose und -insuffizienz; Spitzenstoß fast in vorderer Axillarlinie, Zyanose, Dyspnoe, Leber 2-3 QF, leichte Halsvenenstauung.

Gibt spontan keine Beschwerden an, ist munter, läuft mit den anderen Buben ungehindert herum, spielt mit ihnen Fußball, fährt Rad. Die Mutter ist jedoch besorgt: „er werde manchmal so blau und schnaufe so arg", daß ihn dann der Lehrer nach Hause schicke. Er benutze jedoch dann die gewonnene Freizeit, um herumzustromern und denke gar nicht daran, nach Hause zu kommen. *Nachts rufe er oft nach ihr;* weiß dann nicht, warum. Geweckt, sagt er dann, *es sei ihm nicht gut.* Auf die Frage, wo ihm nicht gut sei, zeige er auf den *Bauch.* Man habe den Eindruck, es sei ihm dann *übel* und er habe *Brechreiz.* Er sagt jedoch nie etwas über sein Herz. Einmal wach geworden, schlafe er schlecht wieder ein; will dann zur Mutter ins Bett.

Diese Kasuistik erlaubt, so scheint es uns, eine erste vorläufige Aussage: Kinder bis zum Alter von 10 bis 12 Jahren verhalten sich bei akuten, subakuten und chronischen Herzerkrankungen in vielen Fällen grundsätzlich anders als solche jenseits des Alters von 12 bis 13 Jahren. Vorher verhalten sie sich weitgehend wie gesunde Kinder, nachher weitgehend wie Erwachsene mit analogen Befunden. Der Schluß drängt sich auf, daß Kinder vor dem 10. bis 12. Lebensjahr in einem auffälligen Maße ihre Herzerkrankung auf lange Strecken, oft bis zum Eintreten akuter Gefahr, gar nicht wahrnehmen, jedenfalls nicht registrieren oder sie „überspielen". Und zwar in zweierlei Hinsicht: Sie „merken" dann anscheinend weder eine lokalisierbare Beschwerde in der Brust (etwa Herzschmerz, Druck, Engegefühl, Atemnot oder dgl.), noch führt ihre Herzerkrankung zu einer *allgemeinen* Störung ihres Befindens. Natürlich sind diese Tatsachen den Kinderklinikern nicht entgangen. Besonders *Feer* erwähnt sie in seinem Lehrbuch der Kinderheilkunde[3]. Man hat also offensichtlich

[3] Man kann bei *Feer* z. B. nachlesen, daß auch er immer wieder beobachtete, daß „Klagen über Herzklopfen selten vor dem 6. bis 8. Jahre geäußert" würden, auch dort nicht, „wo die Herzaktion sehr verstärkt und verbreitert und die Tachycardie z. B. objektiv festzustellen sei" (S. 368). Charakteristisch sei es, „daß viele Herzfehler jahrelang, oft bis gegen die Pubertät, latent verlaufen. Der Arzt entdeckt den Fehler zufällig bei einer gelegentlichen Untersuchung. Die Eltern haben keine Ahnung, daß dem Kind etwas am Herzen fehlt, da es gesund und geradeso leistungsfähig ist wie andere Kinder; es besucht die Schule, macht auch Turnübungen, Märsche usw." (S. 376). Es sei bemerkenswert „daß das Kind bei einem

den von uns geschilderten Sachverhalt registriert, hat jedoch keine Schlüsse daraus gezogen; jedenfalls nicht diejenigen, die in unserer Arbeit uns zwingend erscheinen und die im folgenden uns beschäftigen sollen.

Hier drängt sich natürlich die Frage auf, ob diese Besonderheit in Befinden und Verhalten nur bei *herz*kranken Kindern vorkommt. Findet sich ähnliches nicht auch bei organischen Krankheiten anderer Lokalisation? Wir glauben z. B. annehmen zu dürfen, daß frühzeitig amputierte Kinder sich oft wie nicht amputierte verhalten. Doch scheint es uns sicher zu sein, daß die Herzerkrankung im von uns geschilderten Sinn einen Prädilektionsfall darstellt; infektionskranke Kinder, Bauchkranke unterscheiden sich in der Mehrzahl *grundsätzlich* von den Herzkranken. Im übrigen gibt es im Schrifttum praktisch keine brauchbaren Hinweise. Die hier nur kurz angedeutete Frage muß offenbleiben.

Alle unsere Schilderungen sind natürlich cum grano salis zu nehmen: Je schwerer der objektive Befund, desto weniger gelten unsere vorläufigen Schlußfolgerungen.

Auch eine weitere Einschränkung ist notwendig: Die von uns behauptete *zeitliche* Determinierung ist nicht absolut wörtlich zu nehmen. Unsere Kasuistik zeigt ja „Übergänge", die zur Vorsicht mahnen. Aber es darf wohl vermutet werden, daß sich zwischen dem 10. und 13. Lebensjahr ein Wandel in der Erfahrung der eige-

---

stark sichtbaren und fühlbaren Spitzenstoß" die starke Erschütterung nicht beachte und daß jüngere Kinder selten über Herzklopfen klagen" (S. 376). Der einmal vorhandene Fehler verlaufe oft bis zur Pubertät symptomlos (S. 377).

Hinsichtlich des sogenannten „postdiphtheritischen Herztodes" bemerkt *Feer*, daß er „oft ganz unerwartet im Spiel, beim Aufsitzen etc." erfolge. „Dieser Spättod könne auch Kinder betreffen, die keinen bedrohlichen Eindruck gemacht" hätten.

Feer betont dabei ausdrücklich, daß er diesen überraschenden Herztod nicht mit dem Tod durch Vasomotorenlähmung verwechsle. Seine Stellungnahme beruhe auf dem Studium der bei der Sektion gefundenen Veränderungen im Herzmuskel. Die Diskrepanz zwischen dem klinisch beobachteten Verhalten und dem Sektionsbefund sei nicht zu übersehen (S. 594).

Wir sehen, es handelt sich bei unseren Beobachtungen, über die wir schon in extenso berichtet haben, nicht um neue Entdeckungen. Uns scheint jedoch bedeutungsvoll, daß man daraus nicht die Schlüsse gezogen hat, die sich uns aufdrängten, und die wir hier, in einem erneuten Anlauf, vorlegen und ausbauen wollen.

(Die Seitenzahlen beziehen sich auf die Auflage des *Feer*schen Lehrbuches von 1942.)

nen Leiblichkeit vollzieht, der u. a. dadurch charakterisiert ist, daß sich herzkranke Kinder erst *nach* dieser „Zäsur“ weitgehend wie herzkranke Erwachsene verhalten, und daß sie diese Verhaltensweisen dann erlebnismäßig in ihrem Mißbefinden begründen.

Wir nehmen diese Begründung ernst und stellen uns damit in Gegensatz zur geläufigen erhaltungs- und leistungsbiologischen Interpretation der Verhaltensweisen erwachsener Herzkranker.

Der Erhaltungsbiologe würde ja etwa folgendermaßen argumentieren: Die Dekompensation des Herzens bedingt eine physiologisch aufzeigbare Beschränkung der Leistungsfähigkeit des gesamten Organismus, die sich zugleich im zweckmäßigen „Epiphänomen“ subjektiver Herzbeschwerden äußert.

Beim herzkranken Kind bis zum 10. Lebensjahr stellen wir nun aber fest, daß es in seinem anscheinend uneingeschränkten Wohlbefinden unbedenklich die defiziente Leistungsfähigkeit seines Herzens oft bis an die Todesschwelle überfordert — obwohl die sogenannten objektiven Symptome der Herzerkrankung weitgehend die gleichen sind wie beim Erwachsenen.

Die erlebnismäßig begründeten und im Verhalten offenbaren Befindlichkeitsweisen der *erwachsenen* Herzkranken erscheinen in diesem Licht als exogen bedingte „psychopathologische“ Syndrome, welche einen bestimmten Reifegrad, ein bestimmtes Stadium fortgeschrittener leiblicher Gliederung des Kranken voraussetzen.

Nun ist aber im Alter von 10 bis 12 Jahren die morphologische Entwicklung des Nervensystems als das physiologische Funktionssubstrat der Erhaltungs- und Leistungsbiologie abgeschlossen. Wir sind deshalb darauf angewiesen, die Heranreifung zur Fähigkeit, Herzbeschwerden zu entwickeln (zu „haben“), d. h. ein „Herzkrank-Sein“ in ein „Sich-herzkrank-Fühlen“ zu verwirklichen, in einer dem Menschen gemeinsamen Phase seiner lebensgeschichtlichen Entwicklung aufzusuchen.

Um diesen Wandel der Erlebnisweise einer Erkrankung des Herzens ins rechte Licht zu rücken, bedarf es eines Beobachtungsmaterials, das heute auch nicht in spärlichster Form vorliegt. Es wird also Aufgabe zukünftiger Untersuchungen sein, das Interesse auf diese kritische Entwicklungsphase herzkranker Kinder zu konzentrieren. Methodisch kann das nur von einer „vergleichenden Phänomenologie“ organischer Erkrankungen geleistet werden. Unsere eigenen Versuche in dieser Richtung erlauben uns nur, die für Herzleiden charakteristischen Befindlichkeitsstörungen, die das Kind vor dem 10. bis 12. Lebensjahr *nicht* auszubilden vermag, an bestimmten

Erfahrungen der eigenen Leiblichkeit aufzuzeigen, wie sie in *ausgeprägtester* Form an Kranken mit Beschwerden nach Herzinfarkt beobachtet werden können.

Dazu müssen wir zurückverweisen auf unsere Beobachtungen an Patienten mit Herzschmerzen, über die wir im vorhergehenden Aufsatz berichtet haben und die hier mit wenigen Hinweisen in Erinnerung zu bringen sind. Wir beschrieben nicht die dominierenden Erlebnisse der Angst und des Vernichtungsgefühls beim akuten Anfall, sondern wählten den immer wieder auftauchenden oder auch längere Zeit persistierenden *leisen* Herzschmerz, wie wir ihn vor dem Infarkt und noch Monate nach dem Infarkt zur Genüge kennen. Phänomenal handelt es sich dabei um eine Mischung von ziehendem (pseudorheumatischem) Schmerz und allen nur denkbaren Arten von Parästhesien. Hier spielt also Angst, Vernichtungsgefühl usw. gar keine Rolle; die Kranken sind *geplagt*, *niedergeschlagen*, *unglücklich*, oft verstimmt; der Schmerz und die Parästhesien werden als *lästig* empfunden. Dieses Kranksein ist ganz undramatisch mühselig, eher monoton — wie eben diese unvergleichliche Schmerzparästhesie, die ebenso leise wie penetrant die Befindensweise ausmacht.

Das alles *hört* man nicht nur vom Patienten, der seine Krankheit so — ganz unreflektiert — erlebt, sondern man *sieht* es ihm auch an: an der Verhaltenheit seiner Motorik, an der Spärlichkeit aller seiner Äußerungen, an der Vorsicht und Zurückhaltung, mit der er mit sich selbst umgeht. Sein ganzes Verhalten entbehrt des Spontanen, des „Unnötigen“, des Überschießenden. Ebenso wie er sich motorisch nicht „gehen lassen“ kann, scheut er alles, was überraschend, was „dazwischenkommen“ könnte.

Wenn Ökonomie das einzig faktische und dominierende Prinzip wäre, so müßten wir erwarten, daß das beschriebene Verhalten unserer Kranken eben den *Leistungs*bereich im engeren Sinne, also ihre Lokomotion, beträfe. Das ist jedoch keineswegs der Fall. Auch im Bereich der Gestik, ja in jedem möglichen Sich-Ausdrücken und in jedem Sich-nach-außen-Wenden finden wir die gleiche Dürftigkeit des Spontanen, das gleiche Vermeiden des Sich-gehen-Lassens. Diese Herzkranken wirken immer so, als ob sie auf Überraschendes, auf Katastrophales gefaßt sind. Sie erscheinen immer wie „auf dem qui vive“. Schlendern, Bummeln, unverbindliches „en-passant“, ein Getrost-sich-Anheimgeben sind ihnen offenbar unmöglich.

Man kann schon von diesen Beobachtungen her vermuten, daß sowohl das Befinden wie auch das Verhalten dieser Herzkranken die gleichen Charakteristika zeigen. Das ließ sich am leichtesten belegen an der Struktur ihrer *optischen Wahrnehmung*.

Wir gingen davon aus, daß im Wahrnehmungsakt immer Erkennen, Sich-Bewegen und Gestimmtheit qua Befindlichkeit unlösbar eins sind.

Das konnten wir schon von unseren Kranken hören: Der Patient H. formulierte noch Monate nach seinem Infarkt die besondere Art seiner optischen Wahrnehmung mit den Worten: „Die Welt besteht aus Stufen.“ Ein anderer (B.) sagte das gleiche damit, daß für ihn „Landschaft das Unbegehbare“ sei. Es handelt sich hier *nicht* um der Reflexion entstammende *Beurteilungen* ihres Leistungszustandes, sondern um spontane Aussagen, die die besondere Modifikation der Erfahrung ihres eigenen Wahrnehmens und damit ihres Leiblichseins und der Art ihres veränderten Weltverhältnisses wiedergeben.

Es gibt für diese Herzkranken nun nicht mehr die unverbindliche *Landschaft*, die voller Möglichkeiten ist, Möglichkeiten, die sie aufgreifen oder unberücksichtigt lassen können, sondern es gibt nurmehr eine aus vielen einzelnen Teilen zusammengesetzte Umgebung[4], in der das gesehene einzelne Objekt, *der* Berg, *der* steile Weg, *die* Stufen usw. als Forderung an sie verbindlich wird. D. h. man findet hier alle Charakteristika wieder, die wir bei der Schilderung der Lokomotion dieser Kranken als kennzeichnend hervorgehoben haben: das Fehlen der motorischen Unbefangenheit, die Unmöglichkeit, dem Noch-Unbestimmten gelassen entgegensehen zu können; die Einengung des weiten Bereichs des Intentionalen auf ein einzelnes Intendiertes, d. h. die Schmälerung bzw. den Verlust des „unverbindlichen Weltbezuges" *(A. Prinz Auersperg)*, den Verlust der Desinvoltura (*E. Jünger*, vgl. auch u. S. 147).

Das bedeutet aber prinzipiell, daß ich nicht wahrnehmen kann, ohne mich so oder so zu befinden. Und daß andererseits diese oder jene Gestimmtheit eine ganz bestimmte Struktur des Wahrnehmens mit sich bringt. D. h. Befinden und Verhalten erscheinen als sich gegenseitig fordernde Entsprechungen; sie haben weitgehend Aspekt-Charakter. Ein bestimmtes Verhalten läßt uns die dazu gehörige Gestimmtheit erkennen; und ein bestimmtes Befinden bzw. Mißbefinden läßt nur *diese* eine Art meines Weltverhältnisses zu.

Weltbezug und Befindlichkeit sind realiter eins. Es ist nur die Frage, ob beides beim Menschen immer und ganz zur Deckung kommt. Daß aber Motorik, Verhalten und Wahrnehmen stets gleichsam von einem eben diese Motorik, dieses Verhalten usw. bestimmenden sentir unauslösbar durchzogen, getränkt sind, scheint uns sicher.

Es handelt sich nicht um Effekte einer Reflexion oder um das Ergebnis einer Verarbeitung. Es sind vielmehr primäre Erfahrungen der eigenen Leiblichkeit; im Falle des Herzens zum Beispiel die oft bestürzende Erfahrung, daß das Herz sich selbständig machen kann, was paradoxerweise die Gewißheit, daß es *mein* Herz ist, nicht in Frage stellt. Es konfrontiert mich zwangsläufig (also auch schon ohne Reflexion) mit der Möglichkeit, daß „etwas passieren kann". Dieses mögliche Etwas ist immer etwas Unheimliches. Auch hier wird also das Unverhoffte zum Gefürchteten. So wie der Herzkranke in seinem Weltbezug dem Unverhofften auszuweichen sucht, so auch im Erlebnis der eigenen Leiblichkeit. D. h. wir treffen immer wieder auf den gleichen Nenner, auf die gleiche Färbung, ob wir nun die Lokomotion, die Wahrnehmung, das Verhalten zu sich selbst oder unser Verhältnis zur Welt betrachten. Alles dies ist gefärbt von einem bestimmten Mißbefinden, das dem *Herzkranken* eigen ist, nicht aber zum Beispiel dem Oberbauchkranken, dem Ulkuspatienten oder dem Amputierten.

Die Rolle des Vermittelns, die das Wesen unserer Leiblichkeit ausmacht, ist uns in gesunden Tagen weitgehend verborgen. D. h. wie „merken" dann nichts von unserem Herzen, unserem Kopf, unserem Bauch. Wir sind *ganz*

[4] Auf diesen wichtigen, für alles Empfinden und Wahrnehmen ausschlaggebenden Sachverhalt hat u. W. zuerst Erwin *Straus* aufmerksam gemacht (Vom Sinn der Sinne; Berlin 1935, S. 231ff.; in der II. Aufl. 1956, S. 332ff.).

bei dem augenblicklichen Vorhaben, ganz *dort* und nicht bei uns selbst. Diese potentielle Medialität des Leiblichen, sein Aufgehen im Engagement, im geglückten Weltbezug, kann durch einen Schmerz, eine Parästhesie oder ein unklares Mißbefinden gestört werden. Ich muß mich jetzt aus meinem Engagement herausnehmen und mich mit meinem schmerzenden Herzen abgeben. Genauer: Mein Herz drängt sich jetzt zwischen mich und mein primäres Vorhaben. Ich kann jeweils nur mit einem befaßt sein. Ein Herz, das wie ein Gewicht in der Brust liegt, ist fast so etwas wie ein Ding, wenigstens so weit, wie es mir als etwas Räumliches, Drückendes, Lastendes, Gewichtiges vorkommt. Es beeinträchtigt die sonst immer (je nach Thema) im Wandel begriffene Vermittlungsrolle meiner Leiblichkeit. Auch hier ist dann an den konkreten Möglichkeiten und an den je nach Erkrankung strukturierten Abänderungen des Weltbezuges, d. h. am Verhalten, die Art des Mißbefindens, d. h. die Art der Unstimmigkeit zwischen mir und der Welt abzulesen.

Das alles klingt so, als ob — beim Menschen — das organisch Vorgegebene, hier also zum Beispiel die Herzkrankheit bzw. das kranke Herz, einen unvermeidlichen Sachverhalt schafft, dem wir — ohne eine Möglichkeit der *eigenen* Stellungnahme — ausgeliefert sind. Dies ist in dieser strengen Formulierung sicher nicht der Fall. Das organische Leiden schafft immer — ohne Zweifel — eine Veränderung der leiblichen Selbsterfahrung, des Weltbezuges, der Gestimmtheit, usw. — kurz: unserer Befindlichkeit. Aber nicht in dem Maße, daß wir nicht immer noch, kraft des prinzipiell uns verbleibenden Vermittlungscharakters des Leiblichen, wenn auch defizient oder pervertiert, zwischen unserem Innen und dem Außen „herumwandern" *(Ruffin)* könnten.

Uns kommt es darauf an, deutlich werden zu lassen, daß unser Leib ein ständig sich Wandelndes und Verwandelndes ist. Er hat keine feste Grenze, etwa an unserer Haut. Brieftaschen, Füller, Taschentuch können unter Umständen „einverleibt" (wie zum Beispiel auch die eigene Wohnung oder unser Auto), im anderen Falle aber auch „ausverleibt" werden. Bestimmend ist letzten Endes unser ständig revidierbares Bild, das wir von unserer Existenz haben, unser Selbstentwurf. In diesem Sinne ist der Leib die immer „vorläufige" Skizze der Existenz.

Wie sehr wir dabei unsere Leiblichkeit (zum Beispiel in der Hypochondrie) als wichtigsten Repräsentanten unserer Welt, unter weitgehendem Ausschluß aller von uns geforderten oder uns erlaubten Weltbezüge, nehmen können, oder, im Gegenteil, in einer alles ausschließenden Hinwendung an ein Vorhaben, unseren oft schwer kranken Leib „überspielen", „übersehen", ja „negieren" können, zeigen die in unserer Hypochondriearbeit[5] mitgeteilten Fälle der beiden Ingenieure E. und N. sowie unsere Beschreibung der primär-chronischen Polyarthritiker[6].

Dieses *Ein-* und *Ausverleiben* gehört wesentlich zur „Ambiguité" des menschlichen Leibes. Wir verschieben im Leiblichsein dauernd den Akzent zwischen Selbstbezogenheit und Weltbezug hin und her.

Gelebter Affekt und erlebtes Affiziertsein sind hier nicht auseinanderzuhalten. Hat der andere etwas gegen mich? Oder geht es mir schlecht? Das bleibt in solchen Situationen oft lange unklar. Fühlen wir uns krank, erscheint uns zunächst die Welt triste, lästig, langweilig, noch ehe wir die im engeren Sinne körperliche Beschwerde registrieren. Im Weltbezug spiegelt sich die Erfahrung der eigenen Leiblichkeit, und im Befinden haben wir uns „schon immer auf die Welt hin überschritten" *(Sartre)*. Ob wir das Befinden in den Blickpunkt rücken oder das Verhalten, — es sind in gleicher Weise Modalitäten unseres In-der-Welt-Seins.

Nachdem wir nunmehr die Besonderheiten der Befindens- und Verhaltensstörungen bei Herzkranken im Kindesalter mit den analogen Störungen bei Erwachsenen mit organisch bedingtem Herzschmerz konfrontiert haben, wollen wir im folgenden so weit wie möglich versuchen, Material für unsere These beizubringen, daß die aufgezeigte Entwicklung vom kindlichen Herzkranksein zum Sich-herzkrank-Fühlen als eine bestimmte „Reifungsphase" in der dem Menschen eigenen lebensgeschichtlichen Entwicklung, in der Geschichte seiner Selbstverwirklichung und Selbstfindung, zu begreifen ist. Man kommt der Rolle, die das Herz in diesem Zusammenhang spielt, am ehesten auf die Spur, wenn man sich fragt, was Kinder in der Entwicklungsphase etwa vor dem 10. Lebensjahr von denen, die 13 Jahre und mehr zählen, unterscheidet. Wir müssen im folgenden, um uns verständlich zu machen, vieles flüchtig oder gar schlagwortartig behandeln.

So wäre es jetzt z. B. notwendig, auch auf die Entwicklung in der *frühen* Kindheit einzugehen, das aber würde hier ein zu weites Ausholen nötig machen. Wir wenden uns deshalb dem Kind im Schulalter zu. Dabei ist es unumgänglich, die Vielfalt der Erscheinungen auf einen Idealfall zu reduzieren.

Während das Kind *vor* dem Schulalter ganz als Glied in der Familie aufging, aufgehoben und einverleibt war, wendet es sich jetzt mehr und mehr nach außen. Die Bindung an die Familie wird allmählich abgelöst durch eine Bindung an Kollektive, wie Schulklasse oder Bande. Auch innerhalb dieser Gemeinschaften bleibt es noch weitgehend homogenes Glied, das seinen Platz auf Grund seiner Fähigkeiten und Mängel zugewiesen erhält. Es lernt dadurch seine Möglichkeiten, sein Maß, seine Grenzen und seine Aufgaben kennen. So bekommt jeder seine Rolle zugeteilt, und jeder wird so verwendet, wie er ist.

Im Spiel bekommen die Regeln eine entscheidende Bedeutung. Es ist meist nicht so wichtig, daß das Spiel gespielt wird, als daß die Regeln eingehalten werden.

Das Gerechtigkeitsgefühl ist stark ausgeprägt. Verdiente Strafen werden ohne weiteres akzeptiert, wenn der Strafende als kompetent erachtet wird. (Diese Kompetenz hängt weitgehend von seiner Stellung bzw. seiner persönlichen Autorität ab.) Aber jede Form der

[5] vgl. o. S. 110ff.

[6] H. *Plügge*, Anthropologische Beobachtungen bei primär-chronischen Arthritikern; in: Zentralblatt f. Rheumaforschung, 12. Bd. 1953, S. 231ff.

Ungerechtigkeit wird als schwere Kränkung empfunden. Das steht in unmittelbarem Zusammenhang mit der Ausbildung des Ehrgefühls und des Schamgefühls, die mit zunehmender Verselbständigung immer deutlicher werden.

Die Verletzungen in dieser Zeit liegen vor allem im Verächtlichmachen und in der Ungerechtigkeit. Sie greifen also an der Ehre bzw. am Prestige an.

Personale Bindungen innerhalb des Kollektivs spielen eine untergeordnete Rolle. Bestimmend ist dagegen einfach, daß man *der* Straße, *diesem* Quartier, *dieser* Klasse, *dieser* Schule angehört, und sich gegen *jene* Klasse oder *jene* Bande absetzt: also der Nenner, unter dem man sich zusammengefunden hat und der auch im Jargon und in Kleidung und Stil demonstriert wird.

Das erklärt die hier oft herrschende Atmosphäre der Sachlichkeit, Nüchternheit und Kühle, die sich wiederfindet in den Beziehungen des Kindes zum Gegenständlichen seiner Welt. Alles, was ihm in die Hände kommt, wird auseinandergenommen, um die Bestandteile kennenzulernen. Alles, was es baut, muß funktionieren. Alles wird auf seine Brauchbarkeit hin angesehen und zweckentsprechend verwandt. Das Kind will in dieser Zeit „alles" genau wissen.

Dabei vergewissert es sich ständig wieder der Richtigkeit des Erfahrenen. Es fragt: „Ist das auch wahr?" „Gibt es das wirklich?" Das alles läuft auf einen bestimmten Perfektionismus heraus, dessen Themata das Funktionieren und das Wissen sind. Auf dem Höhepunkt dieser Phase der Extraversion findet sich eine nicht zu überbietende Selbstsicherheit und Unbefangenheit[7]. Das Kind kommt gar nicht auf den Gedanken, daß es etwas nicht leisten könne. Es traut sich alles zu und lernt erst im Vergleich mit den anderen seine Grenzen kennen.

Zu diesem Alter gehört eine große körperliche Leistungs- und Widerstandsfähigkeit. Die Kinder sind unermüdlich im Forschen, Erobern und Unterwegssein. Bezeichnenderweise wird das Herumtoben oder ein Wettlauf nie wegen „Herzklopfen" oder „Atemnot"

---

[7] Wahrscheinlich ist hier der Begriff der Désinvolture am Platz, so wie ihn E. Jünger interpretiert. Er findet in ihr als Charakteristikum „die fraglose Sicherheit, die alles glücken läßt". Sie ist „Wuchs und freie Gabe und als solche dem Glück oder der Zauberei weit eher als dem freien Willen verwandt". „Die Désinvolture als die unwiderstehliche Anmut der Macht ist eine besondere Form der Heiterkeit" und insofern ebenso unbezweifelbar wie zwingend (E. *Jünger*, Das abenteuerliche Herz, 2. Fassung, Hamburg 1938, S. 124).

unterbrochen. Wohl aber wegen „Seitenstechen". Das Herz mit seiner objektiven Tachykardie wird gar nicht wahrgenommen.

Es äußert sich in diesem Alter am ehesten in einem Herz-haft-Sein: d. h. zupackend, entschlossen, mutig, unbekümmert. („Sich ein Herz fassen.") Und wenn wir dem Sprachsinn nachgehen, finden wir, daß „-haft" bedeutet: Verbunden-sein, gefangen-sein.

Tatsächlich hat man den Eindruck, daß die Kinder in dieser Zeit noch ganz eins sind mit ihrem Herzen. Sie *sind* Herz — gleichsam als Vorstadium von allen Möglichkeiten des Herz-Habens.

Etwa vom 11. oder 12. Lebensjahr an folgt dieser extremen und konsequenten Extraversion eine Zeit der Introversion.

Die bisherige und noch mehr die folgende Darstellung beschränkt sich darauf, allgemeine Entwicklungsdaten aufzuzeigen. Dabei wird auf eine sträfliche Weise der Unterschied zwischen Buben und Mädchen vernachlässigt, bei dessen Berücksichtigung wir ganz wesentliche Modifikationen in den einzelnen Entwicklungsstufen darstellen müßten. Für die Abhandlung unseres Themas müssen wir uns jedoch mit dem Allgemeingültigen begnügen.

Die äußere Wandlung von einem wohlproportionierten, drahtigen und kompakten Kind zu einem unproportionierten, eckigen und unharmonischen Jugendlichen vollzieht sich in einer Krise, die durch äußerste Unsicherheit gekennzeichnet ist. Diese resultiert einmal aus der Erfahrung der eigenen Grenzen: daß man also durchaus *nicht* alles kann, und zum anderen aus der Tatsache, daß das Kind beginnt, sich als Einzelnes zu sehen — also nicht mehr nur als relativ homogenes Glied des Elternhauses und anderer Gruppen. In der zunehmenden Realisierung der Wirklichkeit und dem Sichherauslösen aus den früheren Bindungen lernt es die Erwachsenen —auch die Eltern — in ihrer Fehlbarkeit zu sehen. Diese sind nun nicht mehr allmächtige Autoritäten. Das bringt ein Sichzurückziehen, Distanz und Enttäuschung mit sich. Nicht selten taucht hier der Verdacht auf, daß man nicht das richtige Kind seiner Eltern sei. Diese Zeit der Ablösung ist gekennzeichnet durch die Erfahrung der Vereinsamung und des Andersseins. „Keiner versteht mich." Es zeigt sich aber auch das Bestreben, dieses Anderssein, dieses Besonderssein, zu verteidigen, nachdem es zunächst fast schuldhaft empfunden wurde. Das Kind nimmt jetzt die Meinung der Erwachsenen nicht mehr kritiklos hin, sondern versucht, sich seine eigene Meinung zu bilden und sie zur Geltung zu bringen. Aus dem Glaubenden wird ein Prüfender, Zweifelnder, Suchender[8].

[8] *Homburger*, Psychopathologie des Jugendalters; Berlin 1926.

Auch hier kann man von einem Fragealter sprechen. Aber es ist, wie *Homburger* sagt, „ein Fragealter, das in sich selbst die Antwort sucht".

Den Erwachsenen gegenüber geben sich diese Jugendlichen verschlossen und undurchdringlich. In dem Gefühl der Einmaligkeit ihres Erlebens halten sie es für unmöglich, sich einem anderen zu erklären. Diese Haltung wird gelegentlich unterbrochen durch Anfälle „unmotivierten" haltlosen Weinens und großem Zärtlichkeitsbedürfnis. Das Heimweh nach dem verlorenen Paradies bricht dabei durch, und die seltsame Sehnsucht, die in dieser Zeit ihr ganzes Wesen bestimmt, sucht ihr Ziel im Vertrauten.

Aber diese weichen und anschmiegsamen Momente gehen ebenso plötzlich vorüber, wie sie gekommen sind. Das Kind zieht sich wieder in Verschlossenheit, Sprödigkeit und Ablehnung zurück, um sich höchstens in einem Tagebuch oder Briefen an einen erdachten Freund zu öffnen.

In der körperlichen Entwicklung steht die Spezifizierung der Geschlechtsrolle im Vordergrund. Neben der Ausbildung der „sekundären Geschlechtsmerkmale" wird hier besonders die Ausbildung der Hand und der Mimik deutlich, die unverwechselbarer Ausdruck der Persönlichkeit sind.

Die Beunruhigung durch das Auftauchen der sexuellen Problematik führt zu Befangenheit, Ratlosigkeit und Neugier.

Damit geht einher eine zunehmende Auflockerung der bisherigen Zugehörigkeit des Kindes zu den genannten Kollektiven. Innerhalb dieser schließen sich die einzelnen nach Interessen und Sympathien zusammen. Die Beziehungen untereinander verschieben sich also zum Personalen: Anstelle des Kumpans tritt der Freund.

Dem Kind erschließt sich jetzt eine weitere Dimension; es beginnt *hinter* die Dinge zu gucken, die vorher nur *da* waren und funktionierten. Damit gewinnt es eine völlig neue Art der Wahrnehmung und des Weltbezuges, erfährt aber andererseits auch die fundamentale Ungesichertheit und das Preisgegebensein des einzelnen.

Im Fortschreiten dieser Entwicklung, die wir die Pubertät nennen, findet sich ein Ausgespanntsein zwischen äußersten Gegensätzen: zwischen Lebenshunger und Todessehnsucht; zwischen Begehren nach höchstem Glanz und Aufopferung für andere in Armut (*Homburger*).

Hier übt sich durch alle Höhen und Tiefen eine neue Fähigkeit: die Hinwendung vom Ich zum Du.

Der Verlust aller früheren Rückversicherungen macht nunmehr

die selbständige Auseinandersetzung mit jedem Gegenüber notwendig. An die Stelle der früheren Bindung tritt der Zwang zur verantwortlichen Stellungnahme und zur Entscheidung. Diese Neuorientierung verlangt ein Organ. — Dieses Organ ist das Herz.

Mit einer derart dezidierten Formulierung wenden wir uns entschieden ab von allen Sentimentalitäten, die gemeinhin mit dem Begriff des Herzens verbunden sind. Wir verlassen damit aber auch den Boden rein naturwissenschaftlicher Betrachtung dieses Organs.

Wir berücksichtigen bewußt, daß das Herz ja auch ein Ausdrucksorgan ist: „Mir klopft das Herz bis zum Halse." Wir glauben, in unsere Betrachtung einbeziehen zu müssen all das, was wir durch „Herzklopfen" an emotioneller Bewegung in uns zu erfahren pflegen. Es ist besonders die *emotionelle Entscheidung*, die unlösbar mit dem Herzen verknüpft ist.

An diesen Bereich denkt auch *Pascal*, der überragende Kenner des coeur, in seinen Pensées — besonders in dem Teil, der vorwiegend anthropologische Betrachtungen enthält. Für ihn ist das Herz der Ort, an dem die Entscheidungen über unsere Beziehungen zu den uns bestimmenden Wirklichkeiten fallen. Coeur ist für *Pascal* ein erkennendes Organ. Es hat seine eigene „Logik". Diese Logik ist die Logik der Begegnung. *Pascal* faßt dies in der kurzen Formulierung zusammen, Coeur sei „le lieu des décisions et des adhésions" (der Ort der Entscheidungen und Bindungen).

So wie das Laufen Beine verlangt und der Besitz der Beine das Laufen herausfordert, so wie der Fisch zum Wasser gehört und das Wasser zu den Fischen *(Goethe)*, so geht dieser neue Stand in der Welt, in den das Kind nunmehr eintritt, einher mit dem Gewinn bzw. dem *Auftauchen* des Herzens.

Wie sich dieses Auftauchen des Herzens im Erleben der Kinder zeigt, mögen noch einige kasuistische Beispiele verdeutlichen:

In einem Kindertuberkulosesanatorium in der Schweiz, in dem der eine von uns vor Jahren arbeitete, sagte ein kleiner Junge, der etwa sechs bis sieben Jahre alt war, als sein Herz auskultiert wurde, „schwätzt da ebber?" Er fand offenbar noch keine Beziehung zwischen dem Abhorchen des Arztes und diesem Teil seines Leibes. Denn er fragte ja nach einem Dritten.

Das erste Auftauchen des Herzens in der Erfahrung der eigenen Leiblichkeit kündigt sich an in den Worten eines etwa zehn Jahre alten Kindes Helga, von dem *H. Hetzer*[9] berichtet. Es sagte, als in

[9] H. *Hetzer*, Kind und Jugendlicher in der Entwicklung; 2. Aufl. Hannover 1948.

seiner Gegenwart von einem Herzkranken die Rede war: „Mein Herz wird bestimmt nie müde und tut mir niemals weh." (S. 149)

Die ebenfalls von *H. Hetzer* zitierte Briefstelle eines *noch* etwas älteren Mädchens zeigt den Abschluß dieses Gliederungsprozesses. Es heißt da: „. . . mir hat das Herz so weh getan. Noch nie habe ich mich so gekränkt. Ich habe gar nicht gewußt, daß einem das Herz so weh tun kann." (a. a. O.)

Wir haben in unserem vorstehenden entwicklungsgeschichtlichen Exkurs einen „Erklärungs"-Versuch unternommen, der auf manchen Leser als ein bedenkliches und unverantwortliches Aufgeben aller gesicherten physiologischen Basen, bzw. als ein unangemessener Vorstoß ins Irrationale wirken muß.

Wir sind uns dessen bewußt. Wir sind bereit, die Begriffe „Erklärung" und „Deutung" vorerst zu vermeiden, müssen aber andererseits darauf bestehen, daß die klinischen Fakten einerseits und die entwicklungsgeschichtlichen Daten andererseits einander unmißverständlich interpretieren. Das heißt, es gibt eine „kritische" Phase zwischen dem 10. und 13. Lebensjahr, in der sich der Wandel vom lediglich objektiv herzkranken Kind zum auch subjektiv Herzleidenden vollzieht, und in der sich im gleichen Zuge eine ganz bestimmte Phase der Reifung zum unverwechselbaren Individuum abspielt. Wer die von der modernen phänomenologischen Forschung hinreichend erwiesene Identität von Befindlichkeit und Weltbezug als Realität zu sehen vermag, wird hier geneigt sein, nicht nur von einer rein zeitlichen Koinzidenz des beigebrachten entwicklungsgeschichtlichen Materials mit dem beschriebenen Wandel des Erlebens des eigenen herzkranken Leibes zu sprechen. Es ist sicher kein Zufall, daß das Herz gerade zu einem Zeitpunkt als Teil des eigenen Leibes *erfahrbar* wird, an dem der Schritt in eine neue Reifungsphase gefordert wird: zur Übernahme eigener Verantwortung, zur Zuwendung zur eigenen Aufgabe und zur selbständigen Entscheidung in der Begegnung mit dem anderen.

Daß damit lediglich ein Aperçu mittels eines phänomenologisch orientierten Aspektes gewonnen ist, sei ausdrücklich betont. Denn mit unserem Interpretationsversuch fangen die Schwierigkeiten erst an. Es werden jetzt erst Unsicherheiten unseres Wissens offenbar, die in ihrer ganzen Problematik noch gar nicht zu übersehen sind. Wie die auf unser Thema hinweisende auffällig spärliche Literatur zeigt, ging man fast stets an diesem erregenden Phänomen des Auftauchens des Herzens mit allen seinen Konsequenzen vorbei.

Es kann auch nicht im Rahmen dieser Arbeit liegen, die nun sich aufdrängenden Fragen zu ordnen — geschweige denn zu beantworten. Wir kommen in der folgenden Arbeit darauf zurück.

Wir können es uns jedoch nicht versagen, einige Andeutungen vorwegzunehmen.

So wissen wir — was unsere Herzproblematik angeht — nur sehr wenig über die Entwicklung bei Kindern, die ein angeborenes oder ein vor dem neunten Lebensjahr erworbenes Herzleiden haben und diese Herzkrankheit über die Pubertät hinaus behalten. Bleiben sie — was ihr durch ihre Herzkrankheit bedingtes Befinden und Verhalten betrifft — „infantil", bleiben sie „Kinder", die zu einem Leiden am Herzen zu „unreif" sind? Gibt es z. B. beim kranken Kind mit angeborenem Herzfehler vielleicht gar nicht die kritische Phase, in der das Herz in der von uns beschriebenen Weise für den Kranken „auftaucht"? Wenn dem so wäre, so stellte sich die Frage, ob es die frühe bzw. angeborene *Herz*erkrankung ist, die die kritische Individuationsphase verzögert oder gar verhindert. Das wieder hieße, daß möglicherweise eine wesentliche — die letzte — Phase leiblicher Reifung sich nicht voll verwirklichen kann, wenn die schon bestehende Herzerkrankung diesem Reifungs- und Gliederungsprozeß das „Organ" entzieht.

Die hier notwendige Präzision der Fragestellung ist allerdings gar nicht möglich ohne eine Vorstellung davon, was hier „kritische Phase", „Reifung", „Gliederung" usw. tatsächlich sein könnten.

Daß dieser Prozeß lediglich ein im Innern des Körpers sich abspielender, also „endogener", Vorgang ist, analog etwa zu manchen hormonal gesteuerten Entwicklungsvorgängen, ist kaum denkbar. Es ist nach den Erkenntnissen von *A. Nitschke*, *R. A. Spitz*[10] u. a. mehr als wahrscheinlich, daß sich innere „Reifung", im Sinne einer Bereitstellung, *und* Anforderung von außen entgegenkommen, sich gegenseitig fordern müssen, damit das Gesamtphänomen zustande kommen kann. „Inneres" und „äußeres" Geschehen sind — kausal gesehen — einander notwendige Bedingungen; phänomenal sind sie gar nicht trennbar.

[10] A. *Nitschke*, Das Bild der Heimweh-Reaktionen beim jungen Kind. in: Deutsche Medizinische Wochenschrift, 80. Jg. 1955, S. 1901—1905; *ders.*, Über Eigenart und Ausdrucksgehalt frühkindlicher Motorik; a. a. O. 78. Jg. 1953, S. 1787—1792.
ders., Die Auswirkungen fremder Motorik auf den jugendlichen Menschen, Tübingen 1960.
R. A. *Spitz*, Über psychosomatische Epidemien des Kindesalters und vorbeugende Psychiatrie; in: Psyche, 4. Jg. 1950, S. 17—30.

Die hier zunächst sich aufdrängende Frage ist also weniger die, ob die gemeinhin fälligen Ansprüche vom Milieu und von der Welt her für den Reifungsprozeß eine Rolle spielen, als vielmehr die, ob und wieweit ein intaktes Herz eine mehr oder weniger unerläßliche Voraussetzung für den Ablauf dieses Reifungsvorganges ist.

Wir sagten schon, daß wir in der vorliegenden Literatur über Herzkrankheiten nur wenig Antwort auf die hier angedeuteten Fragen finden. Die wenigen Autoren[11], die derartige Fragestellungen bei Kindern mit angeborenen Herzfehlern sahen, bezeugen zwar übereinstimmend, daß „die Entwicklung" erheblich zurückbleiben kann. Aus ihren Mitteilungen können wir jedoch kaum etwas anderes ersehen, als daß mit „Entwicklung" das körperliche Wachstum gemeint ist. Dabei sei das Gewichtswachstum stärker geschädigt als das Längenwachstum. Man könnte aus diesen Mitteilungen den Eindruck bekommen, daß die kongenitale und die in früher Kindheit einsetzende und über unsere „kritische Phase" hinweg persistierende Herzkrankheit einen relativen Infantilismus, jedenfalls ein Arretieren vieler körperlicher Entwicklungsvorgänge mit sich bringt.

Jeder erfahrene Kliniker wird retrospektiv zu der Feststellung neigen, daß ein überwiegender Teil der das 13. Lebensjahr überlebenden Kranken mit angeborenen oder früh erworbenen Herzfehlern „infantil", „zurückgeblieben" wirkte. Das gilt wohl vor allem für die Septumdefekte, Kranke mit *Fallot*scher Tetralogie, aber auch für viele früh erworbene Mitralstenosen. Viele Autoren erklären diese Arretierung mit einer ungenügenden Sauerstoffversorgung (Hypoxämie) im Versorgungsgebiet des großen Kreislaufes, andere verzichten vorsichtigerweise auf eine solche Deutung; besonders diejenigen Autoren, die nicht nur die Minderung des Wachstums, sondern auch die hier oft anzutreffenden einschneidenden Verspätungen der Pubertät beobachteten. *Edens* hat 1929 als erster darauf aufmerksam gemacht; *H. Taussig* notiert diese Verzögerung der Menarche mit allem Nachdruck; ebenso *Friedberg* in seinem Lehrbuch über „Erkrankungen des Herzens".

Uns scheint, daß die durch Herzfehler bedingte Hypoxämie im peripheren Kreislauf nicht die einzige Ursache sein *kann*. Wie soll es zur Verspätung der Menarche durch Hypoxämie kommen? Besonders, wenn es, wie wir es gesehen haben, Fälle mit angeborenen Herzfehlern gibt, bei denen Längen- und Breitenwachstum normal ablaufen und lediglich die späte Menarche im Rahmen einer kindlichen Wesens-

[11] Ihre Arbeiten sind aufgeführt im Erstdruck dieses Aufsatzes a. a. O. Auch die im folgenden genannten Namen sind dort belegt.

struktur zu konstatieren war. Außer der zweifellos vorhandenen, aber auch im einzelnen Fall sehr unterschiedlich ausgebildeten Hypoxämie, dürften also noch andere Faktoren eine Rolle spielen.

Wir alle kennen Fälle von angeborenen Herzfehlern, in denen eine *ungerechtfertigte* Schonung und Verwöhnung durch die Umgebung bis weit in die Pubertät hinein die Betroffenen vor allem Anspruch bewahren, der für ihre Entwicklung ebenso unerläßlich scheint, wie die pathologisch-physiologische Intaktheit. Gerade von dieser Erkrankungsgruppe her kann man immer wieder eine Bestätigung der bisher vorliegenden Beobachtungen finden, daß in unserer „kritischen Phase" die hier von der Welt her ausgehenden angemessenen Ansprüche und ein sicher komplexer (nicht nur physiologischer) „endogener" Reifungsprozeß konvergieren müssen, damit die in diesem Lebensabschnitt fällige Entwicklung erfolgen *kann*.

Für unsere Arbeitshypothese entscheidend aber könnten die Krankheitsfälle von angeborenen oder früh erworbenen Herzfehlern werden, bei denen trotz eines schwereren objektiven Herzbefundes in der kritischen Reifungsphase *normale* Anforderungen von der Umwelt her gestellt werden. Unter diesen scheint es — nach unseren Erfahrungen — Jugendliche zu geben, bei denen nach dem 13. Lebensjahr ein Infantilismus, ein in jeder Beziehung deutliches Zurückbleiben bzw. Nachhinken, (bei Mädchen mit deutlicher Verzögerung der Menarche) resultieren. Hier dürfte man weder mit der Hypothese einer die Entwicklung behindernden Hypoxämie noch mit der Annahme einer Minderung der von der Umwelt her fälligen Anforderungen auskommen. Auch wenn man hier die defizienten pathologisch-physiologischen Einflüsse ihrer Wertigkeit entsprechend würdigt, bleibt die durch unsere Befunde nahegelegte Vermutung, daß eine frühe Schädigung des Herzens — abgesehen von ihren pathologisch-physiologisch faßbaren Folgen — den Ablauf einer ganz bestimmten Reifungsphase, eben der zwischen dem 10. und 13. Lebensjahr, verzögern oder gar verhindern kann.

Sollte sich diese Vermutung stützen lassen, so würde das bedeuten, daß — wie vorauszusehen war — eine lediglich erhaltungs- und leistungsbiologische Interpretation unserer Ausgangsbefunde nicht gelingt und nicht gelingen *kann*. Sie könnte, mit den ihr angemessenen naturwissenschaftlichen Methoden, wichtige, aber eben nur naturwissenschaftliche Ergebnisse beibringen. Ungeklärt müssen bei solchem Vorgehen die aufgezeigten phänomenalen Strukturwandlungen der Existenz bleiben, denen wir uns mit einer phänomenologischen Methode zu nähern versuchten.

Jede Weiterführung unserer Arbeit wird, das sollte schon aus unseren Befunden und Überlegungen deutlich werden, das Problem der *Faktizität* des menschlichen Krankseins tangieren. Dies ist mit einem naturwissenschaftlich vorgehenden, d. h. von einem erhaltungs- und leistungs-biologischen Aspekt ausgehenden Fragen ebensowenig lösbar wie mit einer psychosomatisch orientierten Untersuchung. Die Faktizität des menschlichen Krankseins ist letzten Endes ein Geheimnis. Aber die sorgfältige, bis in die Methode getrennte Untersuchung der drei Gegebenheiten: Körper, Leib und Existenz wird eine neue Möglichkeit bieten, sich diesem Geheimnis zu nähern.

XI
Über das Leiden herzkranker Kinder

1
Die klinische Beobachtung

Wir haben in der vorhergehenden Arbeit die Besonderheiten des Befindens herzkranker Kinder denen erwachsener Herzkranker gegenübergestellt. Dabei haben wir uns bewußt auf die Darstellung der Extreme beschränkt. Als Eigentümlichkeit vieler herzkranker Kinder bis zu ihrem 10. bis 12. Lebensjahr sahen wir ein auffällig freies und ungehindertes Verhalten, das auf ein weitgehend ungetrübtes Befinden schließen läßt, trotz oft schwerer objektiver pathologischer Herzbefunde.

Diese überraschende, aber auch durchgängige Erfahrung vermittelt dem Untersucher die Überzeugung, die herzkranken Kinder dieses Alters merkten gar nichts von ihrer Herzkrankheit; sie haben — soviel können wir mit Sicherheit sagen — jedenfalls fast nie Herzschmerz, Herzklopfen, Atemnot oder Engegefühl — trotz aller objektiv eindeutigen kardialen Symptomatik. Sie imponieren schlechthin als „herzlos". Diese „Herzlosigkeit" ermöglicht ihnen das, was wir ihr herzhaftes Verhalten genannt haben, ihr Unbekümmertsein und ihren beneidenswerten Auftrieb, mit dem sie trotz ihres schweren Leidens unverdrossen ihr alltägliches Leben ständig wieder beginnen.

Diesen erregenden Befund haben wir während eines neuerlichen Studienaufenthaltes an einer großen Kinderklinik nochmals überprüft. Die in unserer früheren Mitteilung vorgelegten Resultate konnten wir nur bestätigen. Es bleibt bei der Feststellung, daß Kinder mit Herzkrankheiten vor ihrem 10. bis 12. Lebensjahr so gut wie niemals etwas von ihrem Herzen und damit von ihrer Herzkrankheit merken. Bei 20 unter 23 Fällen, die wir jüngst an einer Kinderklinik erneut untersuchten, war dies eindeutig der Fall. Die drei Kinder, die über eine Herzsymptomatik klagten, waren 13 Jahre alt; alle anderen Untersuchten standen im 6. bis 12. Lebensjahr!

Die Krankengeschichten dieser unserer letzten Untersuchungsserie[1] ergeben in Übereinstimmung mit unseren schon veröffentlichten Beobachtungen, daß bei Kindern bis etwa zum 10. bis 12. Lebensjahr das Herz phänomenal noch nicht „aufgetaucht" ist (das gleiche gilt auch für herzgesunde Kinder!) und daß das „Auftauchen" des Herzens an ein lebensgeschichtlich bestimmtes Reifungsdatum gebunden ist, an den Beginn der Pubertät.

Wenn sich auch unser ursprüngliches Aperçu der „Herzlosigkeit" der Kinder bis zum 10. bis 11. Lebensjahr als zutreffend erwies, so erscheint uns doch unsere bisherige Schilderung dieser überraschenden Tatsache ergänzungsbedürftig, denn wir wissen jetzt, daß eine nicht unbeträchtliche Zahl dieser „herzlosen" herzkranken Kinder in ihrem Allgemeinbefinden gestört ist.

Wie wir sehen werden, handelt es sich dabei um leicht übersehbare Störungen — übersehbar, weil diese Kinder nicht klagen. Nicht nur, daß sie nicht über Herzsensationen klagten; sondern sie klagen spontan überhaupt nicht. Daß sie jedoch leidend sind, ist, richtet man sein Augenmerk auf diese allgemeinen Verhältnisse, bald ersichtlich. Denn sie sind anders als ihre gesunden Gefährten, sie verhalten sich anders. Sie registrieren auch dies Anders-Sein meist gar nicht oder nehmen es wenigstens hin wie etwas Unabänderliches. Sie leiden daran, ohne daß dies ihnen recht bewußt wird.

Schon äußerlich fällt meist ein untergewichtiger, hypotrophischer Zustand auf. Diese Kinder sind „mickrig", „zart", „zurückgeblieben." Sie schlafen schlecht ein, schlafen unruhig, wachen oft auf. Sie frieren leicht; aber sie scheinen sich oft dieser Kälteempfindlichkeit gar nicht sehr bewußt zu sein. Das heißt, sie erwähnen sie nicht von sich aus, aber bestätigen sie sofort, wenn man darauf zu sprechen kommt. Jedenfalls halten sie sich warm, tragen auch bei relativ warmer Witterung dicke und oft mehrere Unterhosen und Pullover.

Sie spielen im allgemeinen mit ihren Kumpanen wie Gesunde und toben treppauf-treppab. Mitten im Spiel aber brechen sie plötzlich ab, gehen ohne große Begründung vorzeitig nach Hause, legen sich dann für 10, 20 oder 30 Minuten hin, um dann wieder aufzuspringen und erneut am Spiel wie Gesunde teilzunehmen. In dieser offenbar ganz aus eigener dumpfer Befindens-Störung kommenden, aber ebenso überzeugenden Pause atmen sie objektiv schnell, haben einen objektiv beschleunigten Pulsschlag, sind oft bläulich gefärbt usw. — klagen aber nie über Herzsensationen oder „Atemnot". Sie äußern

[1] Die Krankengeschichten sind der Veröffentlichung dieses Aufsatzes in: Ztschr. Der Internist 1962, H. 2 als Anhang beigegeben und können dort nachgelesen werden.

sich überhaupt wenig über die Art ihres augenblicklichen Mißbefindens, sondern sie sind rascher erschöpft als die anderen, ohne es sonderlich zu registrieren.

Dies ganze Syndrom imponiert ganz als ein Nicht-in-Ordnung-Sein, demgegenüber sich das Kind nicht zu distanzieren vermag. Es ist der Bereich eines von Reflexion fast freien Verhaltens. Selbst wenn die Mutter oder der Arzt „Atemnot" feststellen, so ist es für das Kind meist nur ein „Anders-Sein", ein „Nicht-richtig-Sein", ein „Nicht-Können", ein dumpfer Zwang, sich etwas hinzulegen — und nicht mehr.

Diese Kinder essen oft „schlecht". Die Mütter sagen: sie hätten keinen Appetit. Sieht man genauer hin, so entdeckt man in einzelnen Fällen rasch, daß sie vor den Hauptmahlzeiten, d. h. nach den Schulstunden, dem Schulweg oder nach dem Spielen auf der Straße, zu erschöpft sind, um gern und ordentlich zu essen, daß sie aber dann Zwischenmahlzeiten einschieben, bei denen sie, nunmehr erholt, überdurchschnittlich viel essen.

Von fast all diesen herzkranken Kindern kann man hören, es „werde ihnen oft schlecht". Auch dies tritt fast stets nach Anstrengungen auf. Es handelt sich dabei nicht um Brechreiz, Übelkeit oder dergleichen. Unsere kranken Kinder können über diese Mißstände offenbar nicht mehr aussagen. Ihre Mütter sehen es ihnen dann meistens sofort an: die Kinder wirken erschöpft, überanstrengt. Sie „können dann nicht mehr".

Andere wieder beschreiben diese Zustände mit den Worten: „mir ist dann einfach nicht gut". Wieder andere sagen: „es ist dann nicht richtig". In diesen allgemeinen Mißbefindensweisen kommt meist nur so etwas wie eine Ratlosigkeit auf — sowohl im Hinblick auf die leibliche Selbsterfahrung wie auch im Hinblick auf den sonst so selbstverständlichen Umgang mit den anderen und der Welt. Man ist mit sich und der Welt nicht mehr d'accord.

All das erinnert an den von A. P. *Auersperg* und A. *Derwort*[2] experimentell so genial herausgearbeiteten Sachverhalt der „Unstimmigkeit", d. h. der Erfahrung, daß man in einem solchen (bei den genannten Autoren experimentell erzeugten) Mißbefinden mit seiner Umwelt nicht mehr zurechtkommt, nicht mehr übereinstimmt.

Das Kind weiß in diesen Grenzsituationen sich nicht anders zu helfen, als sich zu isolieren, sich zu verkriechen, sich hinzulegen. Es erfährt in gleicher Weise seine leibliche Unfreiheit wie auch eine Trübung oder Verdüsterung seiner Welt. Es bemerkt oft lediglich,

[2] vgl. o. S. 131.

daß irgend etwas nicht geht. Phänomenal hat dieses ebenso den Aspekt eines schwierigeren oder gar nicht mehr recht vollziehbaren Weltbezuges, wie den des Lastcharakters der eigenen Leiblichkeit.

Es handelt sich also bei unseren herzkranken Kindern immer um ein Mißbefinden, das so wenig differenziert ist, daß die Kinder nicht mehr und nichts Genaueres darüber sagen können als das, was wir mit ihren eigenen Worten wiederzugeben versuchten. Die Kinder verhalten sich dann dementsprechend. Sie sind für 10, 20 oder 30 Minuten „schlecht dran". Sie haben aber weder Schmerzen, Druck, Engegefühl noch Atemnot. Wie dumpf derartige Erfahrungen sein können, wie schwer sich hier das Erlebte ins Sprachliche einfügen läßt, zeigt der Fall eines neunjährigen Mädchens, das nach rheumatischer Karditis und Chorea schwere Rhythmusstörungen des Herzens zurückbehalten hat. Sie fängt täglich wieder unverdrossen an, munter, lebhaft und froh mit ihren Freundinnen zu spielen. Aber sie hält nie lange aus; nach einer Stunde macht sie nicht mehr mit. Sie geht dann unauffällig und still nach Hause und legt sich hin. Wenn man sie fragt, warum sie ihr Spiel abgebrochen habe, sagt sie, es sei ihr „langweilig" geworden.

Diese ganz unreflektierte Aussage trifft den Nagel auf den Kopf: „Langeweile" ist hier — das ging aus dem ganzen Gespräch mit Mutter und Kind hervor — im Sinne von Pascals Begriff des Ennui zu verstehen[3]. Ennui ist die Erfahrung der Leere, die sich einzustellen pflegt, wenn wir — gleichgültig, aus welcher Motivation — isoliert werden, d. h. weltlos werden, oder, dementsprechend unsere Leiblichkeit lastend, Moles-artig wird.

„Müde-werden", „Schlecht-werden", „Nicht-richtig-sein", „langweilig" sind offensichtlich Synonyma für eine und dieselbe, kaum näher beschreibba e Malaise. Herzkranke Kinder dieses Alters sind eben meist nicht in der Lage, sich in derartigen Leibessituationen anders auszudrücken, als sich hinzulegen, das Essen zu verweigern, zu frieren oder auch unter Wärme zu leiden, sich wegzustehlen, d. h. auf diese dumpfe Art zu leiden. Sie drücken dies mit den genannten vagen und vertauschbaren Begriffen aus, die alle nur besagen sollen, daß etwas leiblich mit ihnen „nicht stimmt".

Beim erwachsenen Herzkranken kann das Leiden an algetischen oder parästhetischen, somatisch lokalisierten Empfindungen das Krankheitsbild derart beherrschen, daß wir in früheren Arbeiten gegen das Vorurteil Stellung nehmen mußten, es sei die Befindensstörung organisch Erkrankter eine Folge der Schmerzen und Par-

[3] vgl. o. S. 1ff.

ästhesien. Wir vertreten dagegen den Standpunkt, daß diese dem Kranken zum Bewußtsein kommenden Schmerzen, Parästhesien usw., nur innerhalb der umfassenden Befindensstörung zutreffend betrachtet werden dürfen.

An den vagen Verstimmungszuständen herzkranker Kinder zeigt die Befindensstörung ihren ursprünglichen, ihren apriorischen Charakter gleichsam in Reinkultur. Wie meinen: Das „Schlechtwerden" *überkommt* das Kind. Dieses „Nicht-stimmen" nimmt das Kind ein. Hier geschieht etwas mit ihm. Das „Akkusativische" (d. h. Passivische, Mich-hafte) überwiegt bei weitem in diesem Vorgang. Man wird von etwas Mißlichem überschwemmt und angefüllt. Das „Schlecht-werden" führt das Kind nach Hause und läßt es sich hinlegen. Solange dieses „Schlecht-werden", dieses „Unstimmigsein" im Unbestimmten bleibt, d. h. nicht zu phänomenal bestimmter Gestalt fortschreitet, solange es etwas Generelles unseres Leiblichseins bleibt und sich nicht zu einem speziellen Leiden-an-. . . entwickelt, ist es begrifflich kaum faßbar. Dies ist ein Charakteristikum für alle leibliche Entwicklung, die auf dem Wege vom Potentiellen nicht zur Aktualisation gelangt. Daher das oft auf ein Minimum beschränkte Bewußtwerden einer solchen Malaise. Daher auch die Wortlosigkeit der herzkranken Kinder in diesen Fällen. Und daher schließlich die eindrucksvolle Tatsache, daß die Kinder aus solchen leiblichen Erfahrungen gemeinhin keine Schlüsse, keine Entschlüsse für morgen ziehen. Sie brechen unbekümmert Tag für Tag morgens wieder auf, als ob gestern nichts gewesen wäre, sie beginnen ihr Spiel mit den Gefährten auf den Straßen, treppauf-treppab ohne Berücksichtigung gestriger Erfahrungen.

Diese herzkranken Kinder sind in ihrem Leiden also nicht nur „herzlos", sondern auch „wortlos". Sie spüren nicht nur nicht ihr krankes Herz, sondern sie können darüber hinaus nicht einmal etwas über die Art ihres Leidens sagen. Ihr Leiden ist nicht, wie man etwa nun denken könnte, gar kein eigentliches Leiden. Es hält sich nur ganz im Unbestimmten, im Generellen. Es kommt nicht zur Bestimmung, zur Gestalt, zur Lokalisierbarkeit. Es ist noch nicht „spruchreif" und äußert sich oft weitgehend, unter Umständen ausschließlich in bestimmten Abwandlungen des Verhaltens.

Die sich hier zeigenden Modifikationen des Verhaltens erscheinen in unserer Sicht als die jeweils aktualisierten Ausdrucksarten des Befindens. Befinden ist nicht ein Epiphänomen, das sich einstellt, wenn naturwissenschaftlich faßbare körperliche Änderungen in unserem Organismus vorgehen. Befinden hat letzten Endes mit einem sogenannten seelischen Zustand nichts zu tun. Es ist primär nichts in uns, was dann nach außen gelangen würde. Befinden ist, vor allem reflektierenden Erfassen, schon immer eine aller möglichen Modifikationen des In-der-Welt-Seins, es ist von vornherein ein Modus des ursprünglichen Erschlossenseins von Welt, Mit-sein und Existenz[4]. Das Befinden erschließt uns nicht nur Welthaftes, sondern ist selbst die Art, in der sich der Mensch ständig der Welt ausliefert, stellt, sich von ihr angehen läßt, sich ihr verweigert, sie findet und aufbaut. Das Befinden erschließt uns nicht nur unser Dasein, sondern ist Weltbezug. Indem unsere herzkranken Kinder anders sind und sich anders verhalten, haben sie bereits eine andere Welt.

Es ist, nachdem wir nunmehr eine Art von allgemeinem Befindens- und Verhaltens-Syndrom beim herzkranken Kind aufgestellt haben, unerläßlich, zwei eigentlich selbstverständliche Feststellungen zu machen.

Erstens: Allgemeinstörungen sind natürlich nicht auf den Bereich herzkranker *Kinder* beschränkt. Wichtig war uns, daß die allgemeinen Symptome meist die einzige Möglichkeit darstellen, mit denen sich das Kind bis zum Alter von 10 bis 12 Jahren im Falle eines Herzleidens ausdrücken kann. Wichtig ist uns, abgesehen von dem Fund dieser Störungen, die Feststellung des Fehlens aller eigentlichen *Herz*beschwerden. Da das Kind bis zu diesem Alter noch nichts von seinem Herzen erfahren hat, leidet es allgemein und verhält sich diesen allgemeinen Leiden entsprechend. Das heißt, das Kind *ist* dann so oder so; es *kann* bzw. *will* dies oder jenes nicht; und es *tut* dies oder jenes anders als ein gesundes Kind. Diese Art zu leiden aber ist letzten Endes vom Leiden des kranken Erwachsenen nicht verschieden; nur besteht der entscheidende Unterschied, daß der herzkranke Erwachsene sich über sein allgemeines Leidend-sein hinaus oder genauer: *innerhalb* seines allgemeinen Leidens-seins — als *herz*krank erfahren kann. Darauf kommen wir noch zurück.

Zweitens: Die hier aufgezeigten Störungen des Befindens sind natürlich nicht spezifisch für das *herz*kranke Kind. Auch ein Kind mit einem beginnenden Infekt kann einmal ein ähnliches oder gar gleiches Mißbefinden aufweisen. Auch mit dieser Feststellung wird nur unterstrichen, daß wir eine Modifikation des allgemeinen Leidens beschrieben haben. Aber andererseits kann man bei derartigen Untersuchungen erkennen, wieviel mehr als beim Erwachsenen beim Kind Leiden in „reiner" Form, als reines Betroffensein, auftreten

[4] M. *Heidegger*, Sein und Zeit; 7. Aufl., Tübingen 1953, § 29.

kann. Ihm ist die Distanzierung seinem Leiden gegenüber unmöglich. Es ertrinkt darin, ohne es vor sich hinstellen zu können.

Das Bild, das wir bisher vom Leiden des herzkranken Kindes entwarfen, ist nun, nachdem sich gleichsam der Hintergrund abgezeichnet hat, in wichtigen Punkten zu ergänzen. Denn eine nicht unbeträchtliche Zahl der in diese Gruppe gehörigen Kinder hat tatsächlich annähernd lokalisierbare Schmerzen; aber nicht im Bereich der Brust, des Herzens, sondern Kopfschmerzen oder Bauchschmerzen.

Kopfschmerzen, und zwar vorwiegend Stirnkopfschmerzen, fanden sich bei 14 von 16 herzkranken Kindern mit schweren Befindensstörungen. Sie sind also das häufigste Symptom, soweit das Kind überhaupt in seinem Allgemeinbefinden schwerer beeinträchtigt ist. Während wir uns das häufige Vorkommen dieser Kopfschmerzen bei herzkranken Kindern nicht erklären können, erscheinen uns die erwähnten Bauchschmerzen verständlicher.

Wir brauchen hier nicht darauf hinzuweisen, daß im Kindesalter der Bauch eine überragende Rolle als Ort des Erlebens und also auch des erlebten Schmerzes spielt. Jeder Arzt weiß das. Viele Anginen, Pneumonien, Allgemeininfekte fangen mit Bauchschmerzen an bzw. gehen mit Bauchschmerzen einher. Das gilt genauso für unsere herzkranken Kinder bis etwa zum 10. Lebensjahr. Der Bauch ist ja, je jünger das Kind, desto mehr das fast ausschließliche Ausdrucksorgan. Das heißt, das Kind ist noch ganz mit den aufnehmenden und ausscheidenden Funktionen der Bauchwelt identifiziert. Seine Unstimmigkeit mit der Welt äußert sich oft und leicht im Verweigern der Nahrung, im Erbrechen, im Durchfall und in der Verstopfung. Erst später wird eine allmähliche Herauslösung aus dieser dumpfen Welt möglich. Wir brauchten auf diesen Sachverhalt also nicht ausführlich hinzuweisen, wenn nicht Herz und Bauch besonders innige Beziehingen, besonders eindrucksvolle Überschneidungen im Bereich leiblicher Selbsterfahrung hätten, auf die wir im Rahmen der nun folgenden Besprechung ausführlich eingehen werden.

2

Besprechung

A. Die „Herzlosigkeit"

Wollen wir uns die „Herzlosigkeit" des Kindes verständlich machen, so müssen wir auf die Besonderheiten der Daseinsweisen (oder besser: der Weisen des Mit-Seins) eingehen, die den Kindern bis zur Präpubertät gemeinsam sind. Wir gehen dabei von der Erfahrung aus, daß jeder Mensch im Laufe seiner Entwicklung noch einmal alle Stadien der Menschheitsentwicklung durchlaufen muß, um schließlich zu seiner einmaligen und unverwechselbaren Existenz hinzufinden. In diesem Zusammenhang spricht die Entwicklungspsychologie von einer „magischen" Phase und meint damit die Zeit, in der das Kind (wie der prähistorische Mensch) noch weitgehend in einem Gruppen-Ich aufgehoben, in Familie oder Clan und in andere Kollektive, wie in einen Teppich, eingeflochten ist.

Zunächst sind Innen und Außen noch kaum geschieden. Es ist die Aufgabe des Kindes in seiner Entwicklung bis zum Abschluß der magischen Phase, sich aus dieser Verflochtenheit zu lösen, d. h. allmählich objektivieren zu lernen und das eigene Selbst zu der für das eigene Schicksal verantwortlichen geschichtsbildenden Instanz zu entwickeln.

Die Verflochtenheit, in der das Kind in dieser magischen Daseinsstufe lebt, macht auch das Make-believe-Spiel verständlich, das in diese Zeit gehört. Die Auswechselbarkeit des eigenen Ich ist grundsätzlich auch die des anderen: „Ich bin der Nikolaus" oder: „Ich bin ein Flugzeug". Und von einem Holzklötzchen: „Das ist ein Pferd".

So sind auch Kumpane untereinander weitgehend auswechselbar, gleichwertig. Sie können unter Umständen ersetzt werden; sie sind gleich-gültig; und damit noch keine Person, kein Freund. Mit dieser Tatsache der Gleich-Gültigkeit ist auch viel von der „Gleichgültigkeit" im Sinne einer „Herzlosigkeit" der Kinder (wie dies vom Erwachsenen her bewertet werden kann) erklärt.

B. Die Undifferenziertheit von Herz und Bauch

Im Rahmen unserer Feststellungen haben wir darauf hingewiesen, daß ein „Mir ist schlecht", ein „Mir ist übel", Unlust oder „Langeweile" durchaus nicht für die Herzkrankheit im Kindesalter spezifisch sind, sondern ein allgemeines Mißbefinden ausdrücken, das alle Appetenzen einschließlich der Appetenz zur oral-abdominellen Einverleibung betrifft.

Gegenbildlich zu dieser „Verstimmung" wird im deutschen Sprachgebrauch das Wort „herzhaft" ebenso für die Genußfähigkeit beim Essen wie für die anderen Lebensfreuden verwendet.

Deutlicher als im Deutschen ist der Herz und Bauch umfassende Sinn des die aktuelle Befindlichkeit vermittelnden Leibes in der französischen Sprache. Wir finden dort die bemerkenswerte Undifferenziertheit und Ungeschiedenheit beider Organgebiete in den Wendungen: „J'ai mal au coeur", zu deutsch: mir ist übel, mir ist schlecht. „Ce vin va au coeur": dieser Wein schmeckt gut. „Avoir le coeur bon" heißt: guten Appetit haben. „S'en donner à coeur joie" heißt: sich satt essen, aber auch: etwas nach Herzenslust tun, sich einer Sache hingeben. „Ecoeurer" bedeutet: ekeln, anekeln.

Für den Franzosen ist alles Naturhaft-Vitale, so auch Essen und Trinken, viel mehr eine „Herzenssache" als für den Deutschen. Es liegt seiner Mentalität offenbar näher, vom Herzen her zu leben. Ja, er denkt auch mehr vom Herzen her, wie z. B. aus seiner Rechtsprechung[5] hervorgeht oder aus der Wendung „apprendre par coeur" (auswendig lernen). So legt die Weisheit der Sprache dem Franzosen das Wort coeur eher in den Mund, als es analog beim Deutschen der Fall wäre. Dieser ist mehr geneigt, ein leibliches Mißbefinden in jenem oft ungeschiedenen Bauch-Herz-Bereich mit Worten auszudrücken, die eher der Bauchregion entnommen sind (übel-sein, schlecht-werden usw.).

Das Gemeinsame, das im Erleben des Bauch-Herz-Organes zum Ausdruck kommt, wird in einer Bemerkung von Françoise *Dolto*[6] überzeugend formuliert. Dieses Herz-Bauch-Organ sei ein „réceptacle digestif magique". Das Wort „réceptacle" wird hier gebraucht im Sinne einer „organe creux", d. h. einer Höhle, Höhlung, Kuhle. Die gleiche spontane Erfahrung wird im Hessischen mit „Herzkaut", im Norddeutschen mit „Herzkuhle" bezeichnet. Von „Herzkaut" wie auch von „Herzkuhle" sprechen die Kranken ebensooft im Falle einer organischen Herz- wie auch einer Oberbaucherkrankung. Mit diesen Bildern ist der Ort gemeint, wo Bauch und Herz ungeschieden erlebt werden. In denselben Erfahrungsbereich gehört die Tatsache, daß Kranke oft sagen: „Mir steigt das Herzwasser hoch" oder wenn der Bayer bei Sodbrennen formuliert: „Der Herzwurm soacht." Kein Arzt kann bei einer solchen anamnestischen Angabe gleich entscheiden, ob eine Herz- oder eine Baucherkrankung vorliegt.

Die Erkenntnis von Françoise *Dolto*, „le coeur" sei ein „mot-clef" für das ungeschiedene coeur-ventre, enthält selbst ein mot-clef; nämlich durch ihre Deutung, es handle sich hier um ein „réceptacle digestif magique". Réceptacle bedeutet, daß es sich um ein Organ des Aufnehmens, Empfangens, handelt; „digestif", daß das Empfangene „verdaut", zu eigen gemacht, einverleibt wird. Das coeur-ventre sei,

---

[5] Siehe die Berücksichtigung des Sachverhaltes des „crime passionel" bei der Urteilsfindung.

[6] F. *Dolto* in: Le Coeur; Etudes Carmelitaines, Paris 1950.

so sagt Françoise *Dolto*, das Organ „du prendre en soi pour faire sien“ (etwas in sich aufzunehmen, um es zu dem Seinigen zu machen). Es ist das Organ, mit dem das Kind ein Berührtwerden und ein Verwandeltwerden erfährt. So wird es deutlich, daß die Begegnung zwischen Kind und z. B. der Mutter, beim Kind weitgehend auf ein Berührtwerden, ein Annehmen, Empfangen, Einverleiben beschränkt ist; das Berühren des anderen im Sinne einer aktiven Hinwendung ist also noch wenig ausgebildet.

Dieser Auffassung des réceptacle als eines weitgehend nur empfangenden Organs entspricht die Tatsache, daß das Kind noch keine „Ant-wort“ gibt. Wir befinden uns in einer *auditiven Welt*, in der Welt, in der das Kind vorwiegend *hört*, *angehört*, *zugehörig* ist. Es hat noch keine eigene Meinung, noch nicht die Möglichkeit einer eigenen Stellungnahme, noch nicht die Möglichkeit einer Entscheidung. Und damit ist selbstverständlich, daß es „verantwortungslos“ ist. Die Verantwortung wird in dieser Phase von den Eltern getragen[7].

„Auditiv“ als Charakteristikum will besagen, daß die optische Wahrnehmung beim Kind nicht entfernt die gleiche Rolle spielt wie beim Erwachsenen. Das Auge repräsentiert den Sinn für das Distanzierte, die Ferne, für die Unterscheidung von Nähe und Ferne, von Vorder- und Hintergrund. Zum Auge gehört Stellungnahme zum Gesehenen, die taghafte Helligkeit des Bewußtseins, ein Objektiv-sein-Können. Das Gehör ist dagegen das vermittelnde Organ; es ist das Organ des Lauschens, des Aufnehmens, In-sich-Hineinnehmens. Hören fordert primär keine Antwort, keine Stellungnahme.

C. *Wortlosigkeit*

Unsere Schilderung der „magischen“ Phase in der Entwicklung des Kindes ist natürlich zu einfach. Denn schon frühzeitig versucht das Kind, sich aus dem Verflochtensein in die Familie, die Hausgemeinschaft usw. zu lösen. Das erste Symptom eines Versuches

[7] Das wird illustriert durch die Erfahrung, daß die psychotherapeutische Behandlung kleiner Kinder nur über die Behandlung der Mutter möglich ist. Dabei ist es gar nicht notwendig, daß der Therapeut das Kind überhaupt sieht (vgl. Benedetti, Vorträge der 6. Lindauer Psychotherapiewoche, Stuttgart 1956). Erst das Schulkind kann man zusammen mit der Mutter behandeln. Die Einzelbehandlung eines Kindes ist praktisch erst nach dem 12. Lebensjahr möglich. Bei Kindern nach der Pubertät behandelt man fast immer die für den aktuellen Sachverhalt hintergründige Problematik der Eltern, ohne diese u. U. jemals zu sehen (siehe auch I-Ging, Das Buch der Wandlungen; Düsseldorf 1956, S. 85ff.: „Die Arbeit am Verdorbenen“).

einer Herauslösung ist wohl der Trotz, das grundsätzliche „Nein". Aber damit kommt auch schon das erste Risiko ins Leben. Wer „nein" sagt, stellt sich auf eigene Füße; jedenfalls versucht er es damit.

Wir sehen, welche Bedeutung jetzt das Wort bekommt: als „Nein", als Frage, als Aussage, als Mittel zur Distanzierung, als Beschreibung, als Stellungnahme. Diese Entwicklungsphase reicht von ihren ersten Anfängen im Trotzalter bis in die Pubertät hinein.

Damit löst sich das Kind allmählich aus der „magischen" Welt, die eine prähistorische, eine geschichtslose Welt ist[8].

Die Selbständigkeit, in die es hineinwächst, ist nicht denkbar, ohne daß ihm die Möglichkeit, ja der Zwang und der Wille zur Antwort gegeben wird. Und mit der Antwort die Verantwortlichkeit. Erst mit der Verantwortlichkeit fängt die Geschichte an. Verantwortlichkeit hat das Vermögen zur sprachlichen Strukturierung des Daseins zur Voraussetzung.

Hierher gehört der aufs äußerste zugespitzte, ganz auf etwas Alternatives hinzielende Aperçu J. P. *Sartres*[9]: „vivre ou raconter" (leben oder erzählen). Sartre meint: es sei immer nur eines von beiden möglich: Quand on vit, il n'arrive rien (Solange man lebt, ereignet sich nichts)". „Die Kulissen wechseln; die Leute kommen und gehen — das ist alles. Es gibt dann niemals Anfänge. Die Tage reihen sich aneinander ohne Sinn und Inhalt — eine nicht enden wollende monotone Addition — das ist bloßes Leben. Aber wenn man das Leben *erzählt*, wird das alles anders; jedoch: es ist ein Anderswerden, das niemand bemerkt..." Sartre meint, die Historizität des Menschen sei daran gebunden, daß man „erzählt": „Es ist notwendig und es genügt, daß man sich anschickt, sich daran macht, zu erzählen." „Ein Mensch ist immer ein Erzähler von Geschichten. Er lebt, umgeben (umschlossen) von seinen Geschichten und von den Geschichten der anderen. Er sieht alles, was ihm geschieht, durch diese Geschichten hindurch (à travers). Und er versucht, sein Leben zu leben, wie wenn er es erzählte." (a. a. O.)

Die enge sprachliche Verwandtschaft von Geschichte (Histoire) und Geschichten (raconter) wird in diesem Zusammenhang deutlich. Das herzkranke Kind kann sein Mißbefinden nicht erzählen. Es kann

[8] Für das kleine Kind sind „gestern", „morgen", „übermorgen" noch leere Worte. Ein vierjähriges Kind sagte z. B. „übermorgen oder gestern oder was ihr da so habt".

[9] J. P. *Sartre*, La Nausée; Paris 1938, S. 57 (deutsch von H. *Wallfisch*, Hamburg 1949).

nicht anders, als es zu leben. Es hat also nicht die Wahl: vivre ou raconter. Es ist auf das unreflektierte vivre angewiesen.

3
Die physiologischen Grenzen der beschriebenen Befindlichkeitsstörung

Wir würden dem Gegenstand unserer Untersuchung, das allgemeine Leiden kindlicher Herzkranker, nicht gerecht, wenn wir nicht von einer Gruppe dieser Kinder berichteten, bei der der organische Befund so schwer und so bedrohlich ist, daß alle bisher geschilderten Arten des Mißbefindens und des gestörten Verhaltens noch einmal ein ganz anderes Gesicht bekommen. Es handelt sich hier um die Fälle, bei denen die Schwere des morphologisch gegebenen Herzbefundes und die dadurch fast absolute Insuffizienz dem Kind kaum mehr die Freiheit zur Selbstbewegung lassen.

So z. B. bei der neunjährigen Ilse L., die an einer sogenannten Fallotschen Pentalogie litt. Sie war ständig bläulich gefärbt, in äußerst elendem Zustande, kaum bewegungsfähig. Auch bei ihr fanden wir schwerste Schlafstörungen, große Appetitlosigkeit, ständiges Frieren und fast täglich Kopfschmerzen. Auch sie hatte viel Bauchschmerzen; es war ihr „schlecht"; kaum je eine Stunde war sie von irgendeiner Plage frei. Dem Spiel ihrer Freundinnen konnte sie nur sitzend zusehen. Sie blieb deshalb meist zu Hause, spielte mit dem Baukasten, mit Puppen oder nähte. Ab und zu kamen die Freundinnen zu Besuch. Sie mußten aber bald wieder weggeschickt werden, denn jeder Umgang mit ihnen, jedes Spiel, jede Konversation erschöpfte Ilse rasch. Sie selbst hatte dabei immer wieder das Bestreben, die anderen um sich zu haben, um wenigstens zuschauend mitzumachen. Aber eben auch dies hielt sie selten länger als eine Stunde aus.

Ilse nun *hatte* Herzklopfen. Dieses war nicht induziert. Das war keine übernommene Vokabel. Sie litt unter Engegefühl und Atemnot. Sie mußte jede Treppe hinaufgetragen werden. Jede Bewegung war ihr nur mit äußerster Behutsamkeit möglich.

Bei derartig extremen Fällen ist die Realität des factum brutum, des organischen Schadens, der das kranke Kind immer an der Schwelle des Todes hält, praktisch allein ausschlaggebend. Diese Kinder haben nicht mehr nur allgemeine Störungen des Befindens, sondern wirklich lokalisierte Herzbeschwerden; auch in dem Alter, in dem sie sonst ihr Herz noch nicht spüren.

Hier liegt der gleiche Sachverhalt vor, den wir in den letzten Stunden oder Minuten vor dem Tode bei schwersten Myokarditiden sahen. Auch da läßt der mit dem Leben kaum mehr vereinbare organische Befund keine Variationsmöglichkeit des Verhaltens, keine Stellungnahme zu. An dieser Schwelle ist nur die Nähe des Todes, d. h. der Zustand des Absterbens bestimmend. Hier überdecken sich die Sachverhalte eines morphologisch bestimmten Faktums und der „Faktizität" so, daß dieser nur noch die Rolle einer letzten Momentaufnahme eines von jeher wandelbaren und sich verwandelnden Leibes bleibt.

Quellennachweis

1. Pascals Begriff des „Ennui" und seine Bedeutung für eine medizinische Anthropologie. Ein Vortrag, gehalten am 6. Juli 1949 vor dem Jung-Institut in Berlin, erschienen in: Tymbos für Wilhelm Ahlmann. Berlin 1951, S. 229—240.
2. Über suizidale Kranke. Nach einem Referat, das am 16. und 17. April 1951 auf der II. Arbeitstagung des Instituts für Psychosomatische Medizin (Leiter: Priv.-Doz. Dr. A. Mitscherlich) in Heidelberg gehalten wurde; erschienen in: Psyche, 5. Jg. 1951, S. 433—450.
3. Über die Hoffnung. Erschienen in: Situation I. Beiträge zur phänomenologischen Psychologie und Psychopathologie. Utrecht—Antwerpen 1954, S. 54—67.
4. Über Herzschmerzen. Ein phänomenologischer Versuch. Erschienen in: Ärztliche Wochenschrift, 10. Jg. 1955, H. 7, S. 145—149.
5. Der Allgemeinzustand des Schwerkranken. Eine phänomenologische Studie. Erschienen in: Arzt im Irrsal der Zeit. Eine Freundesgabe zum 70. Geburtstag V. v. Weizsäckers. Göttingen 1956.
6. Das Befinden. Zur Phänomenologie des Leiberlebens, besonders bei inneren Krankheiten. Herrn Prof. Dr. F. J. J. Buytendijk zu seinem 70. Geburtstag gewidmet. Erschienen im Jb. f. Psychologie und Psychotherapie, 5. Jg. 1957, S. 155—168. Abgedruckt in: Recontre. Festschrift zum 70. Geburtstag f. F. J. J. Buytendijk. Utrecht—Antwerpen 1957, S. 339ff.
7. Wohlbefinden und Mißbefinden. Eine phänomenologische Studie. Mitverfasser Rolf Kohn, Heidelberg. Erschienen in: Psyche, 12. Jg. 1958, S. 33—49.
8. Hypochondrische Patienten in der Inneren Medizin. Nach einem auf der Wanderversammlung der Südwestdeutschen Neurologen und Psychiater am 23. Mai 1959 in Baden-Baden verlesenen Referat. Erschienen in: Der Nervenarzt, 31. Jg. 1960, S. 13—19.
9. Über das Befinden von Kranken nach Herzinfarkt. Erschienen in: Ärztliche Wochenschrift, 15. Jg. 1960, S. 61—66.
10. Befinden und Verhalten herzkranker Kinder und Erwachsener. Dem Gedächtnis A. Nitschkes, Direktor der Univ.-Kinderklinik Tübingen, gewidmet. Mitverfasserin R. Mappes, München. Erschienen in: Befinden und Verhalten. Verhaltensphysiologische und anthropologische Grundlagen der Psychopharmakologie (Starnberger Gespräche 1960). Herausgegeben v. J. D. Achelis u. H. v. Ditfurth. Stuttgart 1961, S. 68—86.
11. Über das Leiden herzkranker Kinder. Mitverfasserin R. Mappes, München. Erschienen in: Der Internist, 49. Jg. 1962, H. 2.

Quellennachweis

FSC
www.fsc.org
MIX
Papier | Fördert gute Waldnutzung
FSC® C083411

Zeitfracht Medien GmbH
Ferdinand-Jühlke-Straße 7
99095 Erfurt, Deutschland
produktsicherheit@kolibri360.de